新装版

まどか26歳、研修医やってます！

お医者さん修行中コミックエッセイ

水谷緑

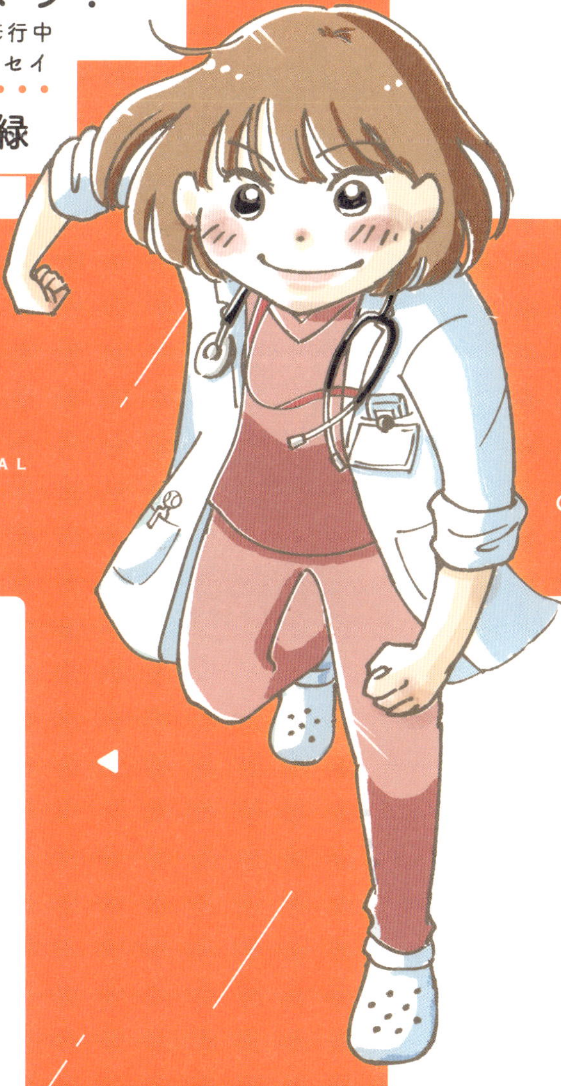

DIARY OF A SURGICAL RESIDENT : MADOKA

MIDORI MIZUTANI

〈プロローグ〉

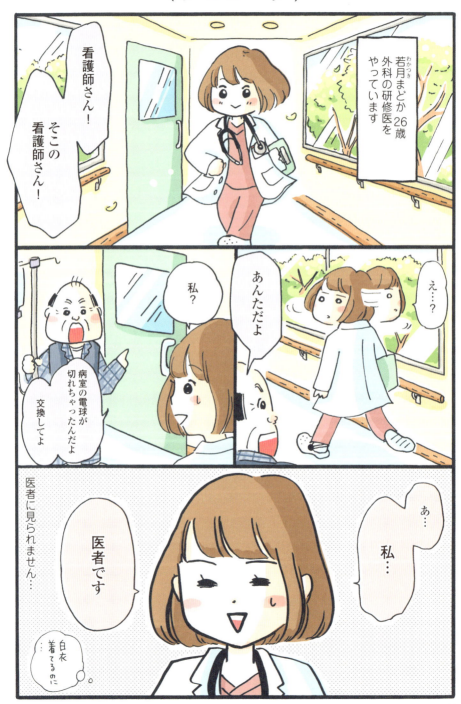

若月《わかつき》まどか26歳
外科の研修医をやっています
看護師さん！
そこの看護師さん！
え…？
あんただよ
私？
病室の電球が切れちゃったんだよ
交換してよ
あ…
私…
医者です
医者に見られません…
白衣着てるのに…

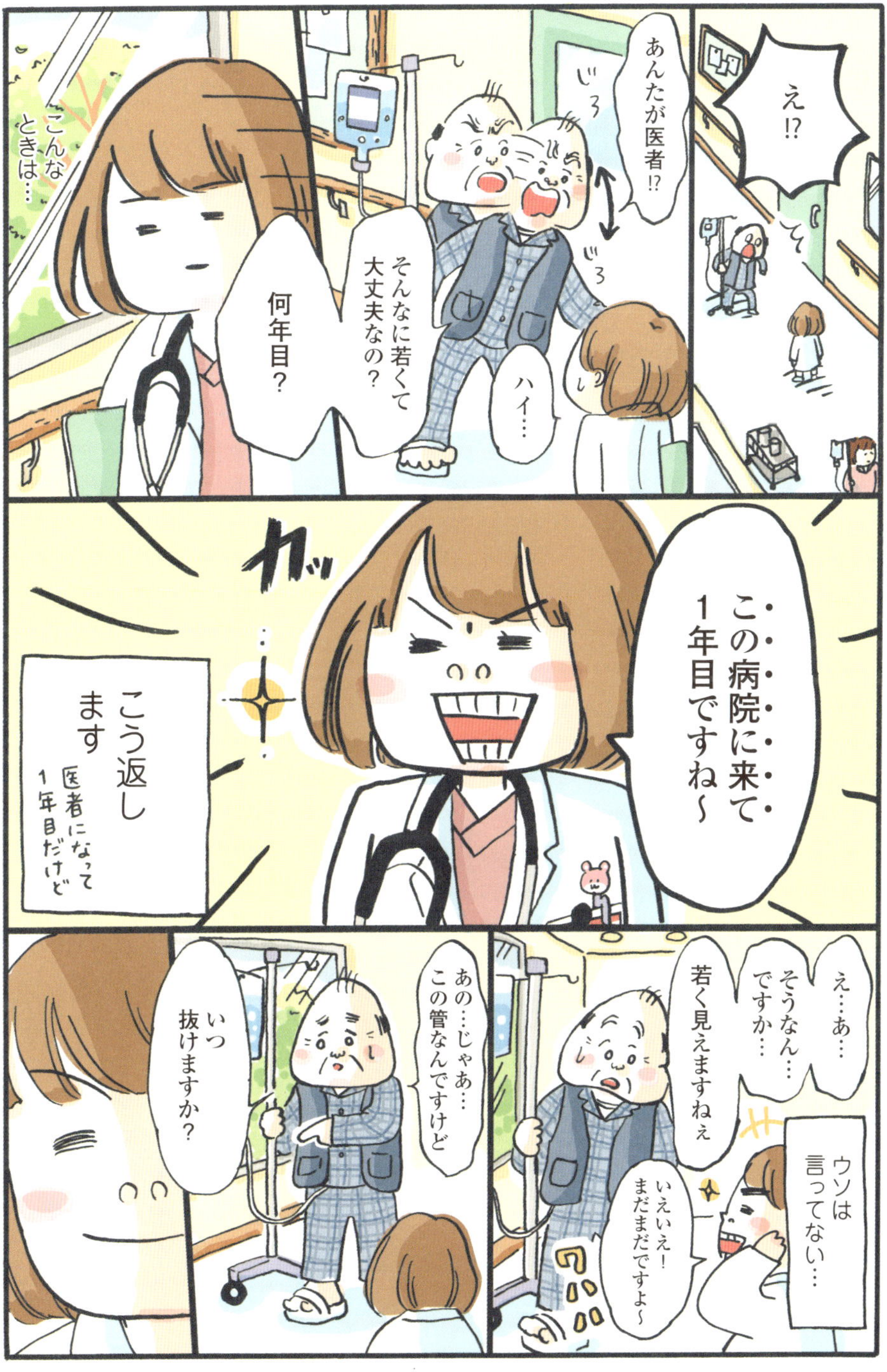
え!?
あんたが医者!?
じろ
じろ
ハイ…
そんなに若くて大丈夫なの？
何年目？
こんなときは…
この病院に来て1年目ですね～
カッ
こう返します
医者になって1年目だけど
え…あ…
そうなん…ですか…
若く見えますねぇ
いえいえ！まだまだですよ～
ワハハ
ウソは言ってない…
あの…じゃあ…この管なんですけど
いつ抜けますか？

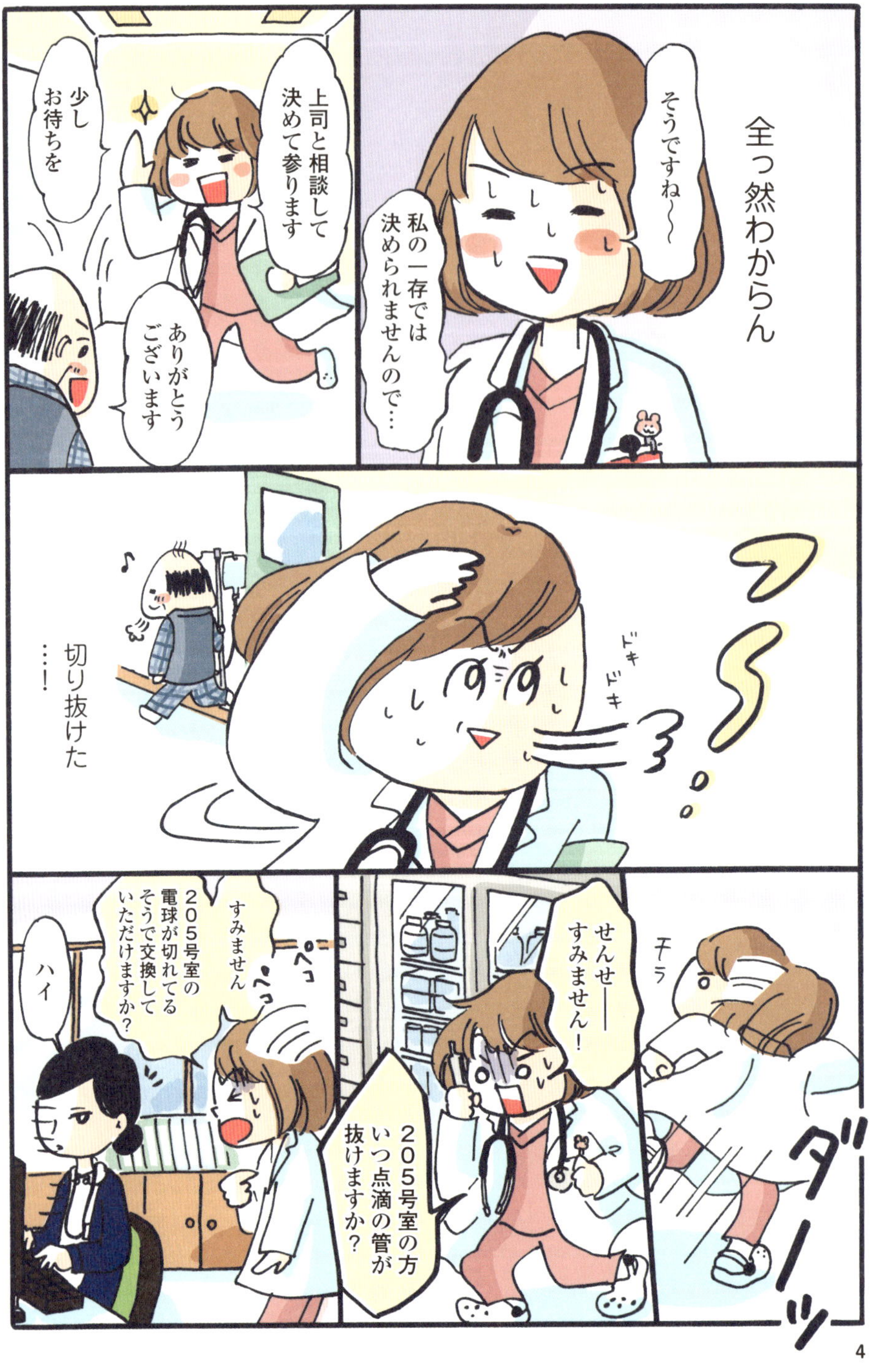
全っ然わからん
そうですね〜〜
私の一存では決められませんので…
上司と相談して決めて参ります
少しお待ちを
ありがとうございます
ドキドキ
切り抜けた…!
チラ
ダーッ
せんせ――すみません!
205号室の方いつ点滴の管が抜けますか?
すみません
205号室の電球が切れてるそうで交換していただけますか?
ペコペコ
ハイ

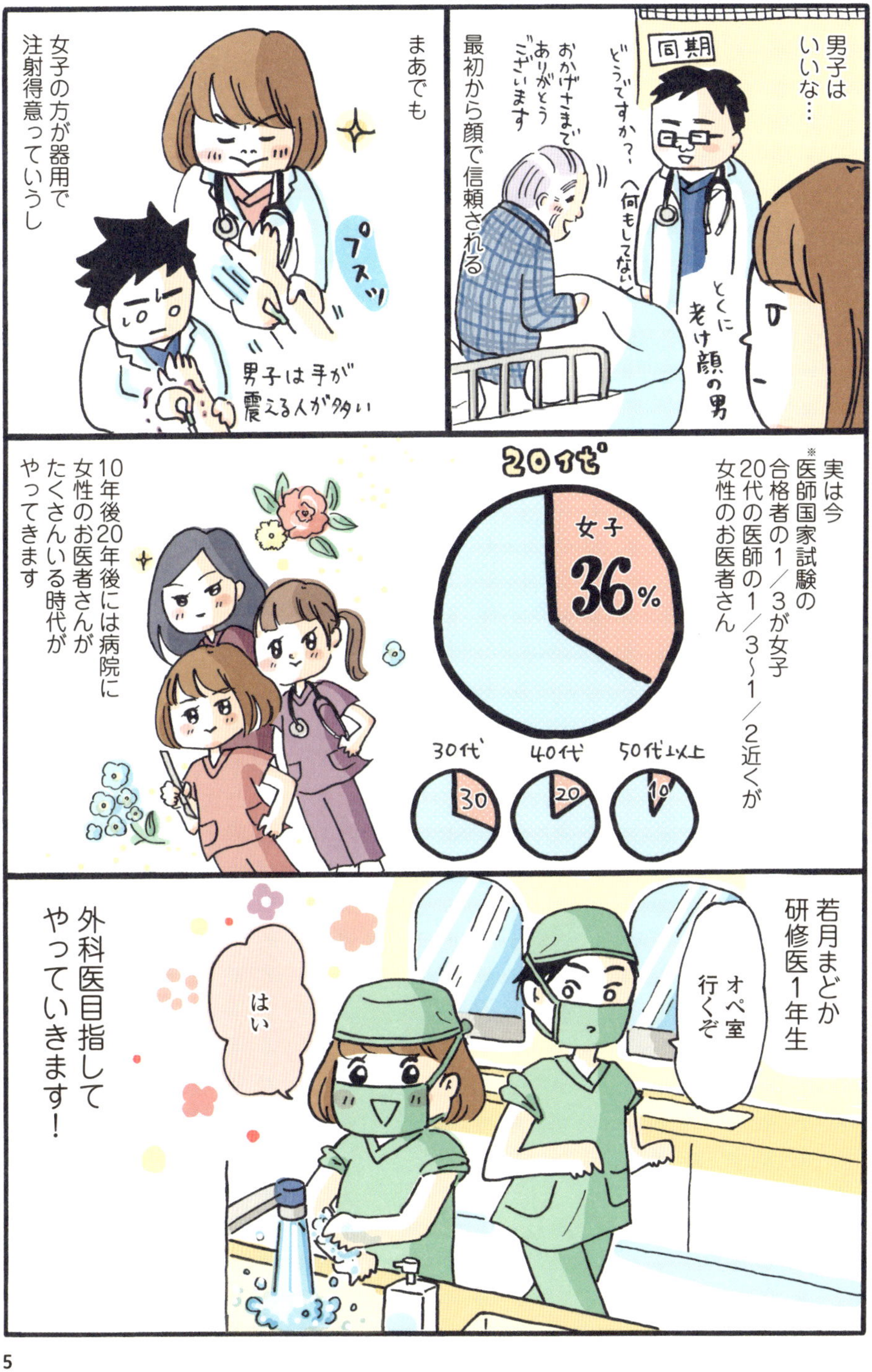
男子はいいな…
同期
どうですか？
〈何もしてない〉
おかげさまでありがとうございます
とくに老け顔の男
最初から顔で信頼される
まあでも
女子の方が器用で注射得意っていうし
プスッ
男子は手が震える人が多い
実は今※医師国家試験の合格者の1／3が女子
20代の医師の1／3〜1／2近くが女性のお医者さん
20代
女子
36%
30代
30
40代
20
50代以上
10
10年後20年後には病院に女性のお医者さんがたくさんいる時代がやってきます
若月まどか研修医1年生
オペ室行くぞ
はい
外科医目指してやっていきます！

※平成24年大臣官房統計情報部
医師・歯科医師・薬剤師調査による

人物紹介

Diary of a Surgical Resident : Madoka characters

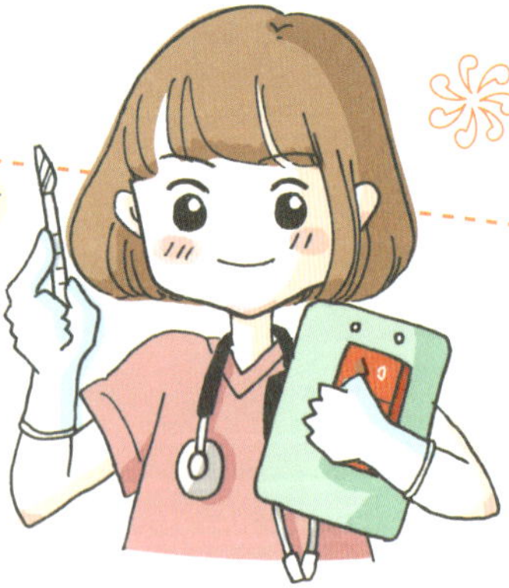

若月《わかつき》まどか

doctor madoka

元気で負けん気が強い主人公。
外科志望の研修医。26歳。
手術と野球と
お菓子が好き。

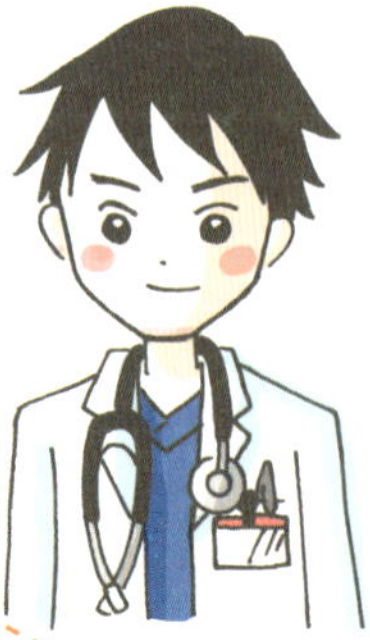

菅野《かんの》先輩

doctor kanno

まどかの3歳上の指導医。
後輩指導に一生懸命。
やさしい。

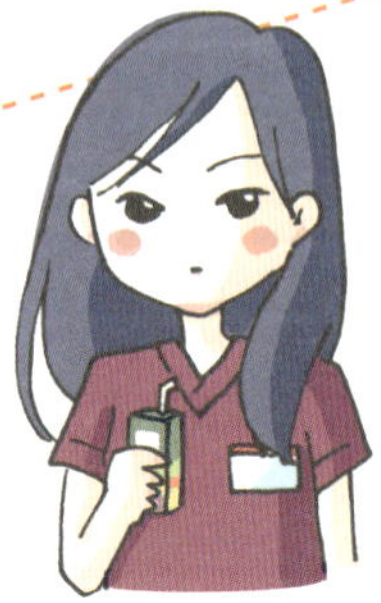

千冬《ちふゆ》

doctor chihuyu

まどかの同期。
恋愛の押しが強い。
焼酎好き。

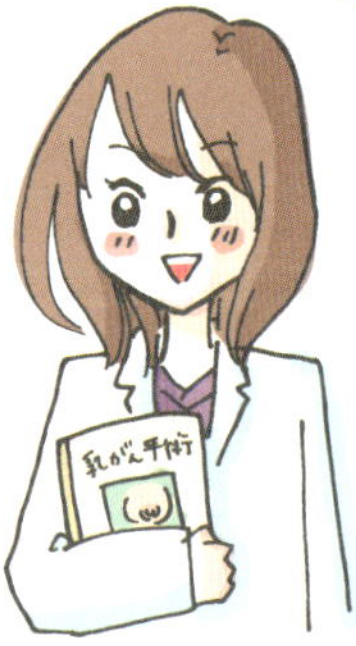

内田《うちだ》先生

doctor uchida

まどかが尊敬する先生。
乳腺外科。
夫も医者で子持ちの37歳。
手術がうまく
豪快。

角田《かくた》先生

doctor kakuta

泌尿器外科の
エキスパート。
努力家の先生。

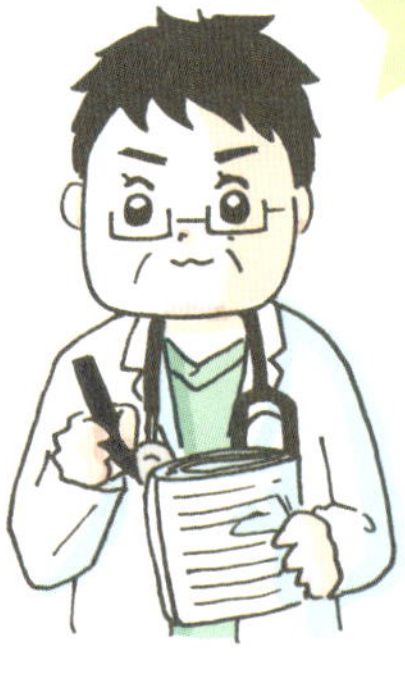

城崎《しろさき》先生

doctor shirosaki

カリスマ的な腕を持つ
フリーの外科医。
医者たちの憧れの存在。

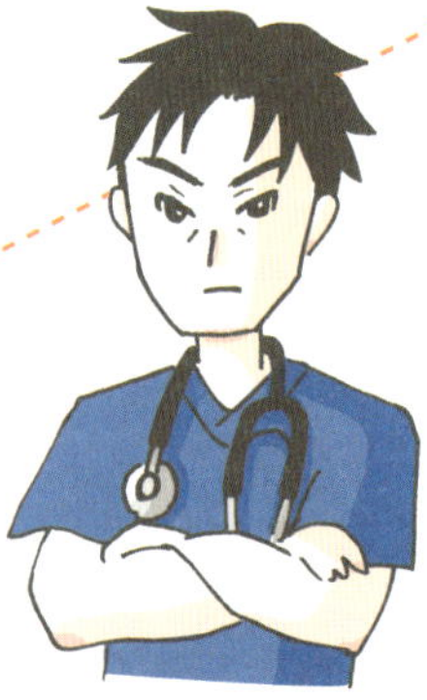

目　次

Diary of a Surgical Resident : Madoka contents

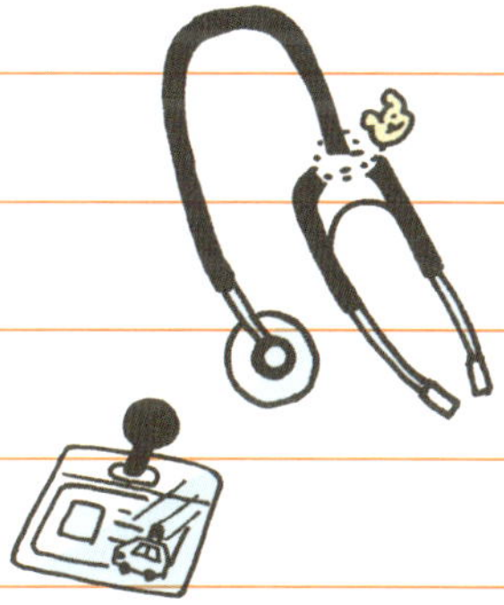

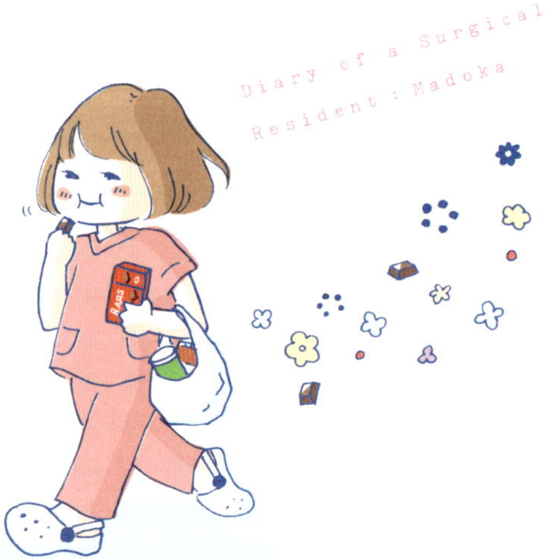

本書に掲載されているデータや医療情報、名称は旧版刊行当時（2015年）のものです。
作品テーマを鑑みて当時の表現をそのまま掲載しています。

第一章

猛ダッシュ！

女子研修医の日常

chapter one

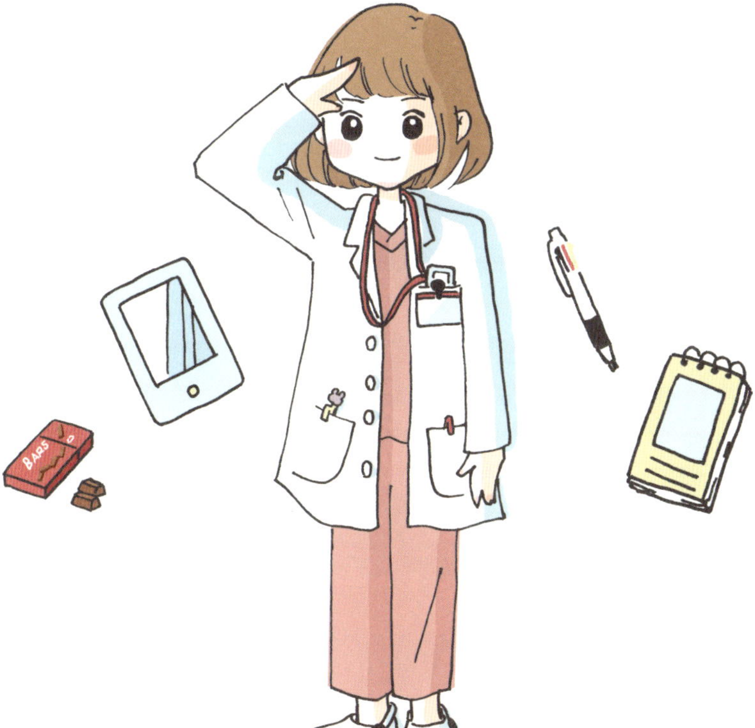

〈女子研修医とは〉

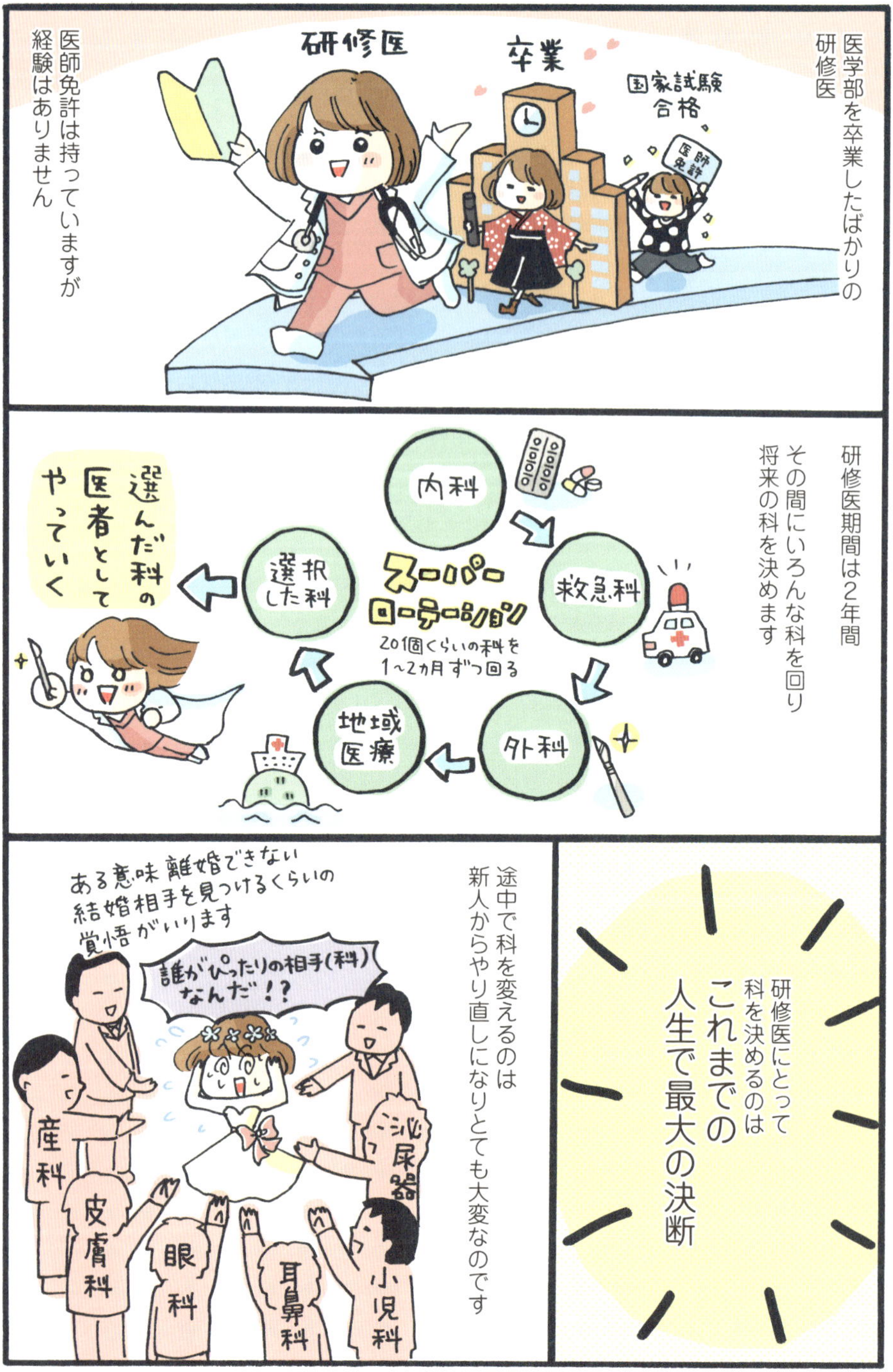

医学部を卒業したばかりの研修医
国家試験合格
医師免許
卒業
研修医
医師免許は持っていますが経験はありません
研修医期間は2年間
その間にいろんな科を回り将来の科を決めます
内科
救急科
外科
地域医療
選択した科
スーパーローテーション
20個くらいの科を1〜2カ月ずつ回る
選んだ科の医者としてやっていく
研修医にとって科を決めるのは
これまでの人生で最大の決断
途中で科を変えるのは新人からやり直しになりとても大変なのです
ある意味離婚できない結婚相手を見つけるくらいの覚悟がいります
誰がぴったりの相手(科)なんだ!?
産科
泌尿器
皮膚科
眼科
耳鼻科
小児科

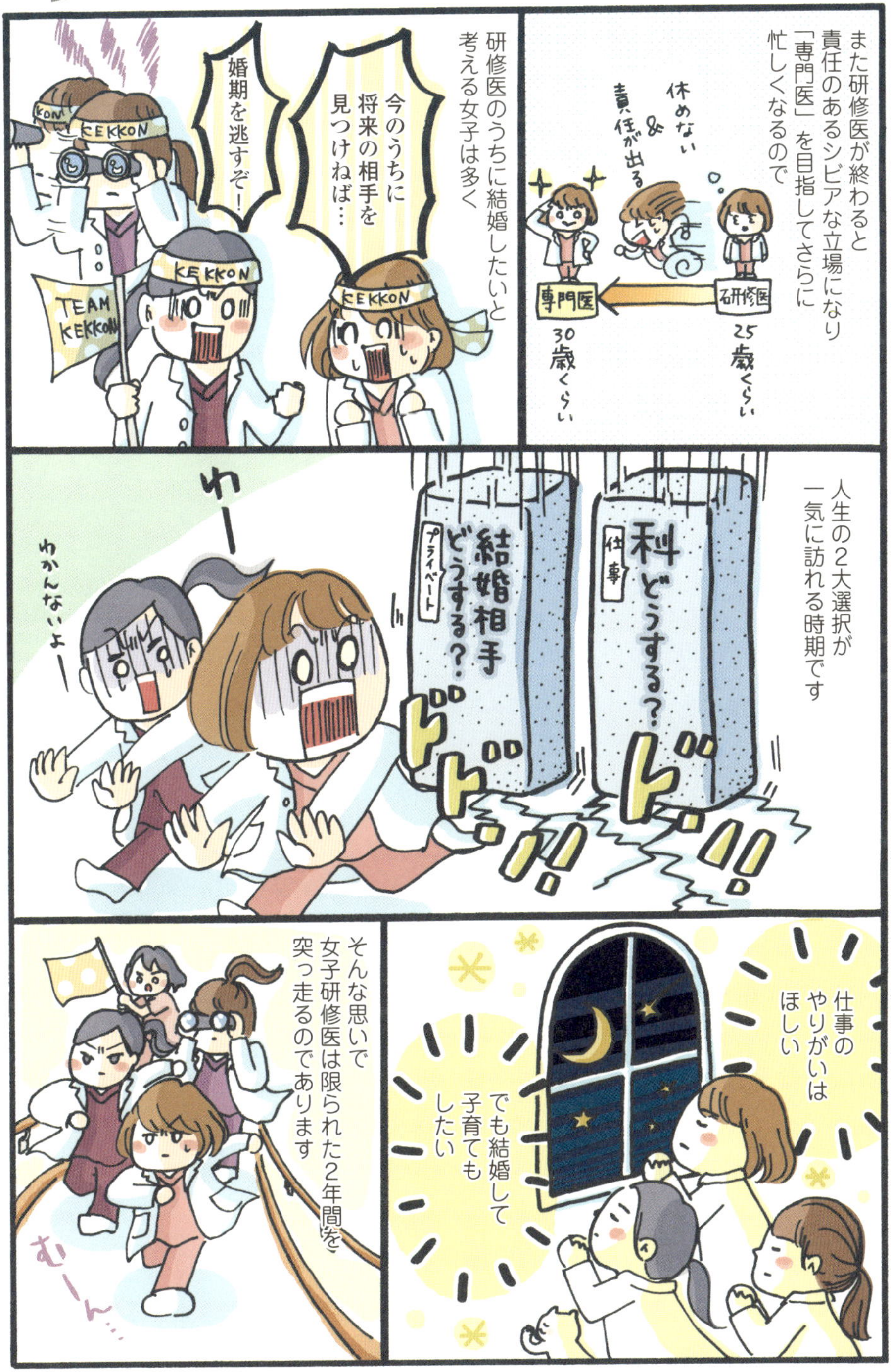
また研修医が終わると責任のあるシビアな立場になり「専門医」を目指してさらに忙しくなるので
休めない
&
責任が出る
研修医
25歳くらい
専門医
30歳くらい
研修医のうちに結婚したいと考える女子は多く
今のうちに将来の相手を見つけねば…
婚期を逃すぞ！
KEKKON
TEAM KEKKON
人生の2大選択が一気に訪れる時期です
仕事
科どうする？
プライベート
結婚相手どうする？
ドド!!
ドド!!
わー
わかんないよー
仕事のやりがいはほしい
でも結婚して子育てもしたい
そんな思いで女子研修医は限られた2年間を突っ走るのであります
む～ん…

〈最初の難関　点滴〉

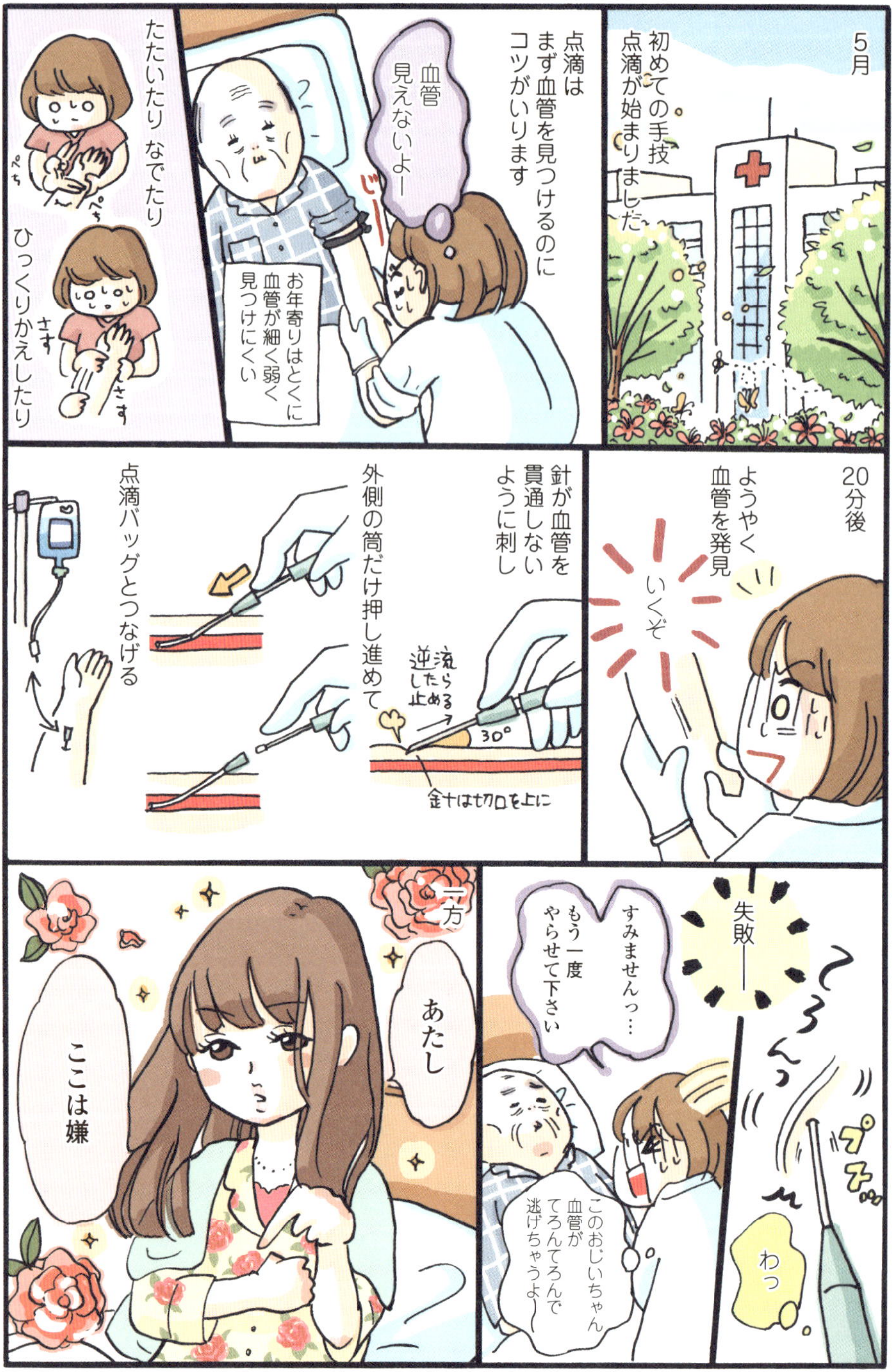

5月
初めての手技
点滴が始まりました
点滴は
まず血管を見つけるのに
コツがいります
血管
見えないよー
じーー
お年寄りはとくに
血管が細く弱く
見つけにくい
たたいたり　なでたり
ぺち
ぺち
さす
さす
ひっくりかえしたり
20分後
ようやく
血管を発見
いくぞ
針が血管を
貫通しない
ように刺し
逆流したら止める
30°
針は切口を上に
外側の筒だけ押し進めて
点滴バッグとつなげる
失敗――
てろんっ
プス
わっ
すみませんっ…
もう一度
やらせて下さい
このおじいちゃん
血管が
てろんてろんで
逃げちゃうよ～
一方
あたし
ここは嫌

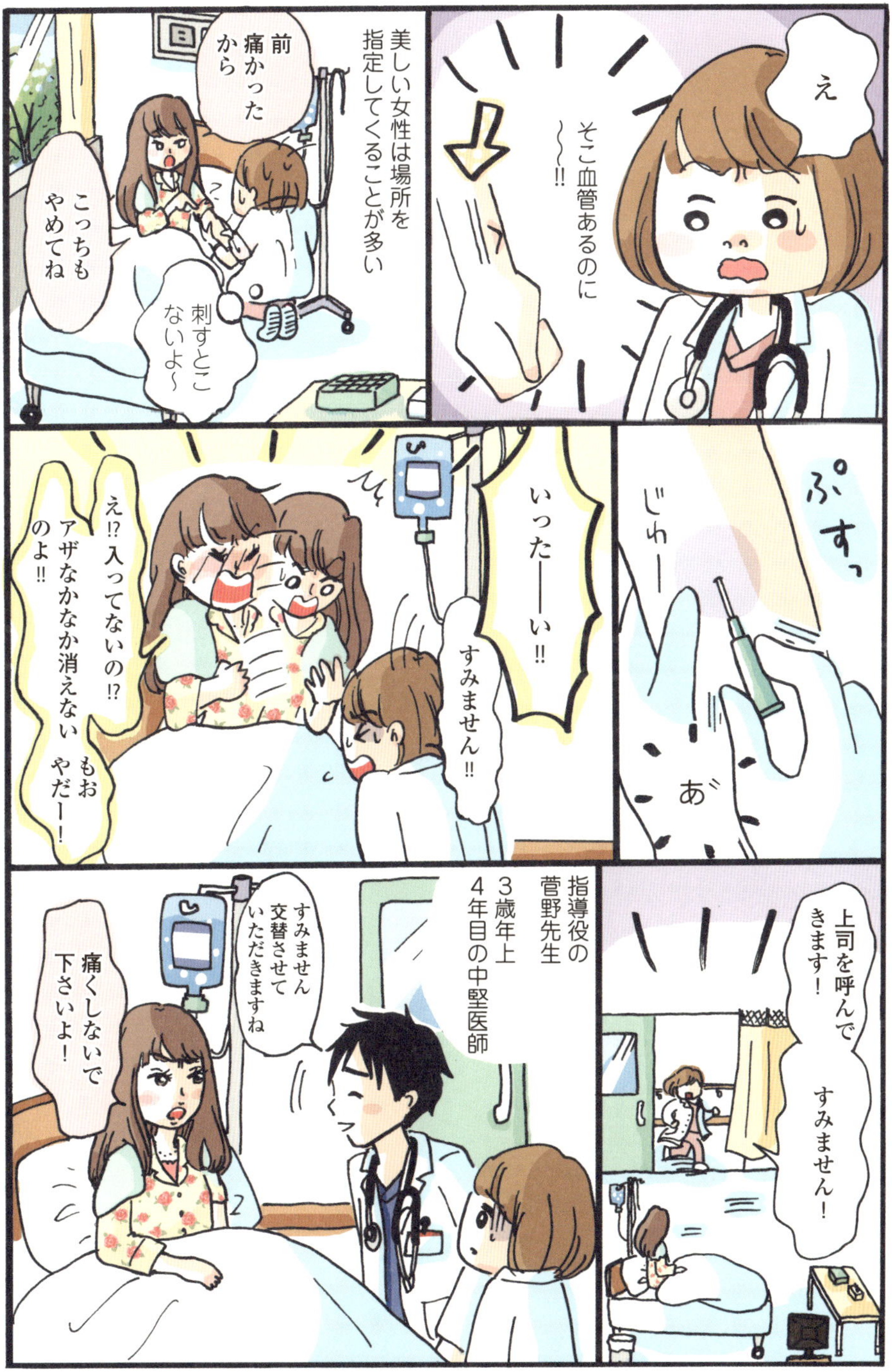
え
そこ血管あるのに〜〜!!
美しい女性は場所を指定してくることが多い
前痛かったから
こっちもやめてね
刺すとこないよ〜
ぷすっ
じわー
あ゛
いった——い!!
すみません!!
え!? 入ってないの!?
アザなかなか消えないのよ!!
もおやだー!
上司を呼んできます！
すみません！
指導役の菅野先生
3歳年上
4年目の中堅医師
すみません
交替させていただきますね
痛くしないで下さいよ！

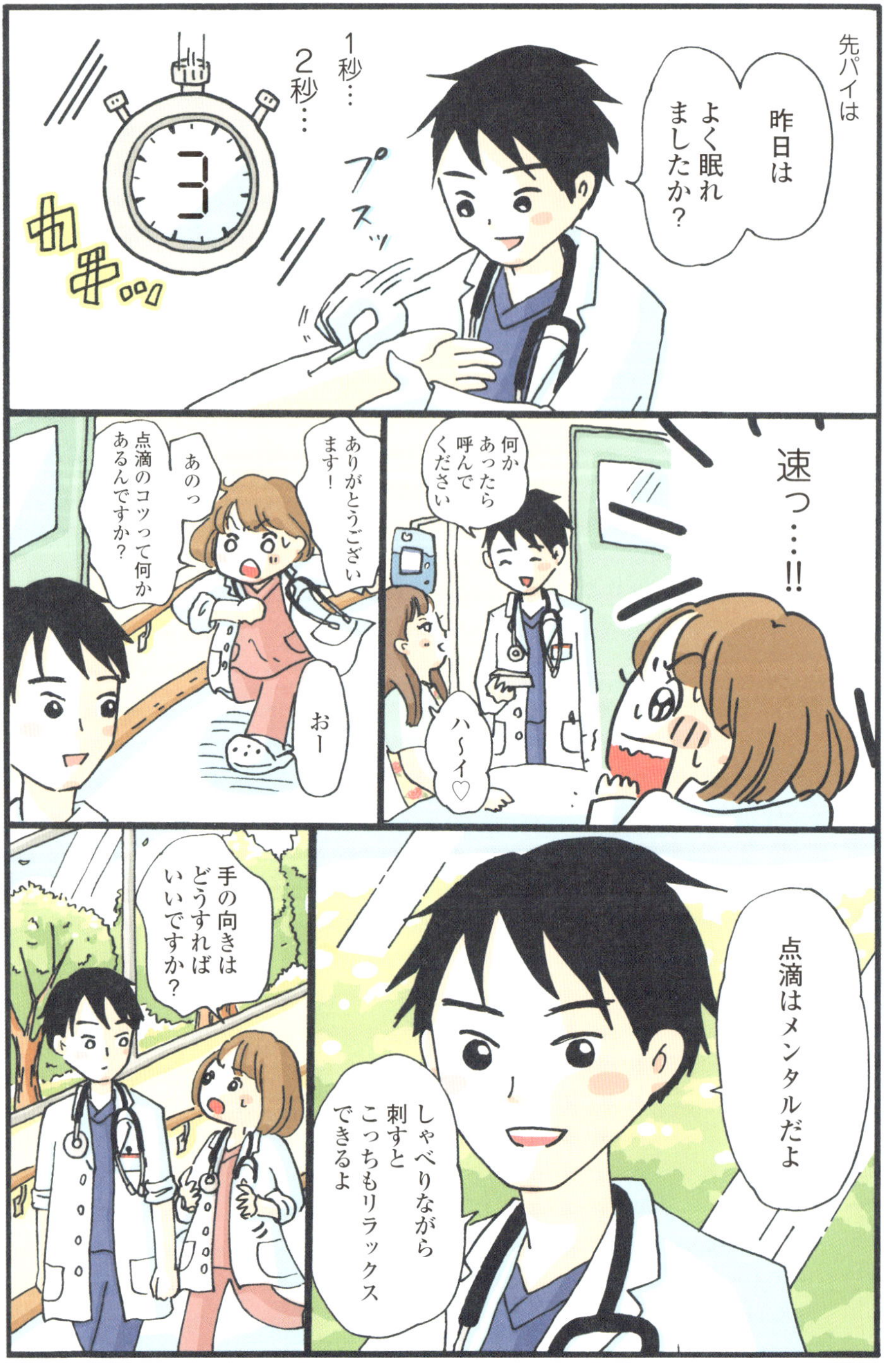
先パイは
昨日はよく眠れましたか？
プスッ
1秒…
2秒…
3
カチッ
速っ…!!
何かあったら呼んでください
ハ〜イ♡
ありがとうございます！
あのっ
点滴のコツって何かあるんですか？
おー
点滴はメンタルだよ
しゃべりながら刺すとこっちもリラックスできるよ
手の向きはどうすればいいですか？

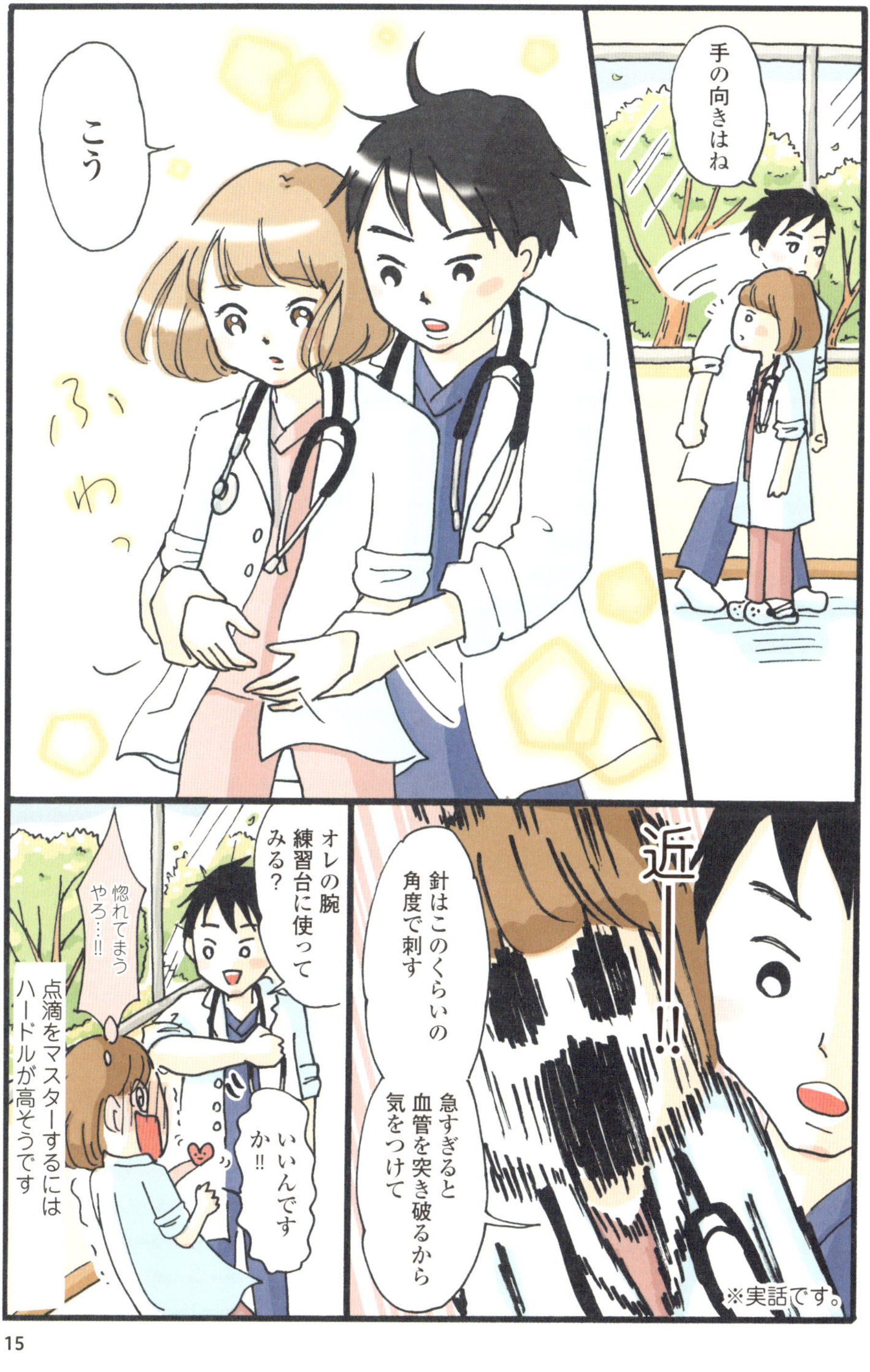
手の向きはね
こう
ふわっ
近ーーー!!
針はこのくらいの角度で刺す
急すぎると血管を突き破るから気をつけて
※実話です。
オレの腕練習台に使ってみる?
惚れてまうやろ…!!
いいんですか!!
点滴をマスターするにはハードルが高そうです

〈女子には厳しい職場です〉

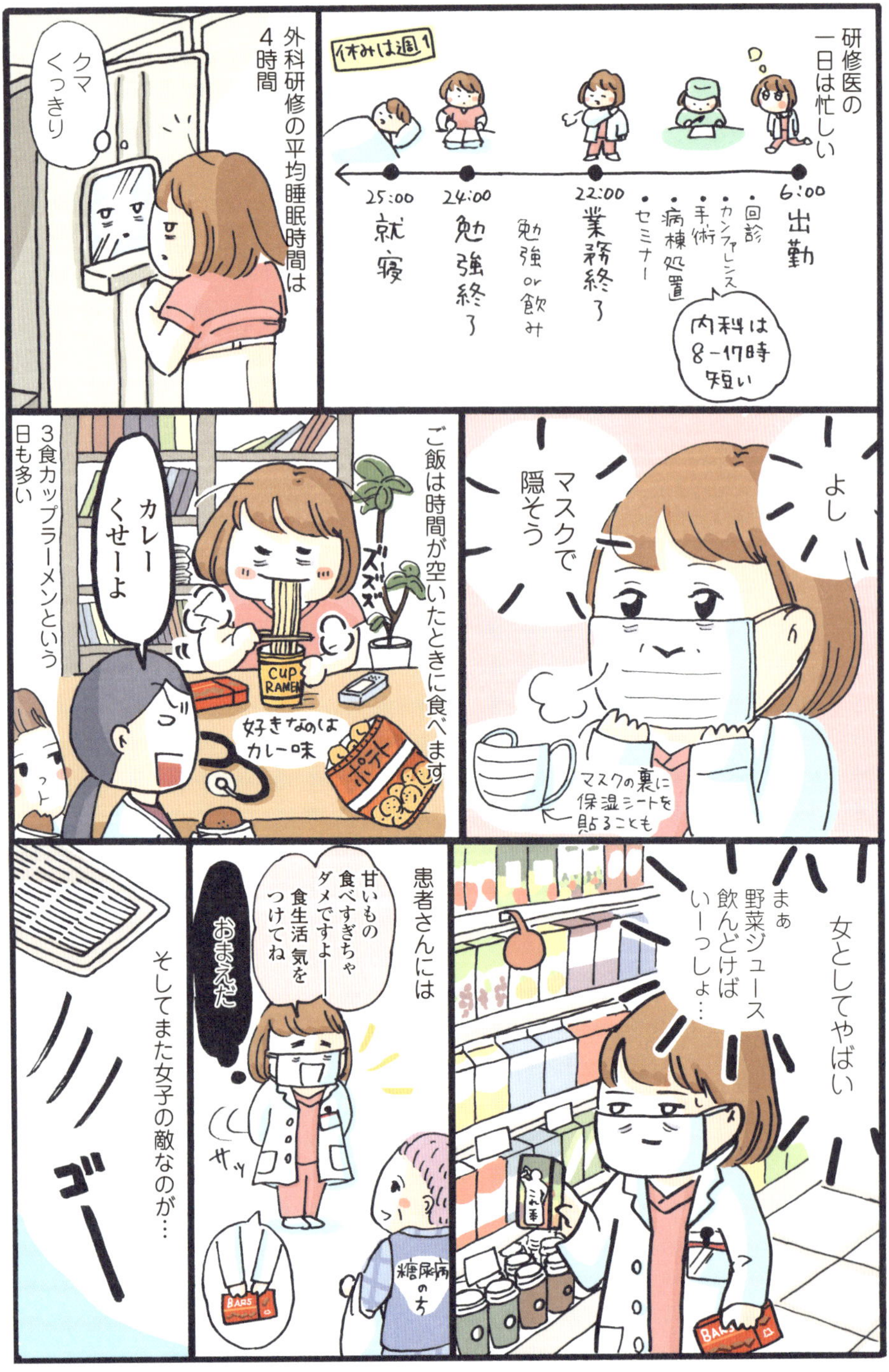
研修医の一日は忙しい
休みは週1
6:00 出勤
・回診 ・カンファレンス ・手術 ・病棟処置 ・セミナー
内科は8－17時 短い
22:00 業務終了
勉強 or 飲み
24:00 勉強終了
25:00 就寝
外科研修の平均睡眠時間は4時間
クマくっきり
よし
マスクで隠そう
マスクの裏に保湿シートを貼ることも
ご飯は時間が空いたときに食べます
ズズズ
CUP RAMEN
好きなのはカレー味
3食カップラーメンという日も多い
カレーくせーよ
女としてやばい
まぁ野菜ジュース飲んどけばいーっしょ…
BARS
患者さんには
甘いもの食べすぎちゃダメですよーー 食生活気をつけてね
おまえだ
サッ
糖尿病の方
BARS
そしてまた女子の敵なのが…
ゴー

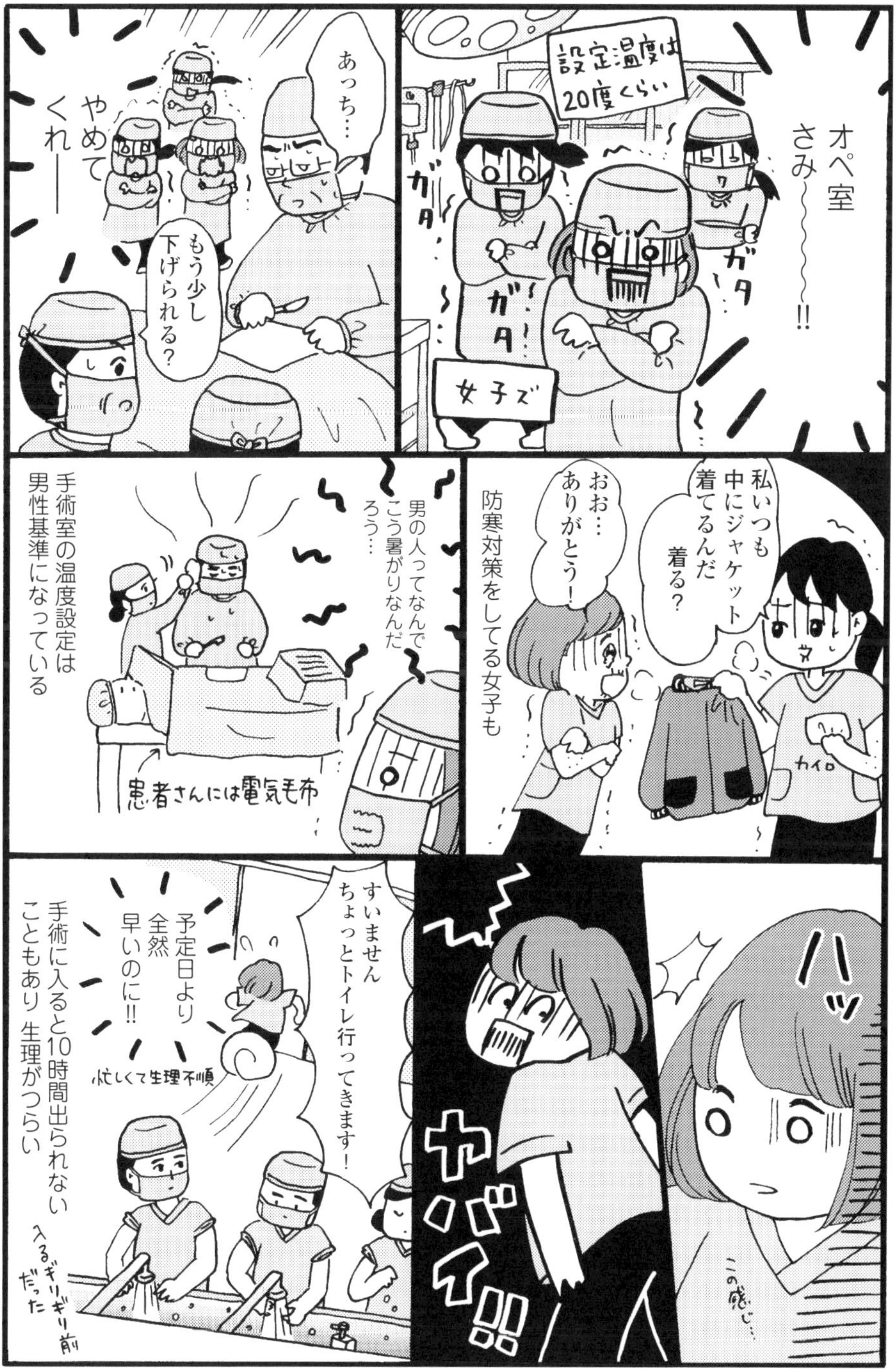
設定温度は20度くらい
オペ室さみ〜〜〜〜〜!!
ガタ
ガタ
ガタ
女子ズ
あっち…
もう少し下げられる?
やめてくれ——
私いつも中にジャケット着てるんだ 着る?
おお…ありがとう!
防寒対策をしてる女子も
カイロ
男の人ってなんでこう暑がりなんだろう…
手術室の温度設定は男性基準になっている
患者さんには電気毛布
ハッ
この感じ…
ヤバイ!!
すいません ちょっとトイレ行ってきます!
予定日より全然早いのに!!
忙しくて生理不順
手術に入ると10時間出られないこともあり 生理がつらい
入るギリギリ前だった

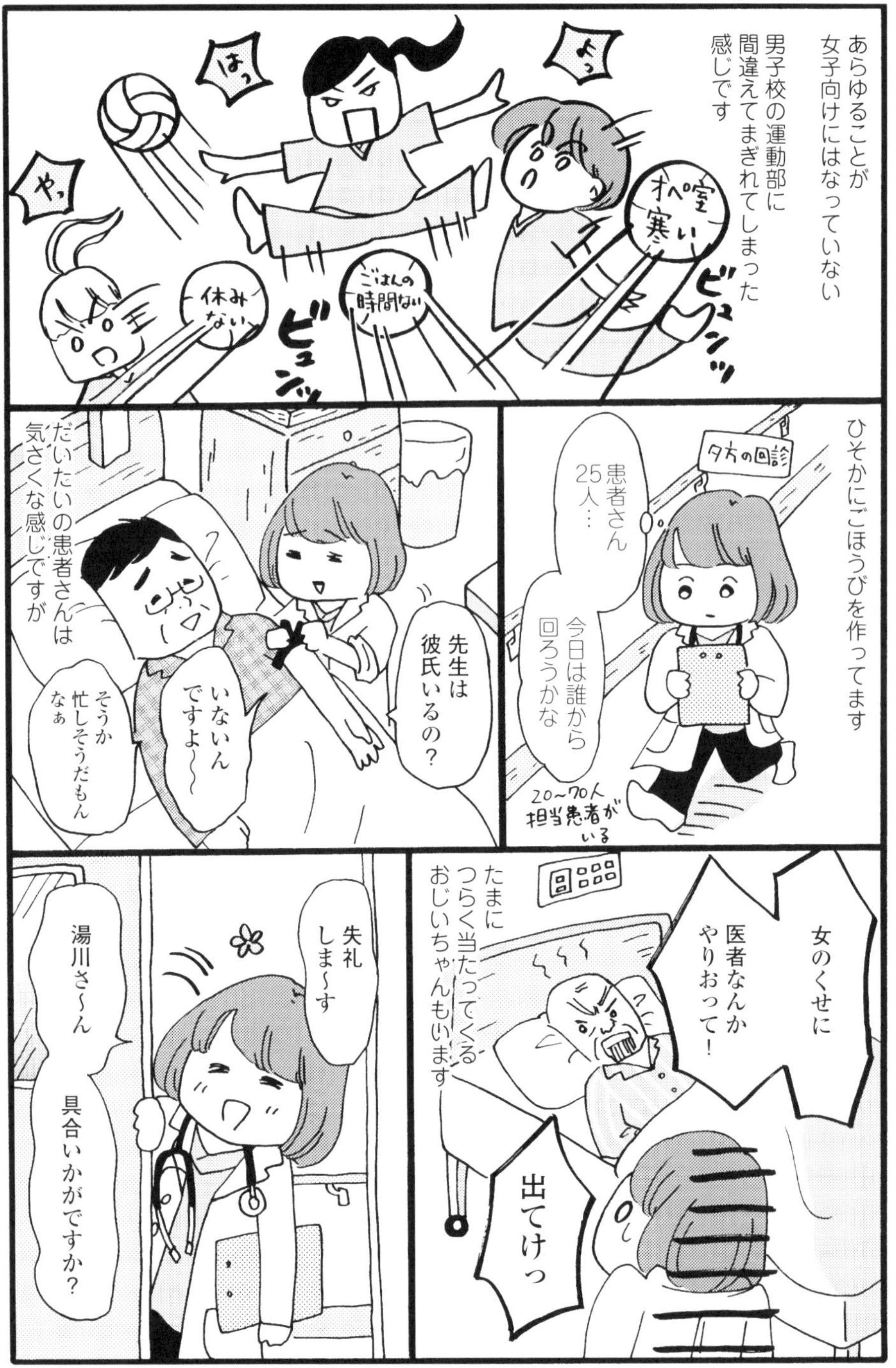
あらゆることが
女子向けにはなっていない
男子校の運動部に
間違えてまぎれてしまった
感じです
よっ
はっ
やっ
オペ室寒い
ごはんの時間ない
休みない
ビュンッ
ビュンッ
ひそかにごほうびを作ってます
夕方の回診
患者さん
25人…
今日は誰から
回ろうかな
20～70人
担当患者がいる
だいたいの患者さんは
気さくな感じですが
先生は
彼氏いるの？
いないん
ですよ～
そうか
忙しそうだもん
なぁ
たまに
つらく当たってくる
おじいちゃんもいます
女のくせに
医者なんか
やりおって！
出てけっ
失礼
しま～す
湯川さ～ん
具合いかがですか？

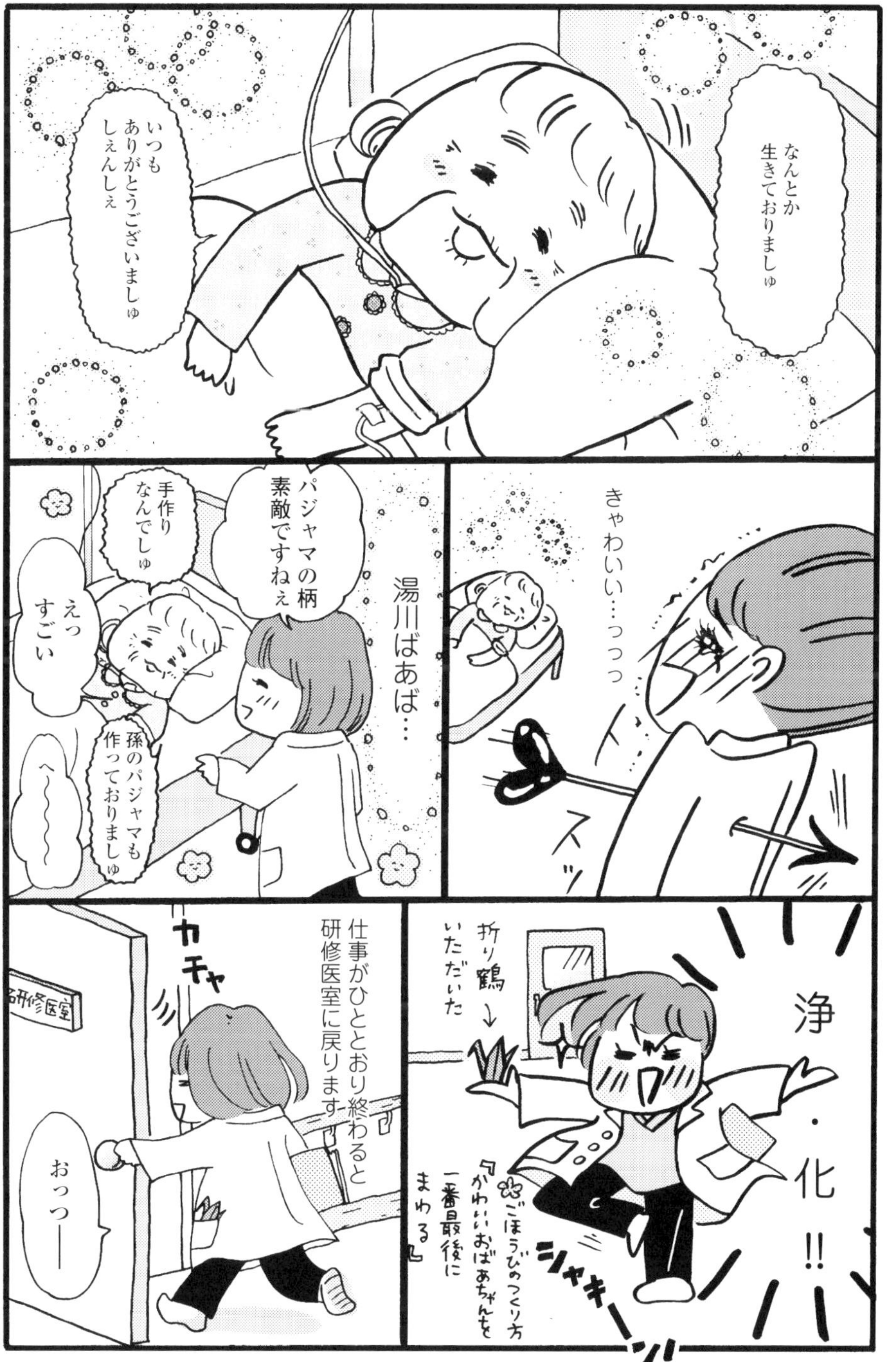
なんとか生きておりましゅ
いつもありがとうございましゅしぇんしぇ
きゃわいい…っっっ
スッ
湯川ばあば…
パジャマの柄素敵ですねぇ
手作りなんでしゅ
えっすごい
孫のパジャマも作っておりましゅ
へ〜〜〜
浄・化!!
シャキーン!
折り鶴↓いただいた
ごほうびのつくり方『かわいいおばあちゃんを一番最後にまわる』
仕事がひととおり終わると研修医室に戻ります
カチャ
研修医室
おっつ——

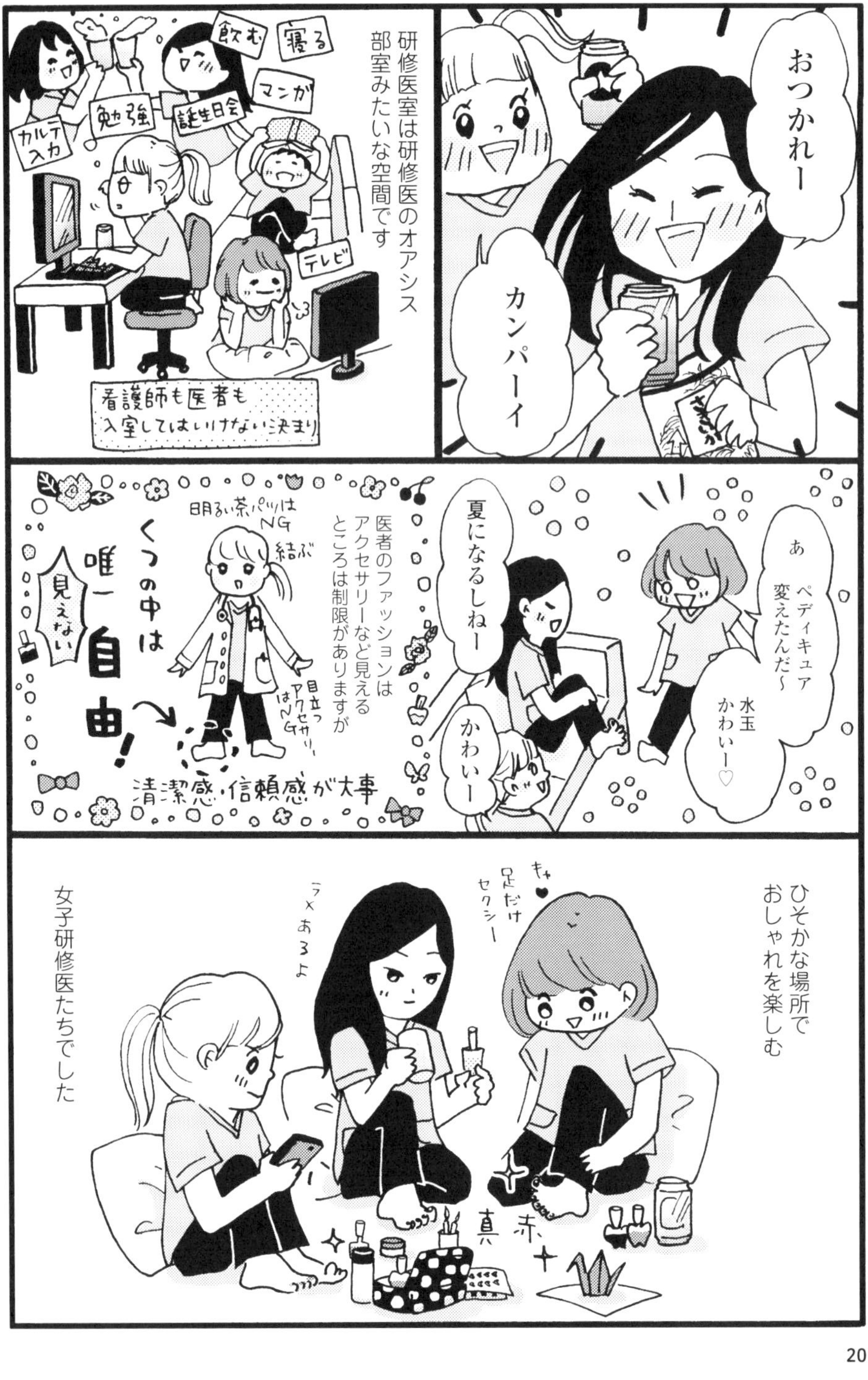
おつかれー
カンパーイ
研修医室は研修医のオアシス
部室みたいな空間です
飲む
寝る
マンガ
誕生日会
勉強
カルテ入力
テレビ
看護師も医者も入室してはいけない決まり
あ
ペディキュア変えたんだ〜
水玉かわいー♡
夏になるしねー
かわいー
医者のファッションはアクセサリーなど見えるところは制限がありますが
明るい茶パツはNG
結ぶ
目立つアクセサリーはNG
くつの中は唯一見えない自由!
清潔感・信頼感が大事
ひそかな場所でおしゃれを楽しむ
きゃ♥
足だけセクシー
ラメあるよ
真赤
女子研修医たちでした

※研修医室でのルールは病院によって異なります

〈コードブルーで学んだこと〉

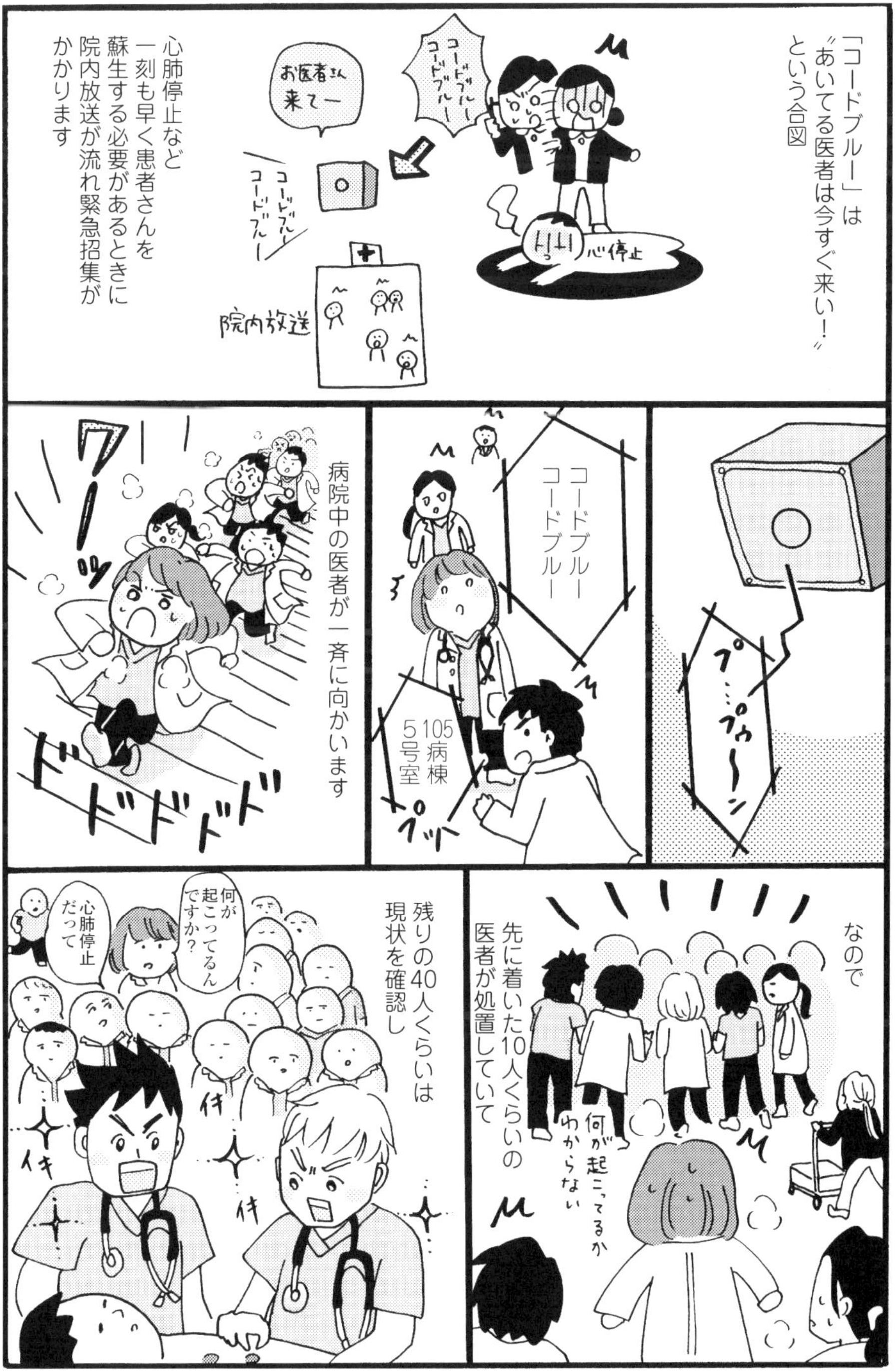
「コードブルー」は
"あいてる医者は今すぐ来い!"
という合図
コードブルー
コードブルー
お医者さん来てー
コードブルー
コードブルー
心停止
院内放送
心肺停止など
一刻も早く患者さんを
蘇生する必要があるときに
院内放送が流れ緊急招集が
かかります
プ…プゥ〜ン
コードブルー
コードブルー
105病棟
5号室
プツッ
病院中の医者が一斉に向かいます
ワーッ
ドドドドド
なので
先に着いた10人くらいの
医者が処置していて
何が起こってるか
わからない
残りの40人くらいは
現状を確認し
何が起こってるんですか?
心肺停止だって
イキ
イキ

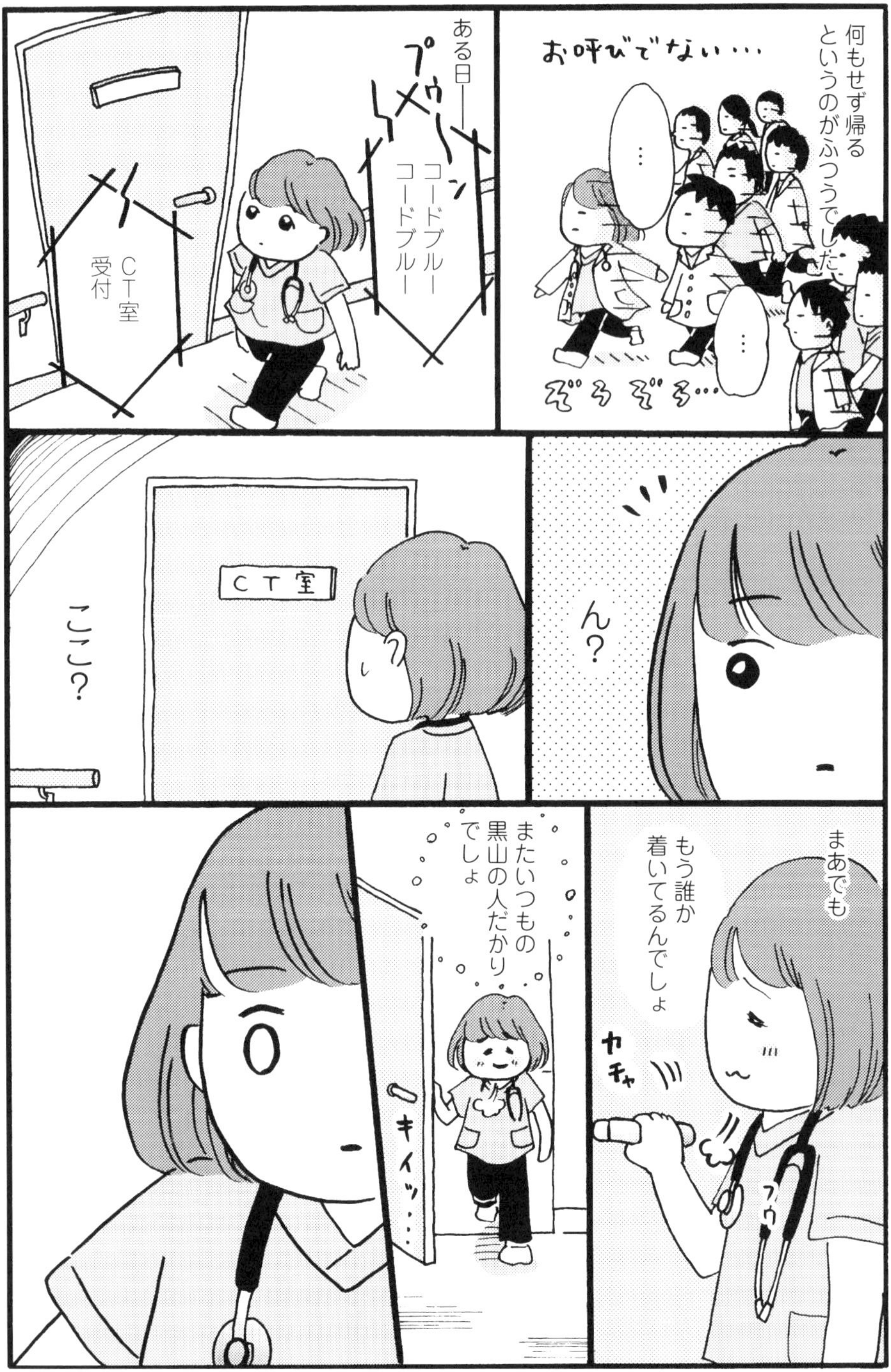
何もせず帰る
というのがふつうでした
お呼びでない…
…
…
ぞろぞろ…
ある日——
プゥ〜ン
コードブルー
コードブルー
CT室
受付
ん?
ここ?
CT室
まあでも
もう誰か
着いてるんでしょ
カチャ
フゥ
またいつもの
黒山の人だかり
でしょ
キイッ…

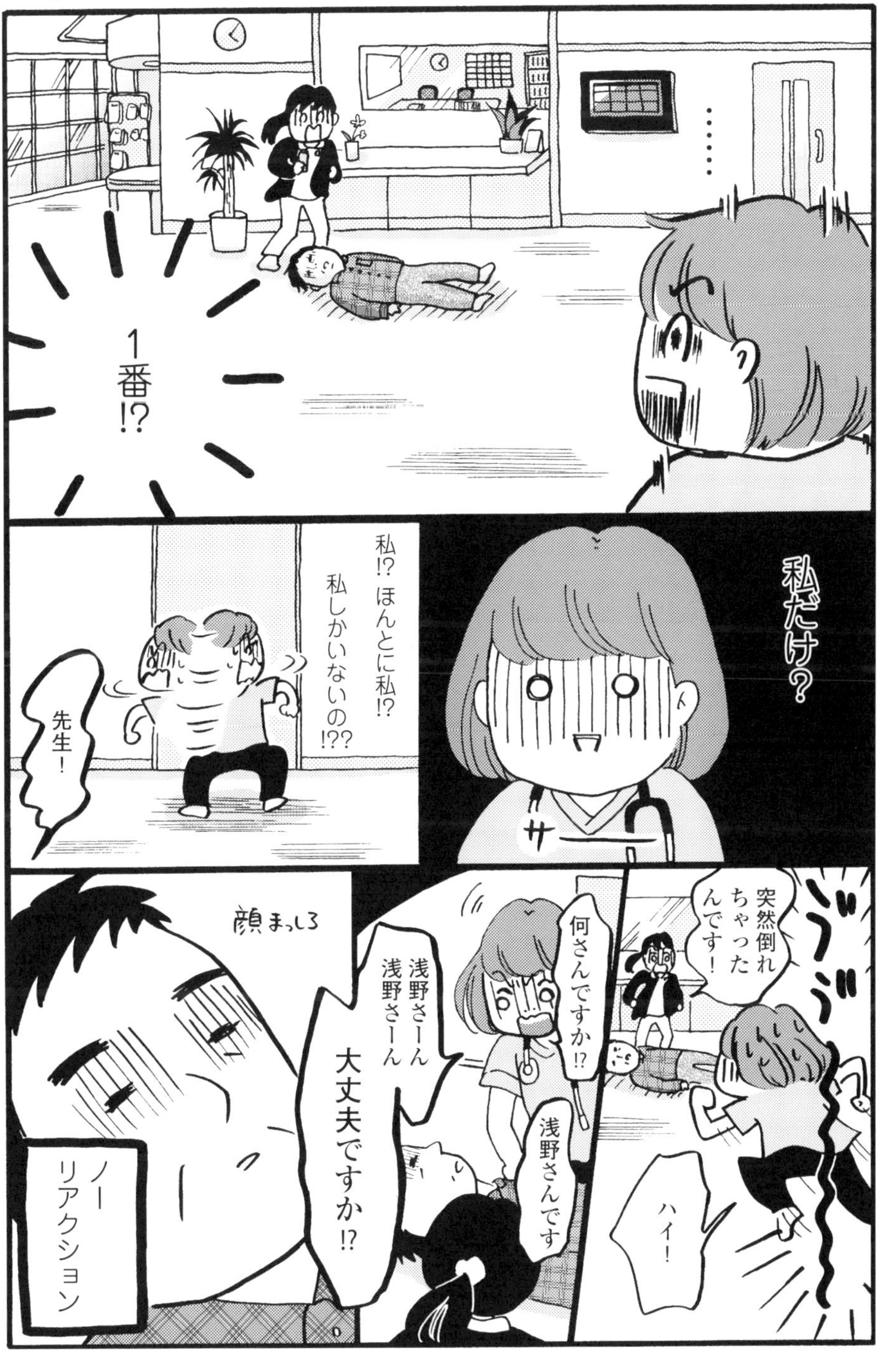
……
1番!?
私だけ？
サー
私!? ほんとに私!?
私しかいないの!??
先生！
突然倒れちゃったんです！
ハイ！
何さんですか!?
浅野さんです
浅野さーん 浅野さーん
大丈夫ですか!?
顔まっしろ
ノーリアクション

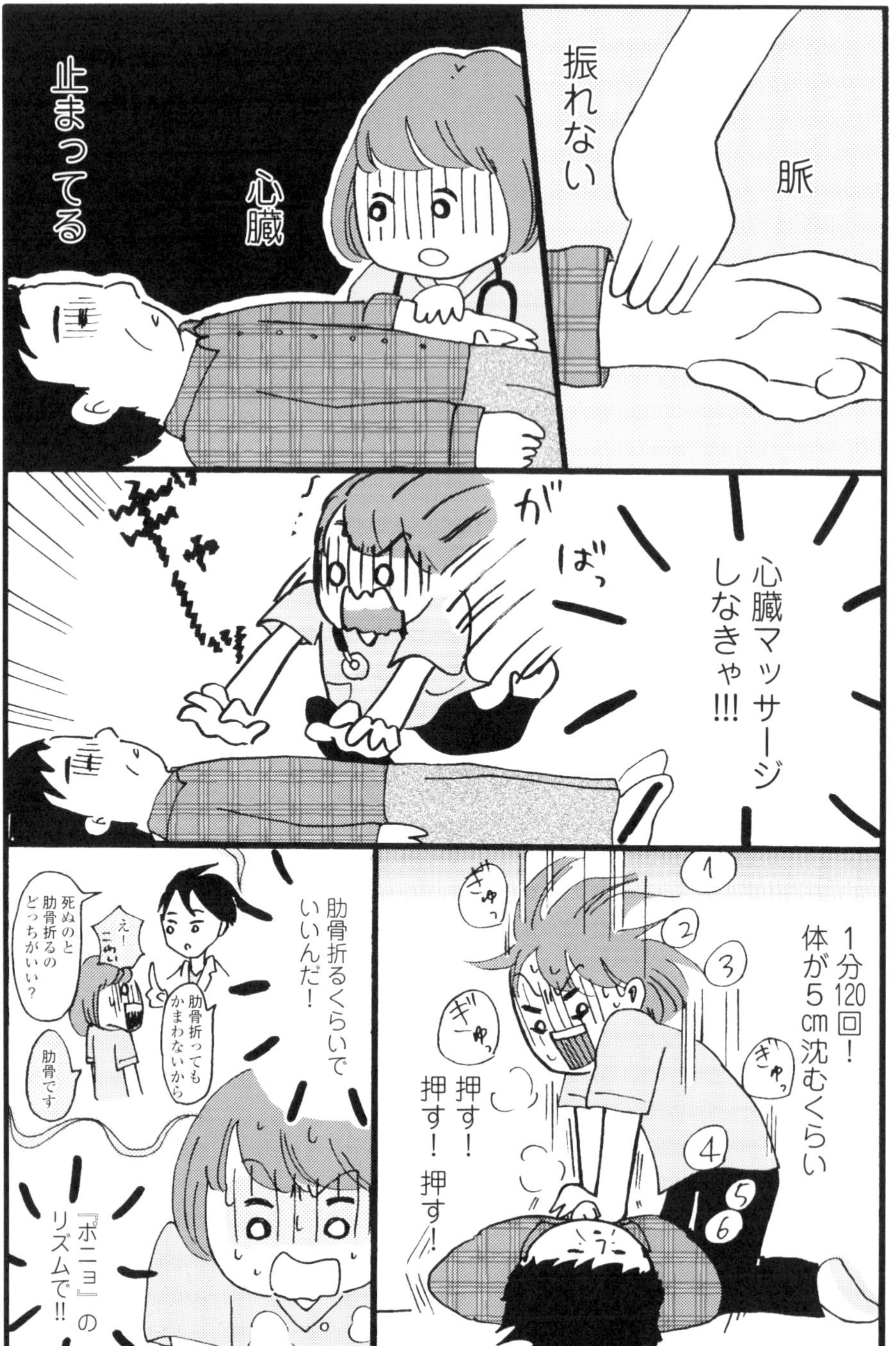
脈
振れない
心臓
止まってる
がばっ
心臓マッサージしなきゃ!!!
1分120回！
体が5㎝沈むくらい
押す！押す！押す！
ぎゅっ
ギーゅっ
きゅっ
1
2
3
4
5
6
肋骨折るくらいでいいんだ！
死ぬのと肋骨折るのどっちがいい？
え！
こわい
肋骨です
肋骨折ってもかまわないから
『ポニョ』のリズムで!!

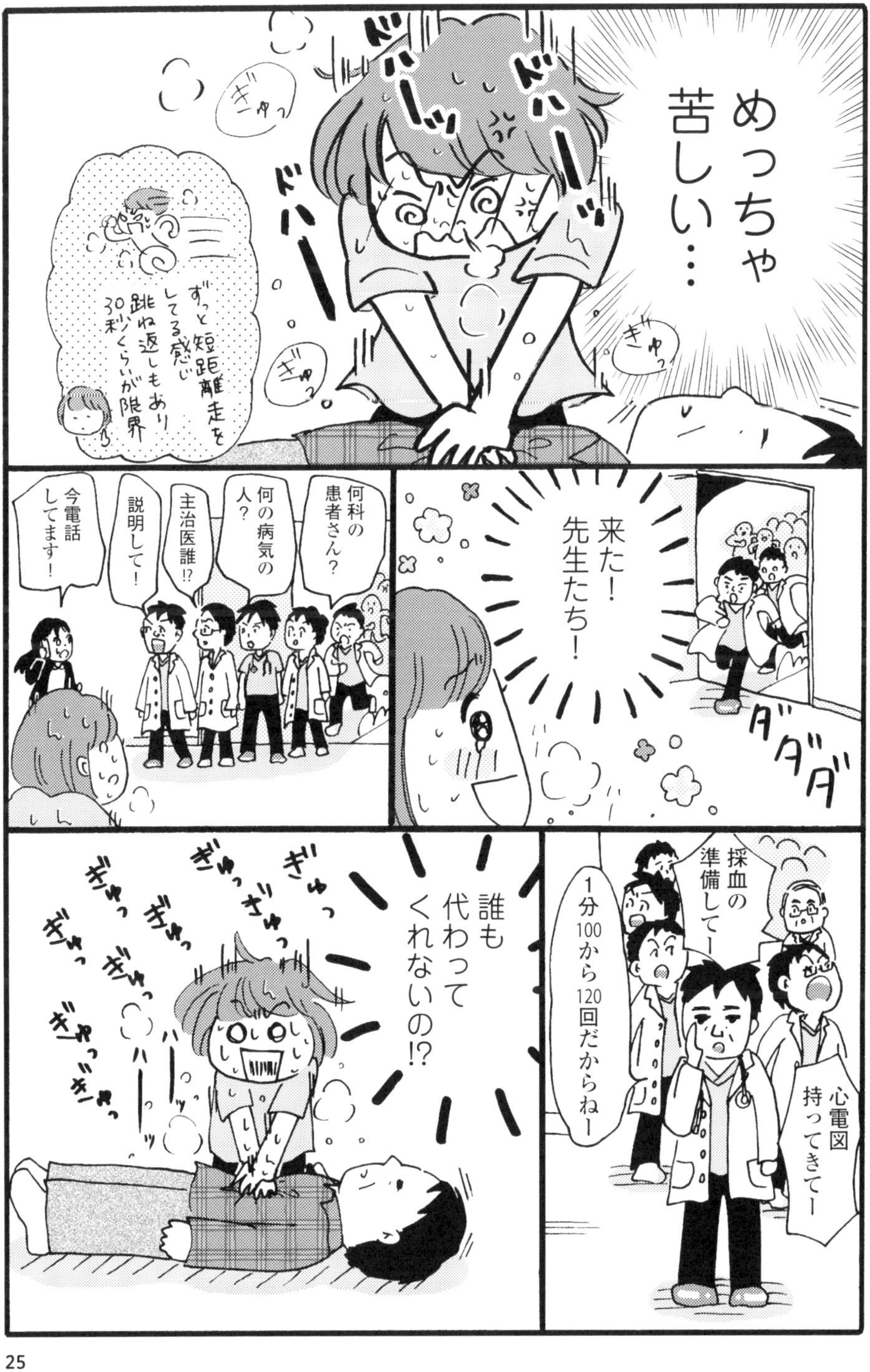
めっちゃ苦しい…
ドバーッ
ドバーッ
ドバー
ぎゅっ
ぎゅっ
ぎゅっ
ずっと短距離走をしてる感じ
跳ね返しもあり
30秒くらいが限界
来た！先生たち！
ダダダ
何科の患者さん？
何の病気の人？
主治医誰!?
説明して！
今電話してます！
採血の準備してー
1分100から120回だからねー
心電図持ってきてー
誰も代わってくれないの!?
ぎゅっ
ぎゅっぎゅっ
ぎゅっ ぎゅっ
ぎゅっ ぎゅっ
ぎゅっ ぎゅっ ぎゅっ
ハーッ
ハーッ

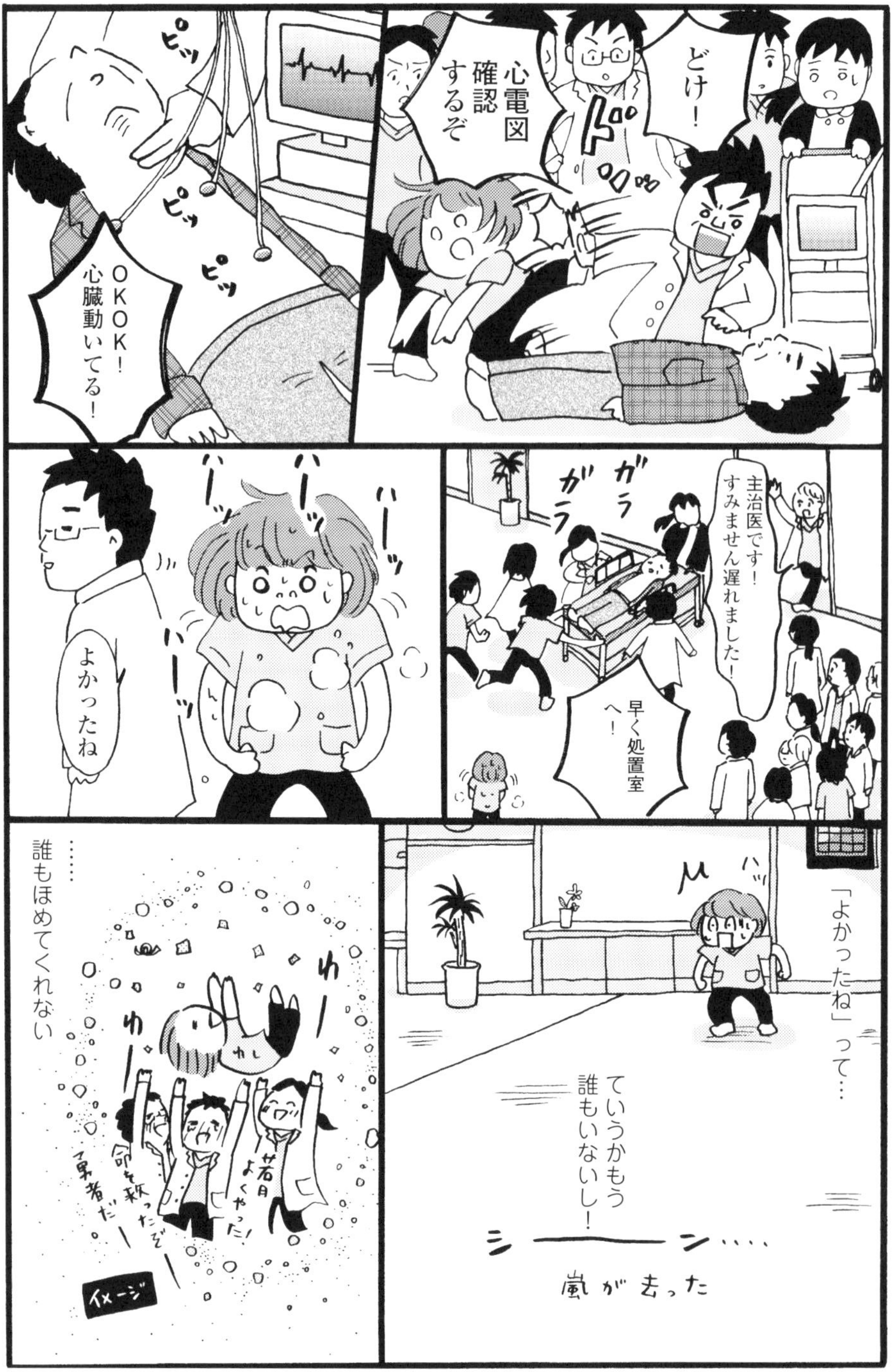
どけ！
心電図確認するぞ
ピッ
ピッ
ピッ
OKOK！心臓動いてる！
ガラ
ガラ
主治医です！すみません遅れました！
早く処置室へ！
ハーッ
ハーッ
ハーッ
よかったね
ハッ
「よかったね」って…
ていうかもう誰もいないし！
シーーーン….
嵐が去った
……誰もほめてくれない
わー
わー
若月よくやった！
命を救ったぞー
勇者だー
イメージ

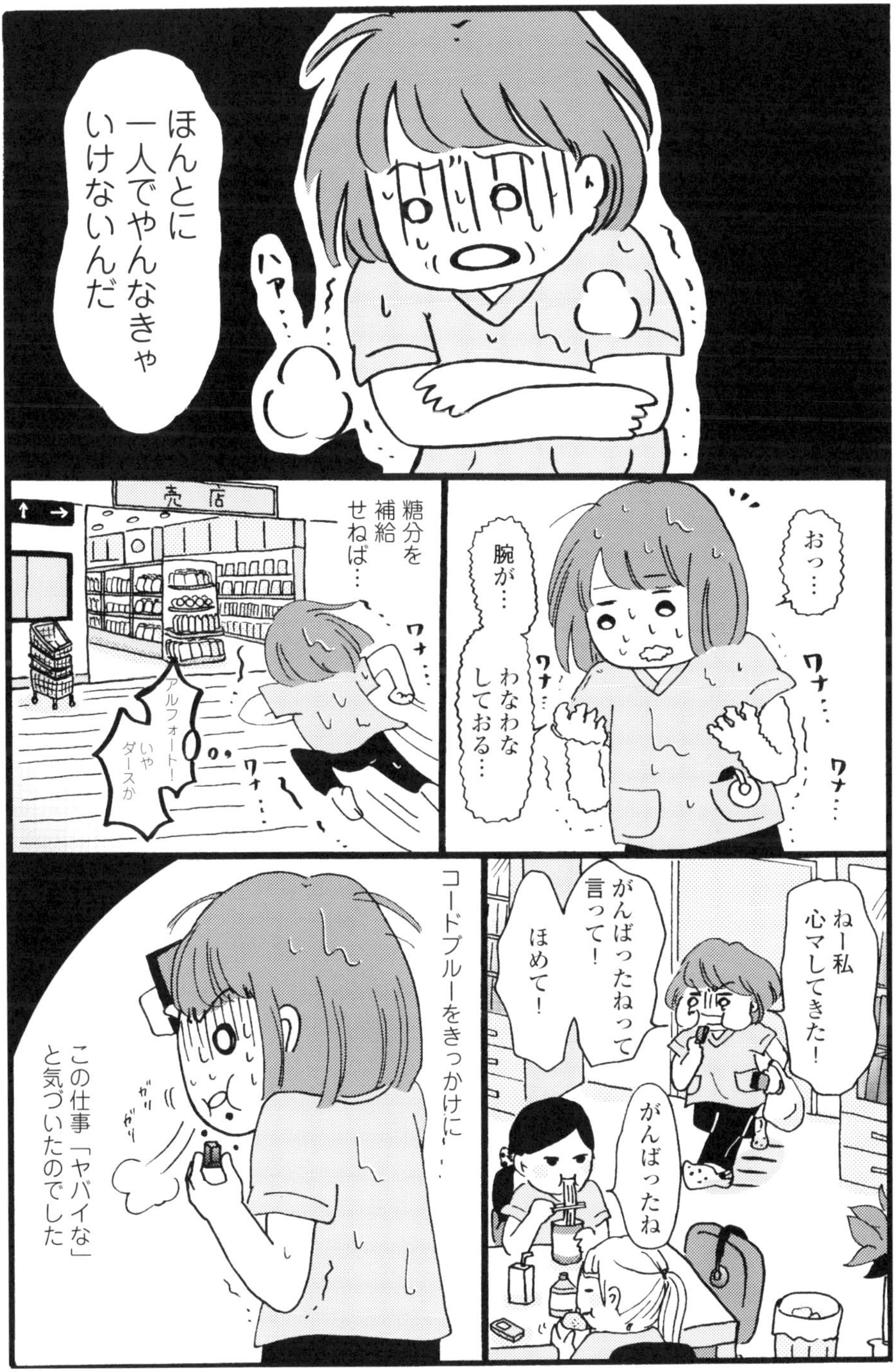
ほんとに
一人でやんなきゃ
いけないんだ
ハア…
おっ…
腕が…
わなわなしておる…
ワナ…
ワナ…
ワナ…
糖分を補給せねば…
売店
ワナ…
アルフォート！
いやダースか
ワナ…
ねー私
心マしてきた！
がんばったねって
言って！
ほめて！
がんばったね
コードブルーをきっかけに
この仕事「ヤバイな」
と気づいたのでした
ガリ
ガリ

〈初めての手術〉

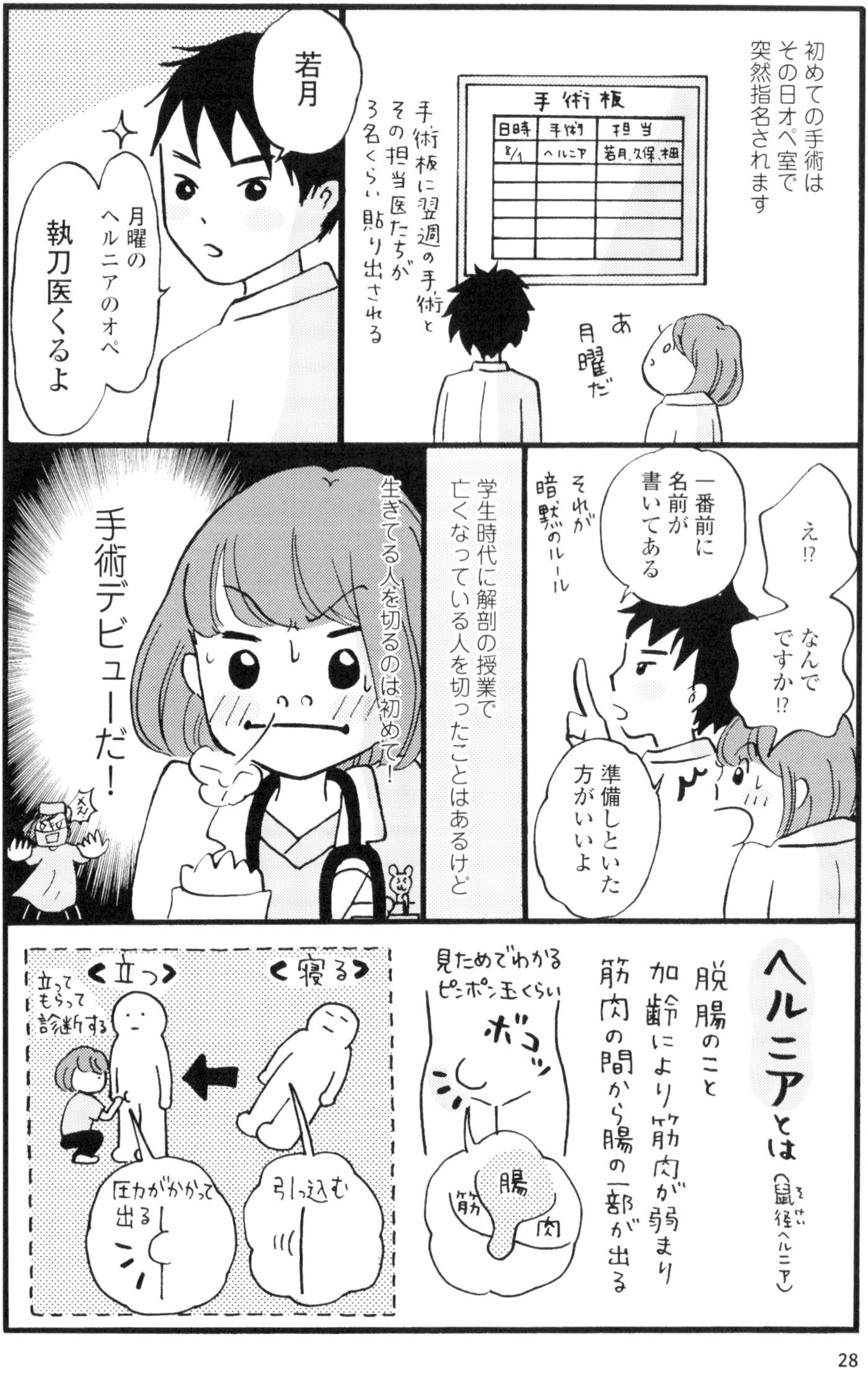
初めての手術はその日オペ室で突然指名されます
手術板
日時 手術 担当
8/1 ヘルニア 若月,久保,畑
手術板に翌週の手術とその担当医たちが3名くらい貼り出される
あ 月曜だ
若月
月曜のヘルニアのオペ 執刀医くるよ
え!? なんですか!?
一番前に名前が書いてある
それが暗黙のルール
準備しといた方がいいよ
学生時代に解剖の授業で亡くなっている人を切ったことはあるけど
生きてる人を切るのは初めて!
手術デビューだ!
メス!
ヘルニアとは（鼠《そ》径《けい》ヘルニア）
脱腸のこと
加齢により筋肉が弱まり筋肉の間から腸の一部が出る
見ためでわかるピンポン玉くらい
ボコッ
腸
筋
肉
〈寝る〉
引っ込む
〈立つ〉
立ってもらって診断する
圧力がかかって出る

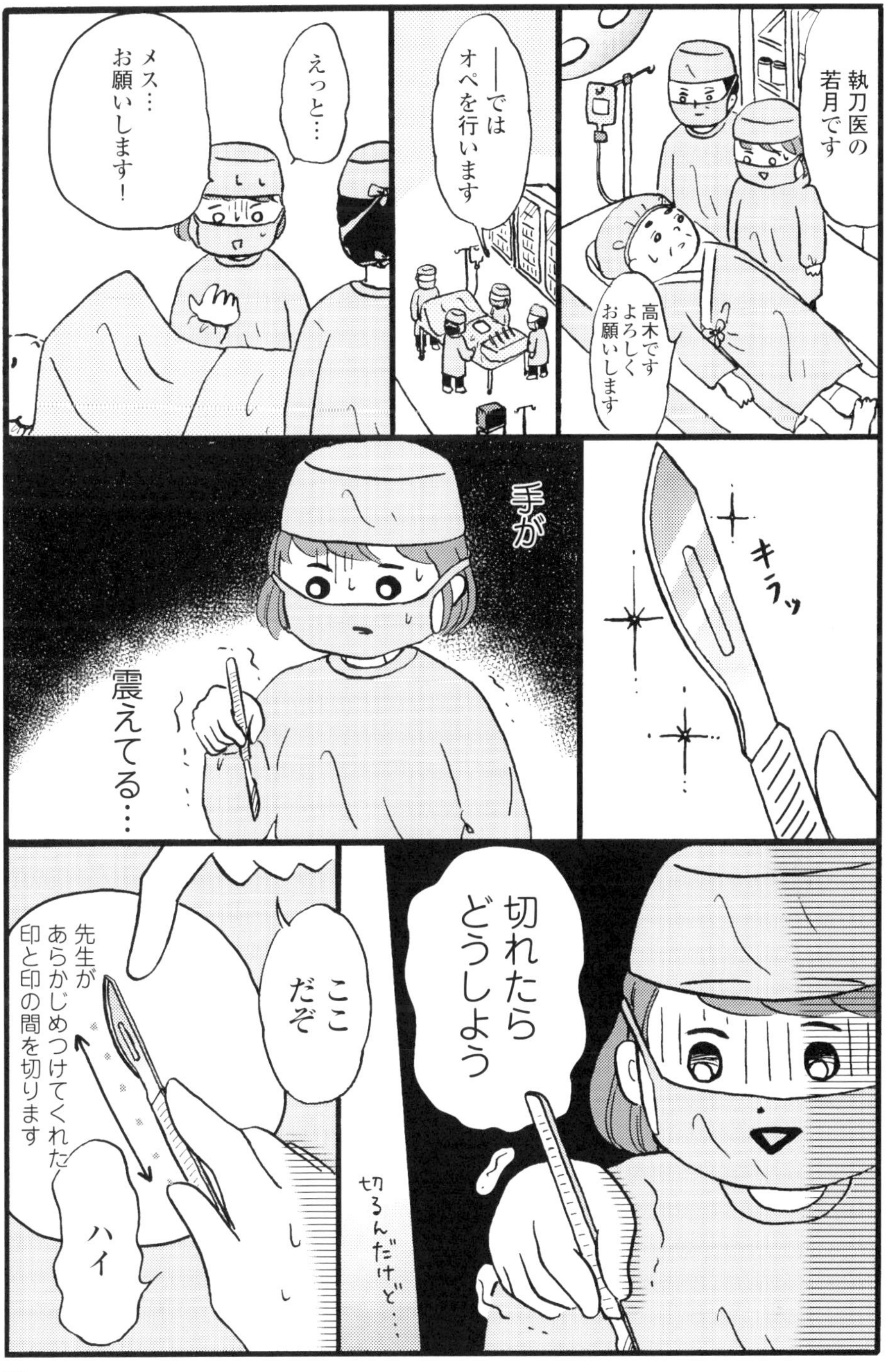
執刀医の若月です
高木です よろしくお願いします
——では オペを行います
えっと…
メス… お願いします！
キラッ
手が
震えてる…
切れたら どうしよう
切るんだけど…
ここ だぞ
ハイ
先生があらかじめつけてくれた印と印の間を切ります

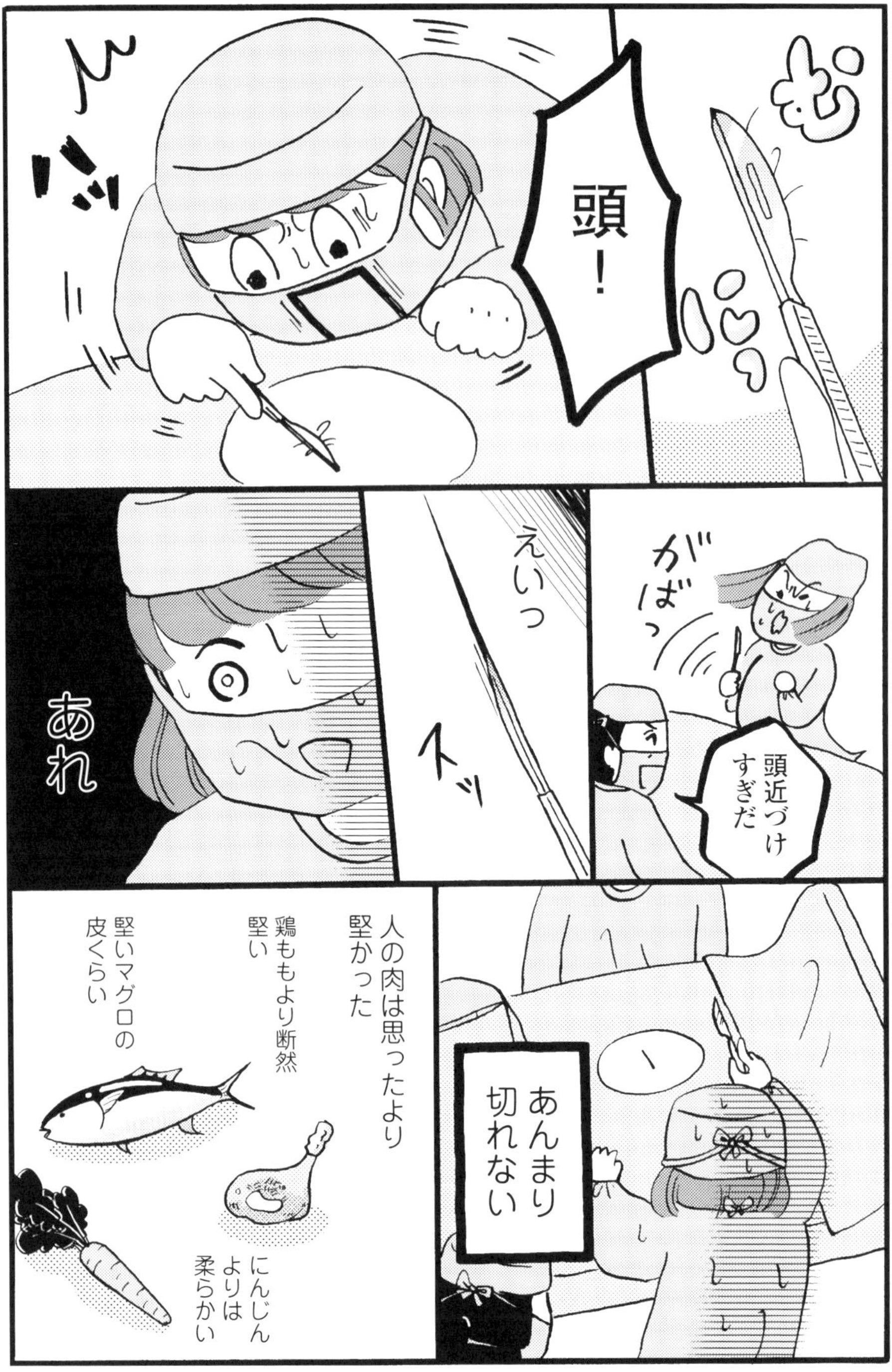
む
頭！
ん
ハッ
がばっ
頭近づけすぎだ
えいっ
スッ
あれ
あんまり切れない
人の肉は思ったより堅かった
鶏ももより断然堅い
堅いマグロの皮くらい
にんじんよりは柔らかい

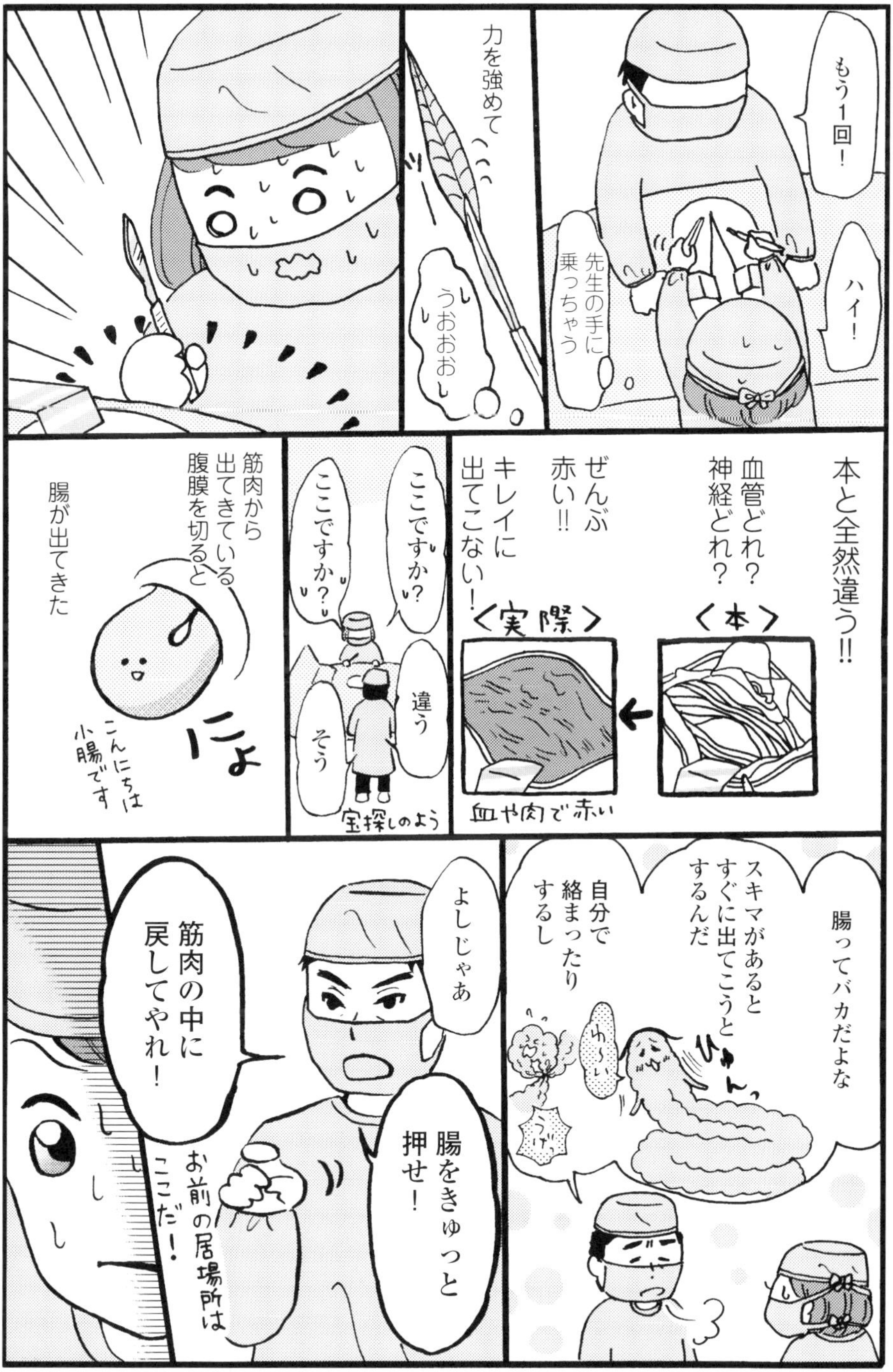
もう1回！
ハイ！
先生の手に乗っちゃう
力を強めて
うおおお
本と全然違う!!
血管どれ？神経どれ？
ぜんぶ赤い!!
キレイに出てこない！
〈本〉
〈実際〉
血や肉で赤い
ここですか？
ここですか？
違う
そう
宝探しのよう
筋肉から出てきている腹膜を切ると
腸が出てきた
にょ
こんにちは小腸です
腸ってバカだよな
スキマがあるとすぐに出てこうとするんだ
自分で絡まったりするし
よしじゃあ
筋肉の中に戻してやれ！
腸をきゅっと押せ！
お前の居場所はここだ！

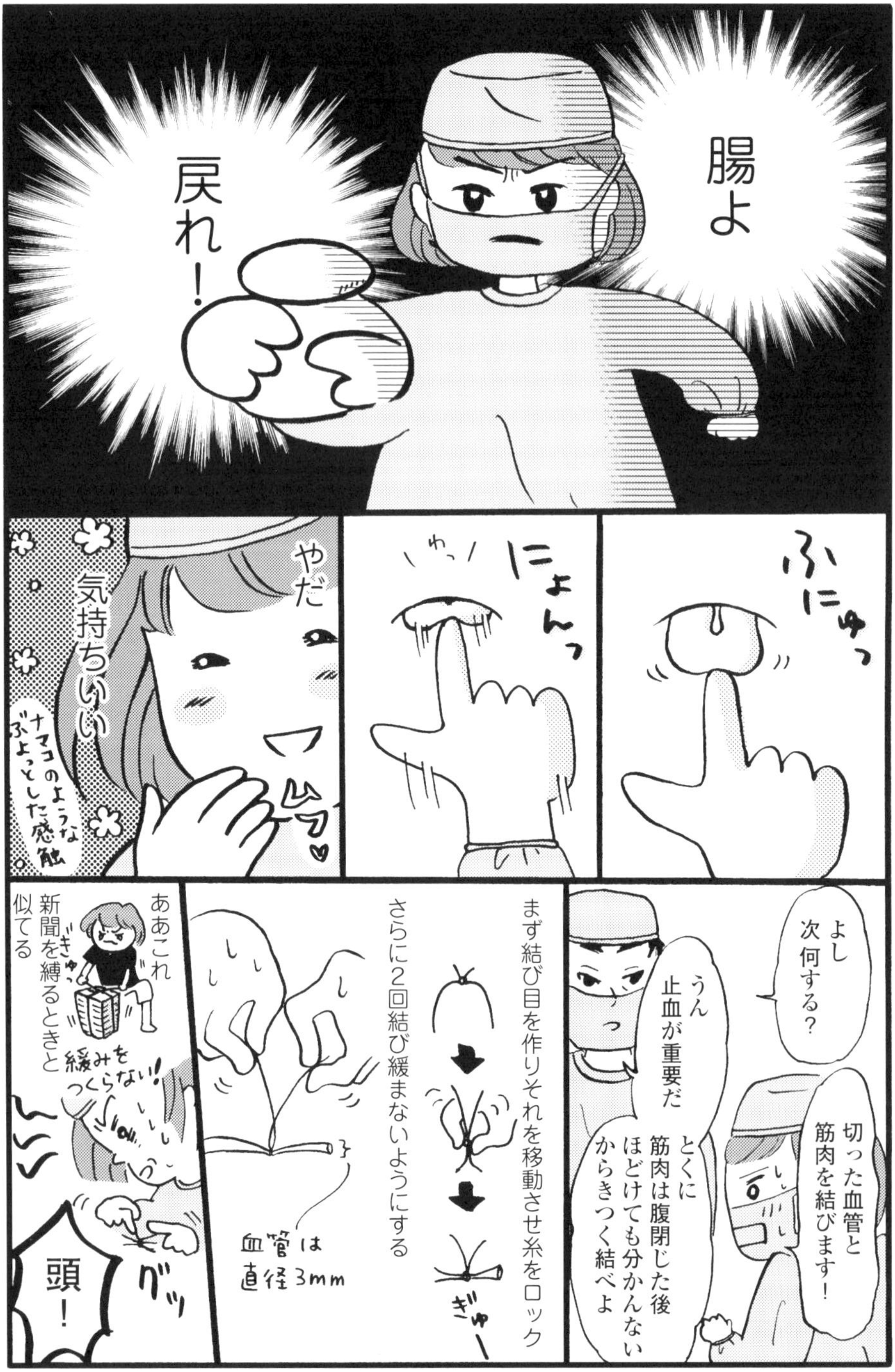
腸よ
戻れ！
ふにゅっ
わっ
にょんっ
やだ
気持ちいい
ムフ
ナマコのようなぶよっとした感触
よし
次何する？
うん
止血が重要だ
とくに
筋肉は腹閉じた後
ほどけても分かんない
からきつく結べよ
切った血管と
筋肉を結びます！
まず結び目を作りそれを移動させ糸をロック
ぎゅー
さらに2回結び緩まないようにする
血管は
直径3mm
ああこれ
新聞を縛るときと
似てる
ぎゅっ
緩みを
つくらない！！
グッ
頭！

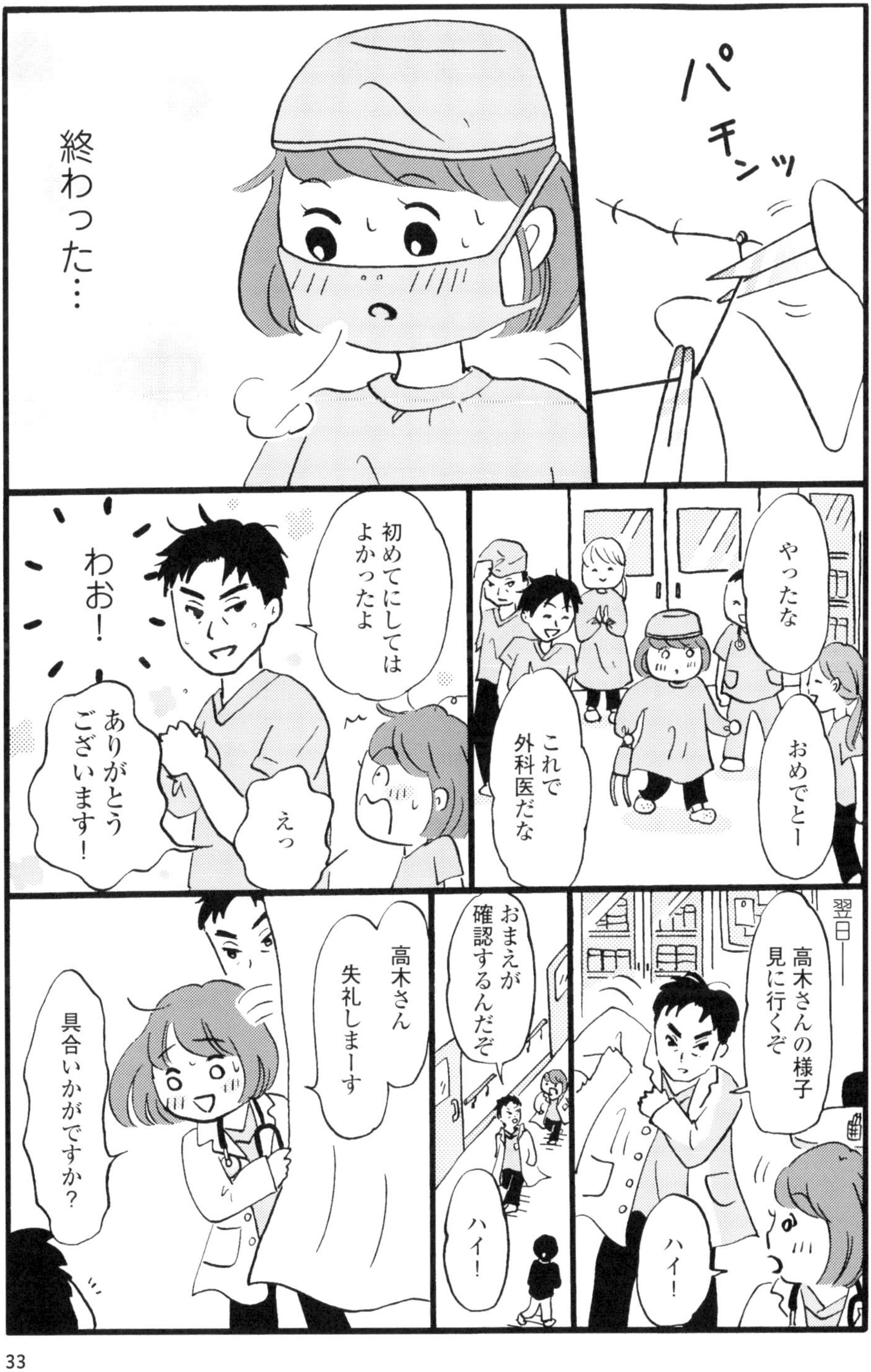
パチンッ
終わった…
やったな
おめでとー
これで外科医だな
初めてにしてはよかったよ
わお！
えっ
ありがとうございます！
翌日——
高木さんの様子見に行くぞ
ハイ！
おまえが確認するんだぞ
ハイ！
高木さん失礼しまーす
具合いかがですか？

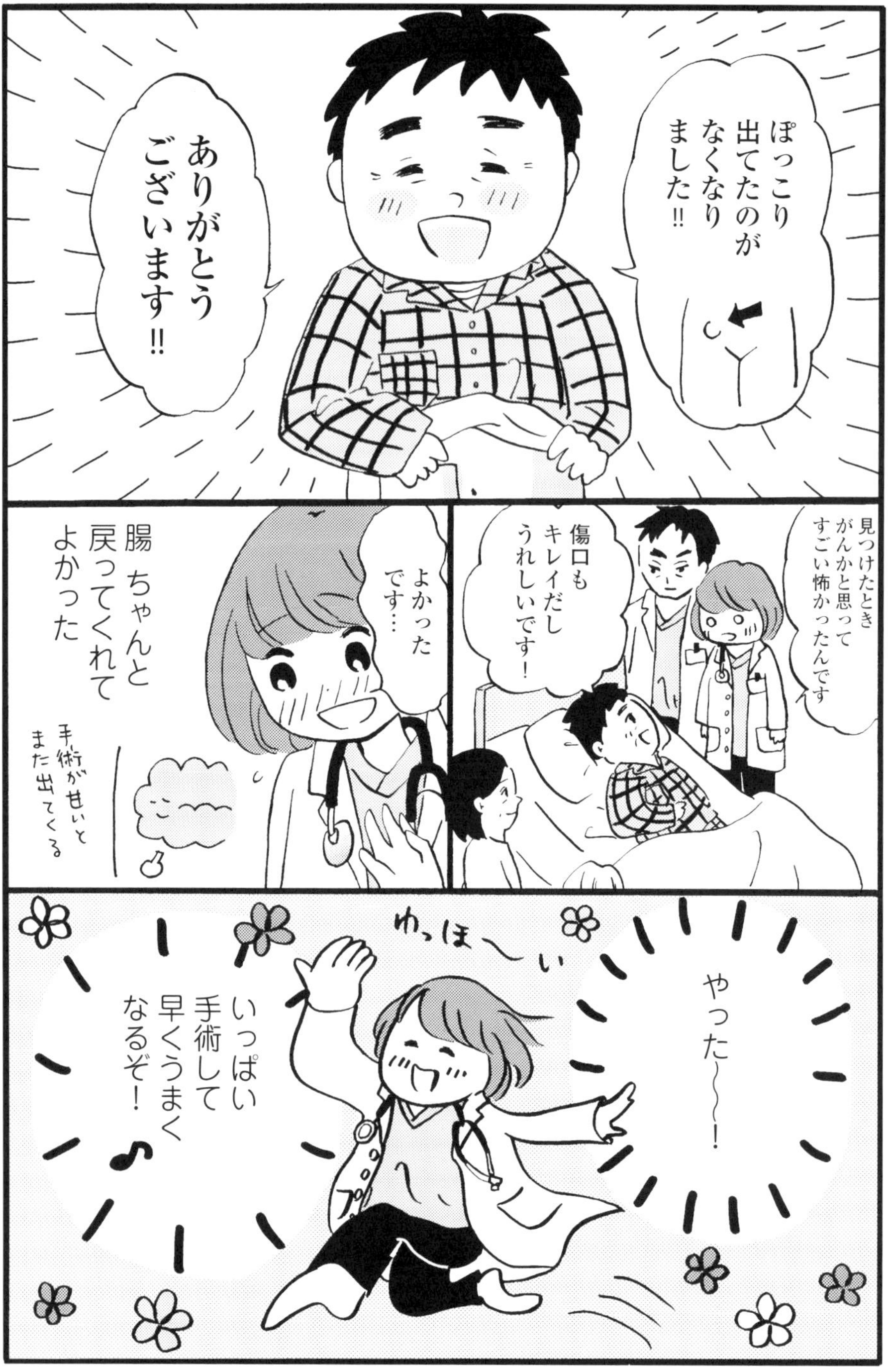
ぽっこり出てたのがなくなりました!!
ありがとうございます!!
見つけたときがんかと思ってすごい怖かったんです
傷口もキレイだしうれしいです!
よかったです…
腸ちゃんと戻ってくれてよかった
手術が甘いとまた出てくる
ゆっほ〜い
やった〜〜!
いっぱい手術して早くうまくなるぞ!♪

〈カリスマ先生との出会い〉

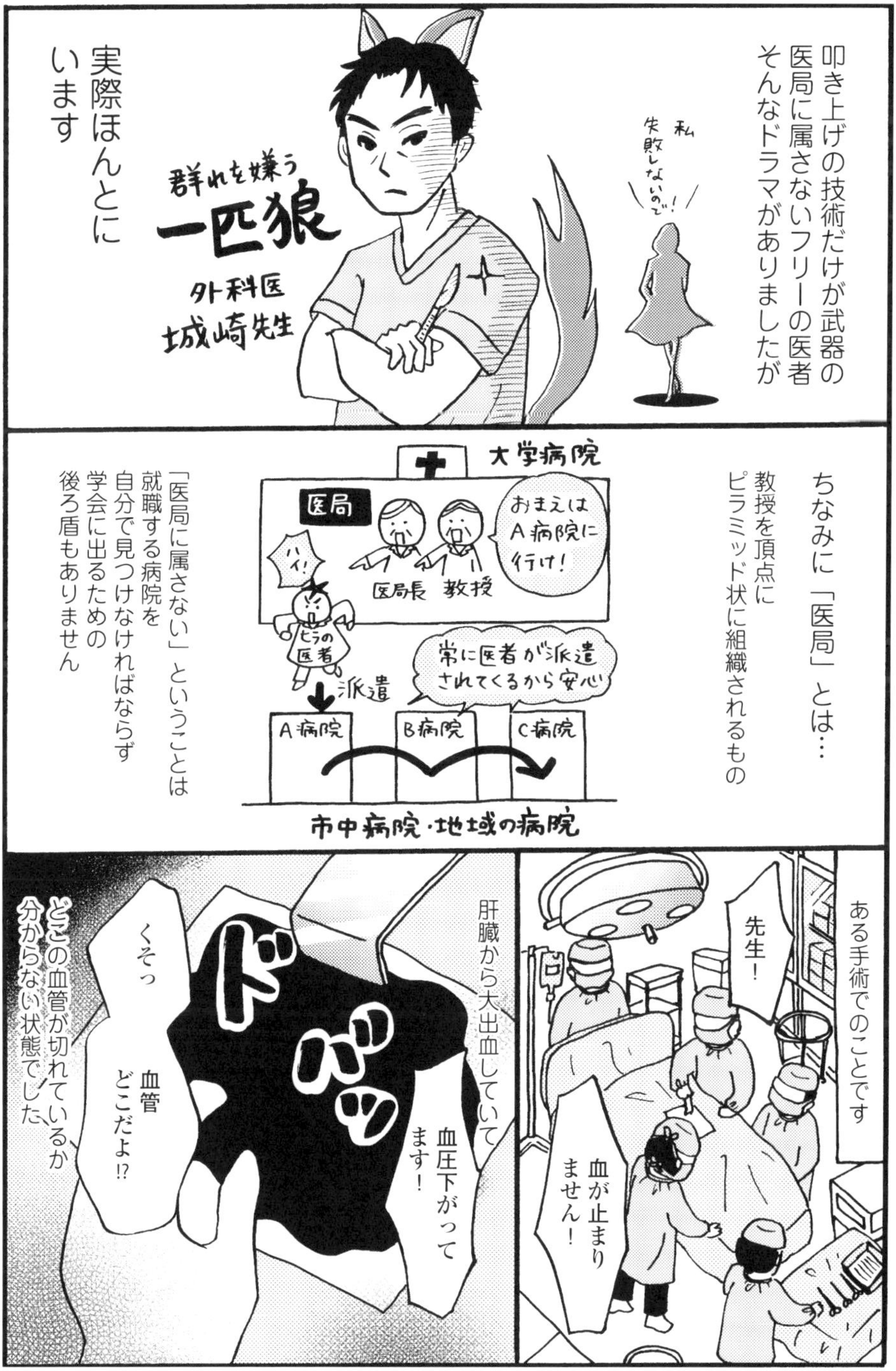
叩き上げの技術だけが武器の
医局に属さないフリーの医者
そんなドラマがありましたが
私
失敗しないので！
群れを嫌う
一匹狼
外科医
城崎先生
実際ほんとに
います
ちなみに「医局」とは…
教授を頂点に
ピラミッド状に組織されるもの
大学病院
医局
おまえは
A病院に
行け！
医局長
教授
ハイ！
ヒラの
医者
常に医者が派遣
されてくるから安心
派遣
A病院
B病院
C病院
市中病院・地域の病院
「医局に属さない」ということは
就職する病院を
自分で見つけなければならず
学会に出るための
後ろ盾もありません
ある手術でのことです
先生！
血が止まり
ません！
肝臓から大出血していて
血圧下がって
ます！
ドバッ
くそっ
血管
どこだよ⁉
どこの血管が切れているか
分からない状態でした

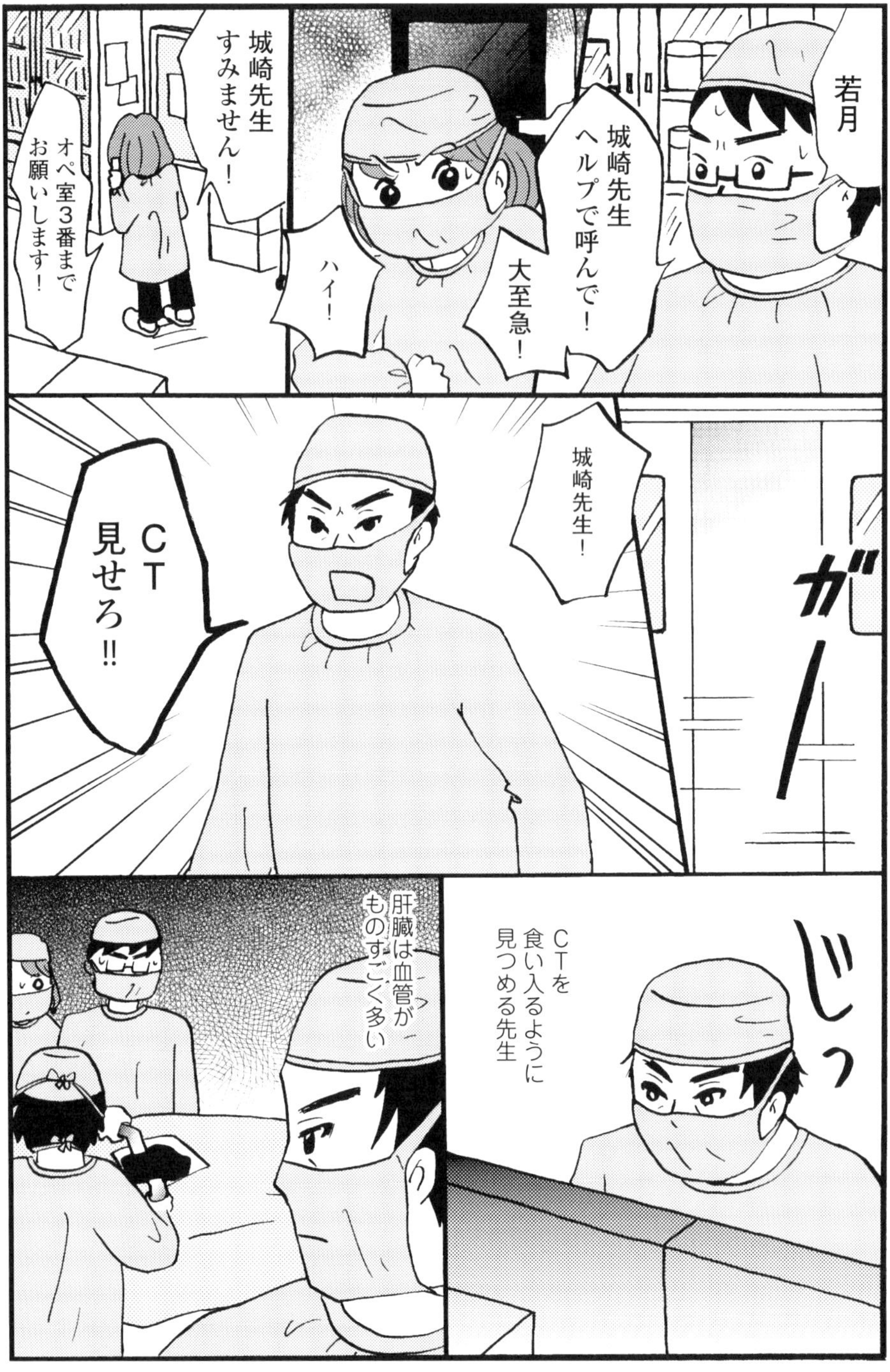
若月
城崎先生
ヘルプで呼んで!
大至急!
ハイ!
城崎先生
すみません!
オペ室3番まで
お願いします!
ガー
城崎先生!
CT
見せろ!!
じっ
CTを
食い入るように
見つめる先生
肝臓は血管が
ものすごく多い

スッ
ここだろ！
ぎゅ

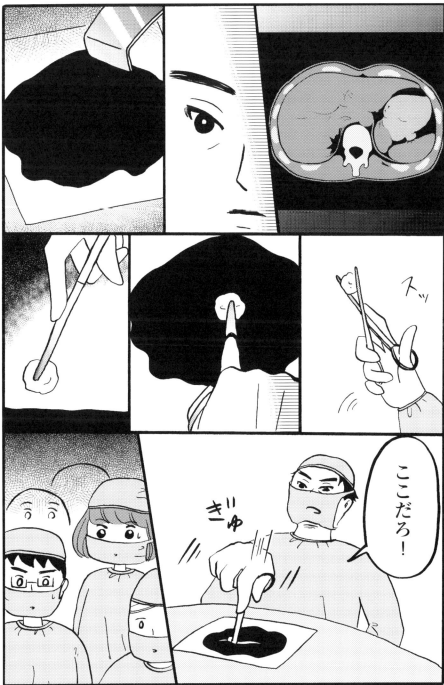

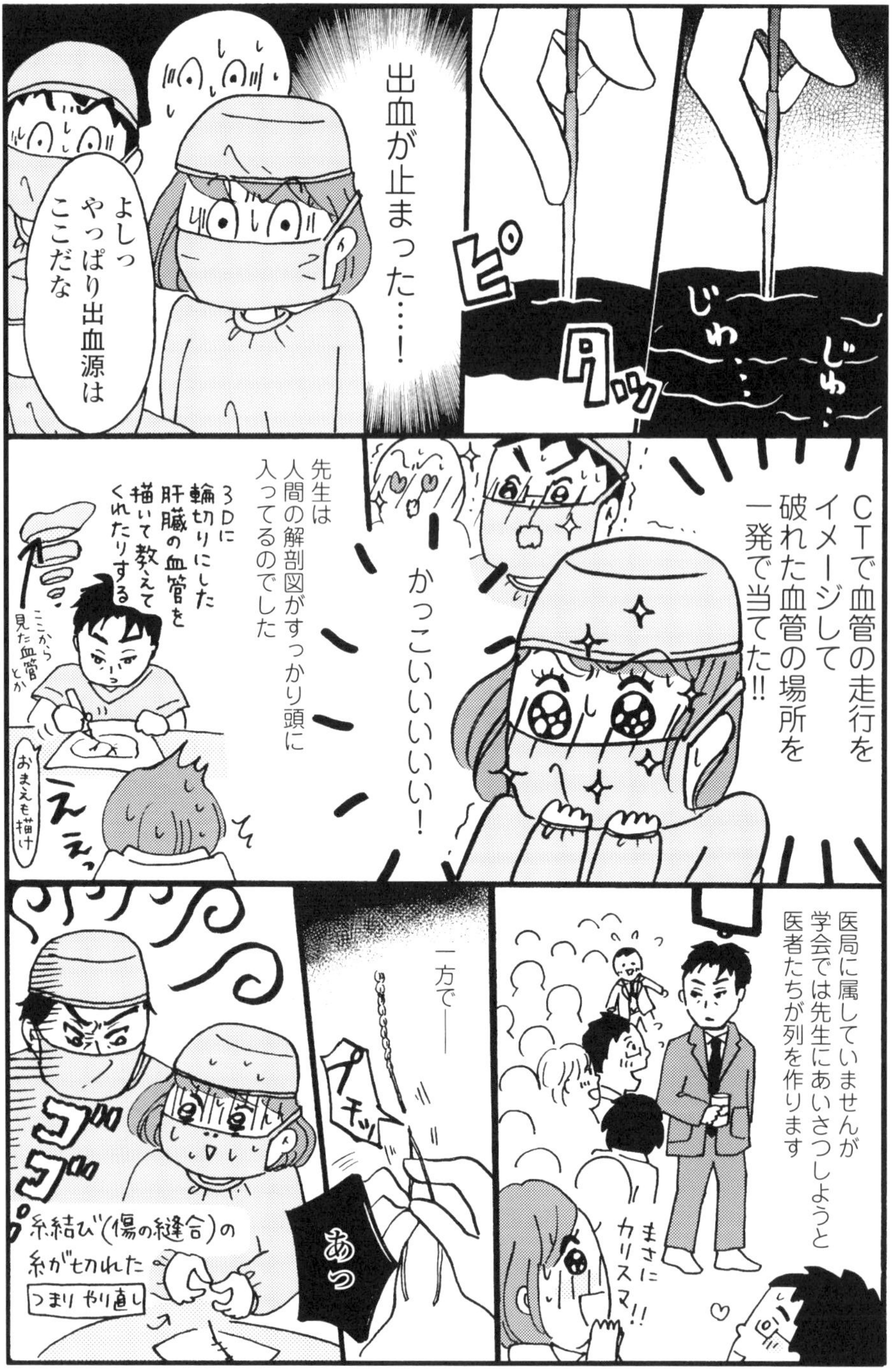
ピクッ
じわ…
じわ…
出血が止まった…！
よしっ
やっぱり出血源は
ここだな
CTで血管の走行を
イメージして
破れた血管の場所を
一発で当てた!!
かっこいいいいいい！
先生は
人間の解剖図がすっかり頭に
入ってるのでした
3Dに
輪切りにした
肝臓の血管を
描いて教えて
くれたりする
ここから
見た血管
とか
おまえも描け
えええっ
医局に属していませんが
学会では先生にあいさつしようと
医者たちが列を作ります
まさに
カリスマ!!
一方で――
プチッ
あっ
ゴゴゴ
糸結び(傷の縫合)の
糸が切れた
つまりやり直し

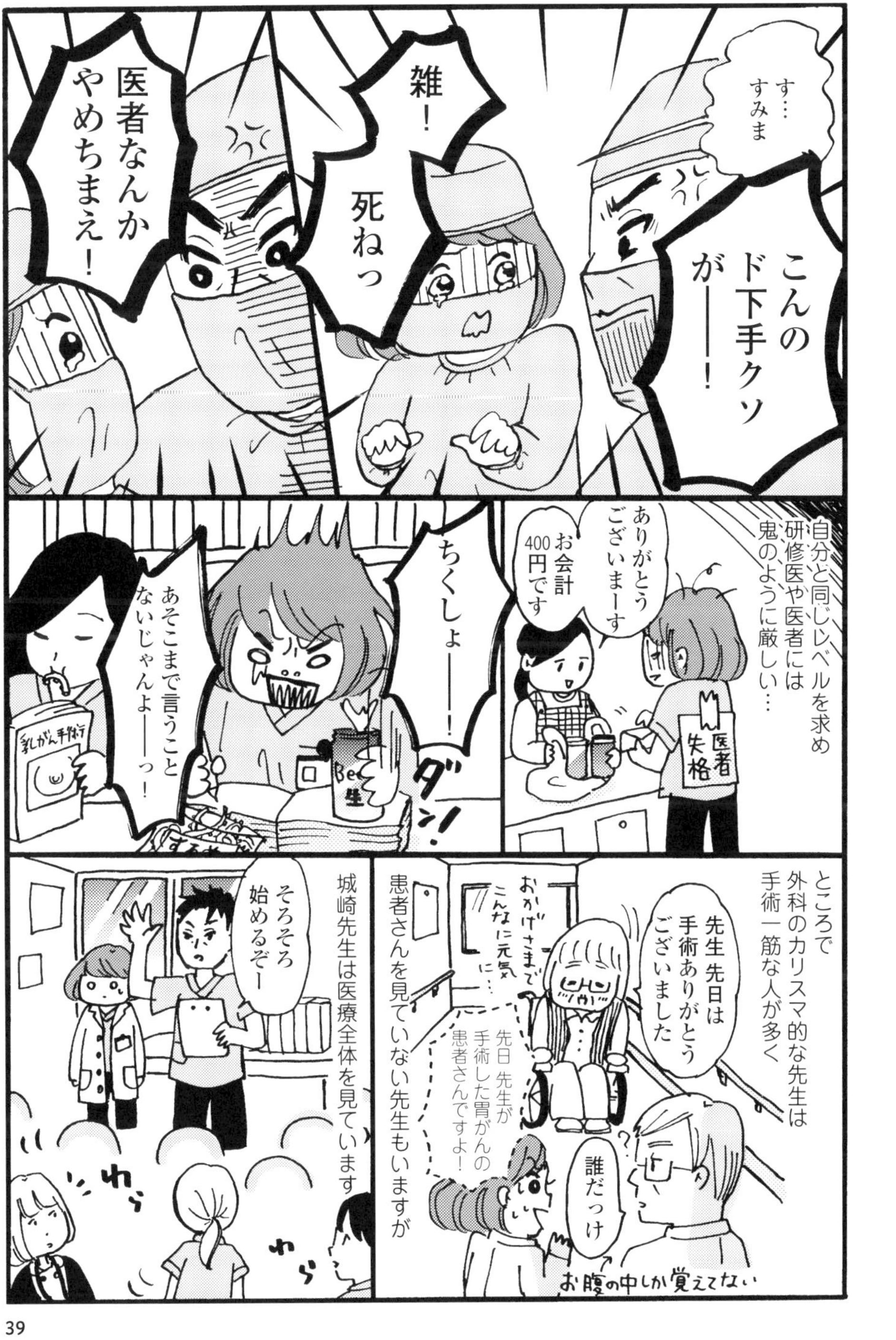
こんのド下手クソがーーー！
す…すみま
雑！
死ねっ
医者なんかやめちまえ！
自分と同じレベルを求め研修医や医者には鬼のように厳しい…
ありがとうございまーす
お会計400円です
医者失格
ちくしょーーー！
ダン！
あそこまで言うことないじゃんよーーっ！
乳がん手術
ところで外科のカリスマ的な先生は手術一筋な人が多く
先生先日は手術ありがとうございました
おかげさまでこんなに元気に…
先日先生が手術した胃がんの患者さんですよ！
誰だっけ
お腹の中しか覚えてない
患者さんを見ていない先生もいますが
城崎先生は医療全体を見ています
そろそろ始めるぞー
わら
わら

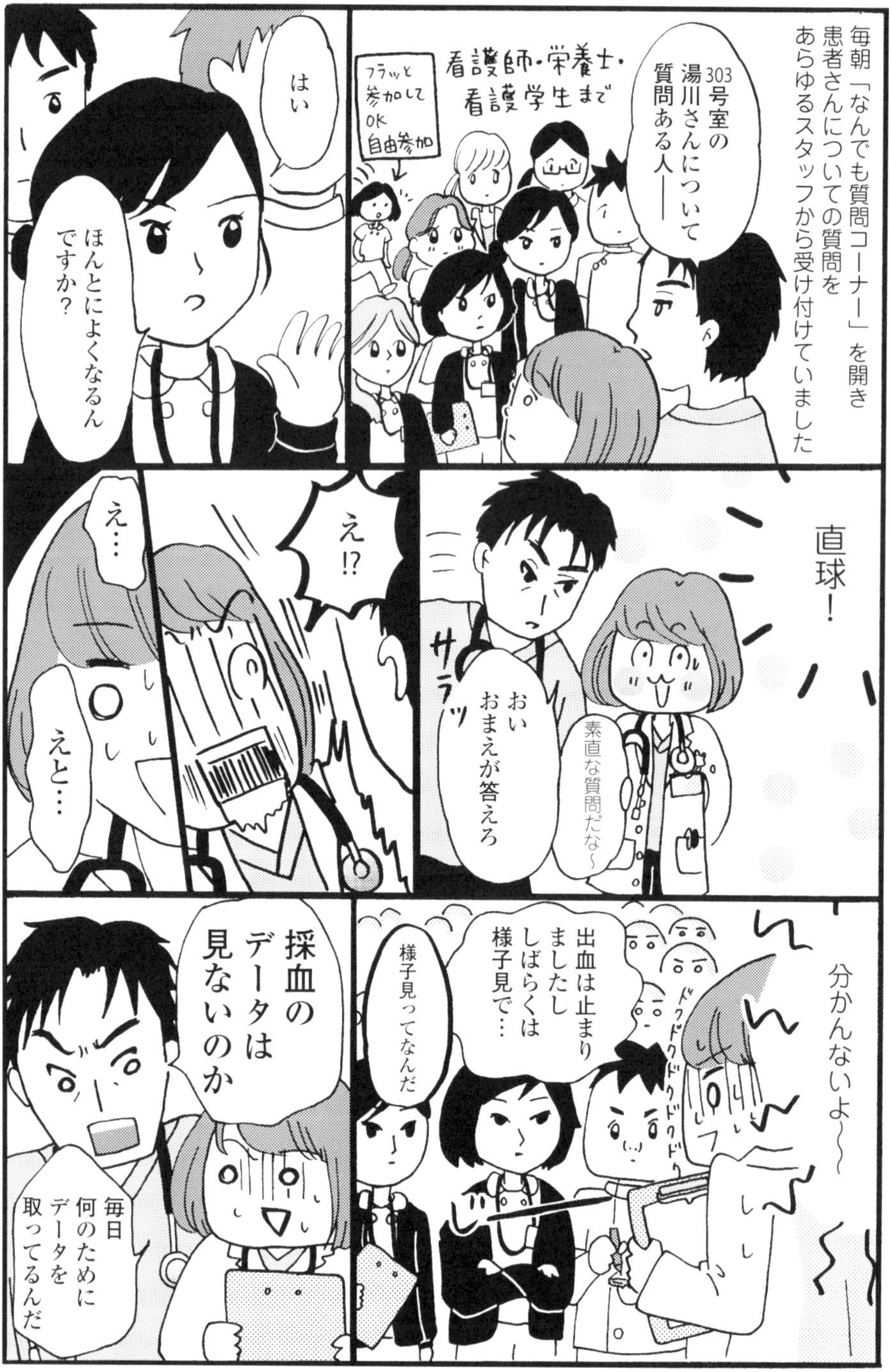

毎朝「なんでも質問コーナー」を開き
患者さんについての質問を
あらゆるスタッフから受け付けていました
303号室の湯川さんについて質問ある人――
看護師・栄養士・看護学生まで
フラッと参加してOK 自由参加
はい
ほんとによくなるんですか？
直球！
素直な質問だな～
おい おまえが答えろ
サラッ
え⁉
え…
えと…
分かんないよ～～
出血は止まりましたししばらくは様子見で…
様子見ってなんだ
採血のデータは見ないのか
毎日何のためにデータを取ってるんだ

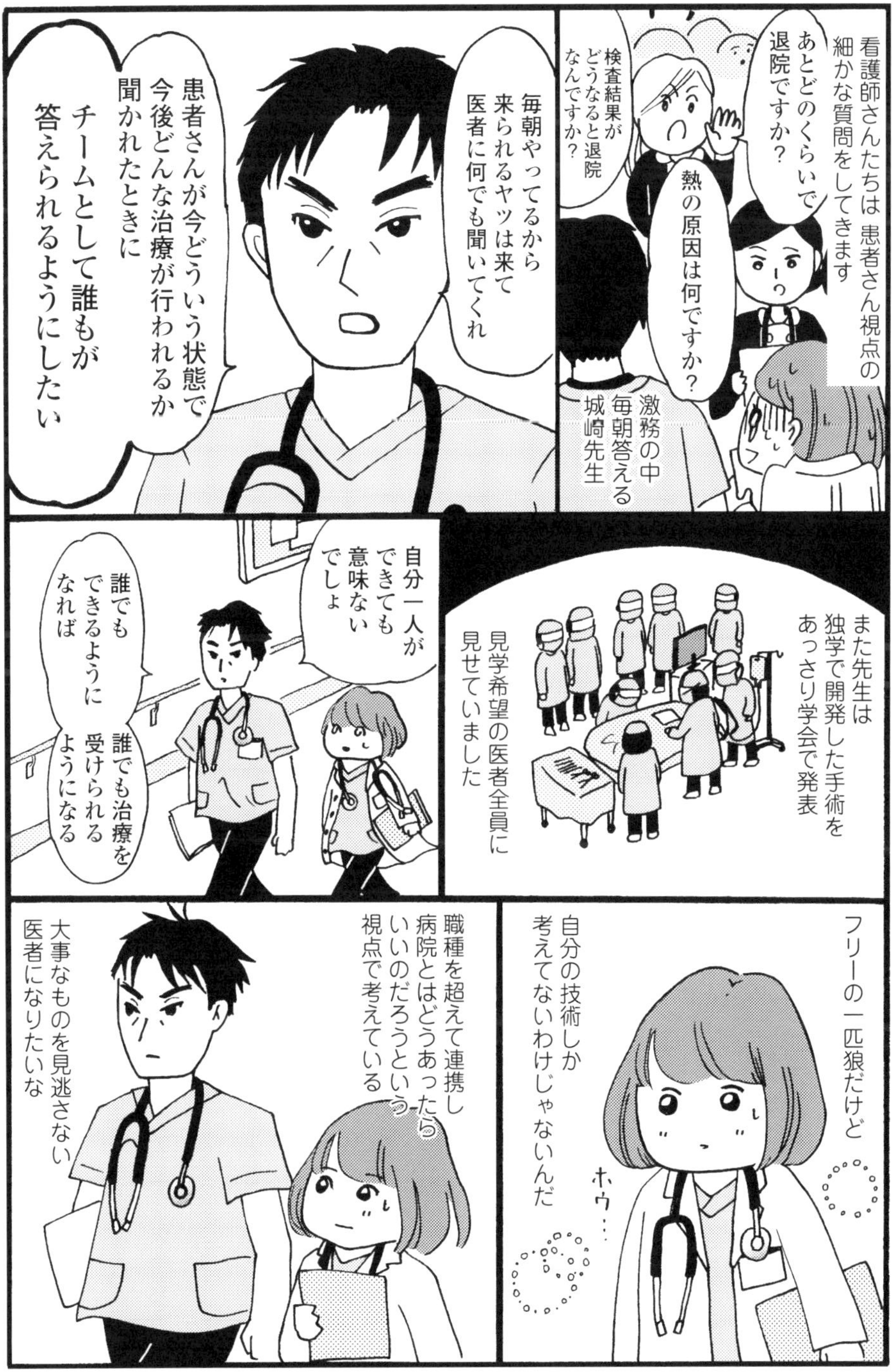
看護師さんたちは 患者さん視点の細かな質問をしてきます
あとどのくらいで退院ですか？
検査結果がどうなると退院なんですか？
熱の原因は何ですか？
激務の中毎朝答える城崎先生
毎朝やってるから来られるヤツは来て医者に何でも聞いてくれ
患者さんが今どういう状態で今後どんな治療が行われるか聞かれたときに
チームとして誰もが答えられるようにしたい
また先生は独学で開発した手術をあっさり学会で発表
見学希望の医者全員に見せていました
自分一人ができても意味ないでしょ
誰でもできるようになれば
誰でも治療を受けられるようになる
フリーの一匹狼だけど
自分の技術しか考えてないわけじゃないんだ
ホウ…
職種を超えて連携し病院とはどうあったらいいのだろうという視点で考えている
大事なものを見逃さない医者になりたいな

腐 女医・さーたりさんに聞いてみた！

アメブロで大人気！
ブログ「腐女医が行く!!〜外科医でママで、こっそりオタク〜」の
著者であるさーたりさんに、女子研修医の生活や
女性のお医者さんのあれこれについて聞いてみました！

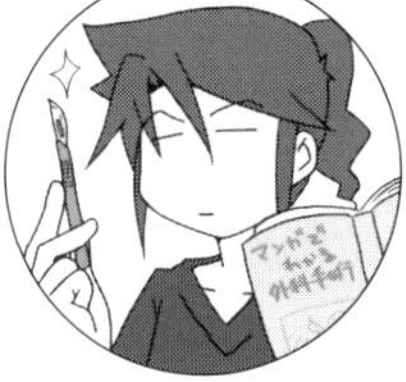

研修医時代編

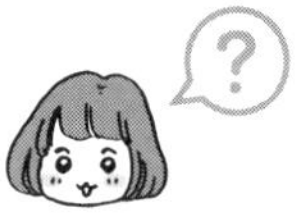

Q.研修医時代は何を食べていましたか？

A.朝はおにぎり、昼は食べられるときは職員食堂でがっつり定食を、夜は主にお酒と肉でした。

Q.研修医時代にきつかった、うれしかった思い出は。

A.外部の病院へ研修に出たとき、ICU（集中治療室）の患者さん6人全員が自分の担当で、全員が挿管されて呼吸器管理されている状態の中、一緒に組んでいた上の医師が「あとは適当によろしく」と夏休みに入ってしまった1週間がきつかったです。うれしかったことは、がんで食事が取れなかった患者さんが、ご飯を食べられるようになって笑顔になるのを見たことです。

Q.研修医時代の一日のタイムスケジュールはどんなものでしたか？

A.朝7時半〜8時に病院へ行き、採血・点滴などの研修医仕事を始めてから病棟回診・検査・手術などをして夜6時頃に夕方の回診、カルテを書いたりして10時頃に仕事を終了し、その後飲みに行っていました。 一番ハードだった心臓外科では朝6時から仕事を始め、ほぼぶっ続けで手術に入り、夜中3時の採血をしてから寝る（もしくは飲みに行く）のを月〜金続け、土曜は夜7時くらいに開放されて帰宅する生活をしていました。病院に泊まることもありました。

Q.研修医時代の休日の過ごし方は？

A.ほぼ毎日出勤していたので「早く帰れる平日」の感覚でした。それでも時間を見つけて洋服を買いに行ったり、ちょっとおいしいお店へ食事に行ったりしていました。

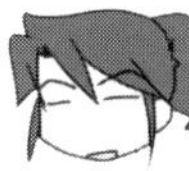

忙しい中での工夫編

Q.仕事中のおしゃれは何かしてますか?

A.ピアスは開けていないので小さめの好きなネックレスをしています。シュシュは大きくて邪魔になるので小くてかわいい飾りのあるゴムで結んだり、時間があるときはまとめ髪にしたりです。 あとは白衣の中に着るスクラブをきれいな色のものにしたりですね。

Q.自分の時間を作るために工夫していること、時間管理術はありますか?

A.「何時までにこれを終わらせる」と決めたり、面倒な仕事ほど先に終わらせたりしています。時間管理ができない仕事ばかりなので、書類作成やカルテ書きなど自分のペースでできる仕事は隙間時間にやっています。

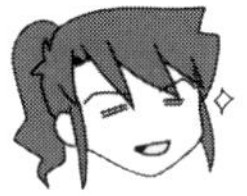

Q.落ち込んだときどうしていますか?

A.同期や医局の人たちと飲みに行きます。今さらどうしようもないことは引きずらない!

Q.仕事中の癒しは何ですか?

A.病棟ナースの控え室においてあるお菓子、高層の病棟からの眺めです。たまに奮発して院内のコンビニで買うハーゲンダッツ!

さーたり

医学部を卒業後、外科医を志し早数年。
専門は消化器外科、特に肝臓・胆道・膵臓、移植外科。
同期の夫と結婚し出産。現在2人の娘を絶賛子育て中。
『聖闘士星矢』『幽遊白書』『忍たま乱太郎』などを愛好している。
アメブロ公式トップブロガー。

ブログ「腐女医が行く!! ～外科医でママで、こっそりオタク～」 http://ameblo.jp/surgery/
X:@gogofujoy

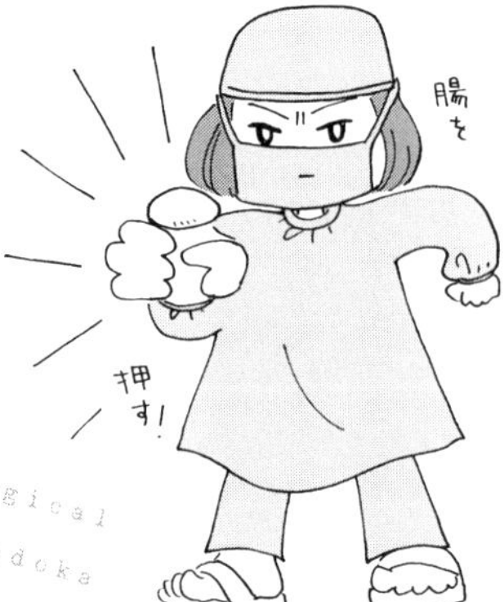

Diary of a Surgical
Resident : Madoka

第二章

女子研修医は見た！

知られざる医者の世界

chapter two

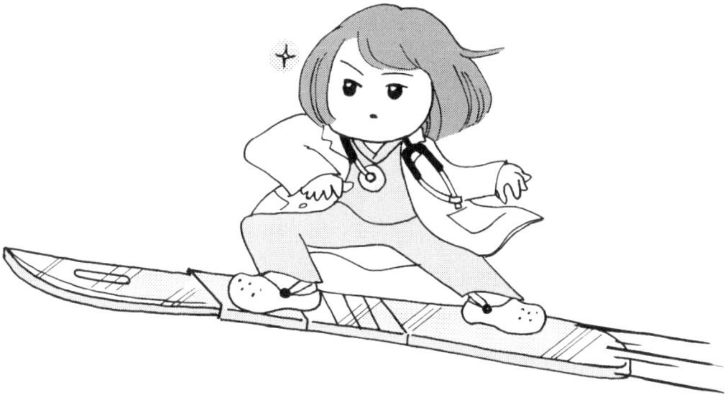

〈未知の領域　玉取り手術〉

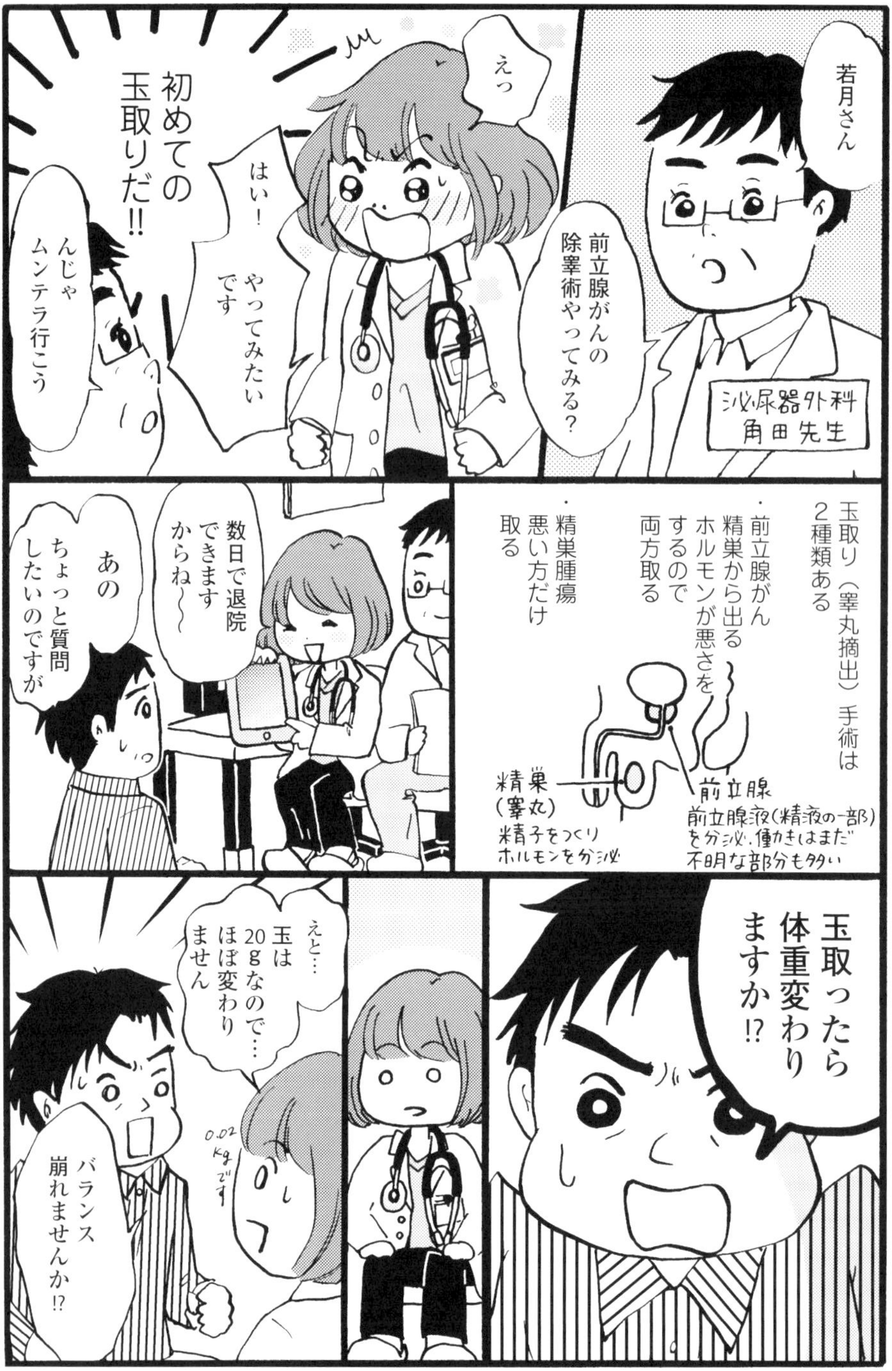
若月さん
前立腺がんの除睾術やってみる?
泌尿器外科
角田先生
えっ
はい!
やってみたいです
初めての玉取りだ!!
んじゃムンテラ行こう
玉取り（睾丸摘出）手術は2種類ある
・前立腺がん
精巣から出るホルモンが悪さをするので両方取る
・精巣腫瘍
悪い方だけ取る
精巣（睾丸）
精子をつくりホルモンを分泌
前立腺
前立腺液（精液の一部）を分泌。働きはまだ不明な部分も多い
数日で退院できますからね〜
あの
ちょっと質問したいのですが
玉取ったら体重変わりますか!?
えと…
玉は20gなので…ほぼ変わりません
0.02kgです
バランス崩れませんか!?

※除睾術…睾丸除去手術のこと

※ムンテラ…患者さんへの病状説明のこと

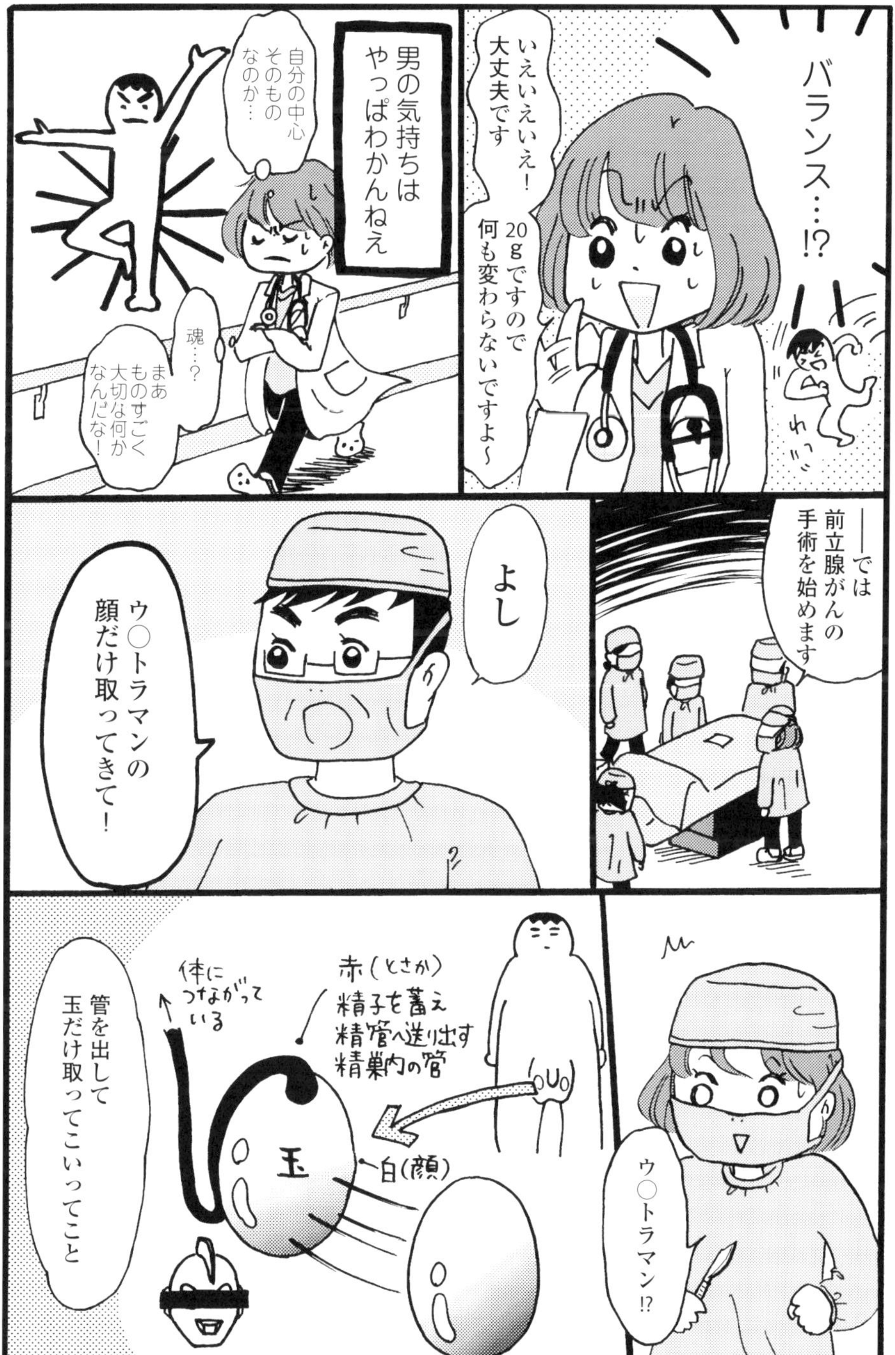
バランス…!?
いえいえいえ！大丈夫です
20gですので何も変わらないですよ〜
男の気持ちはやっぱわかんねえ
自分の中心そのものなのか…
魂…？
まあものすごく大切な何かなんだな！
――では前立腺がんの手術を始めます
よし
ウ○トラマンの顔だけ取ってきて！
ウ○トラマン⁉
管を出して玉だけ取ってこいってこと
体につながっている
赤(とさか)
精子を蓄え精管へ送出す精巣内の管
玉
白(顔)

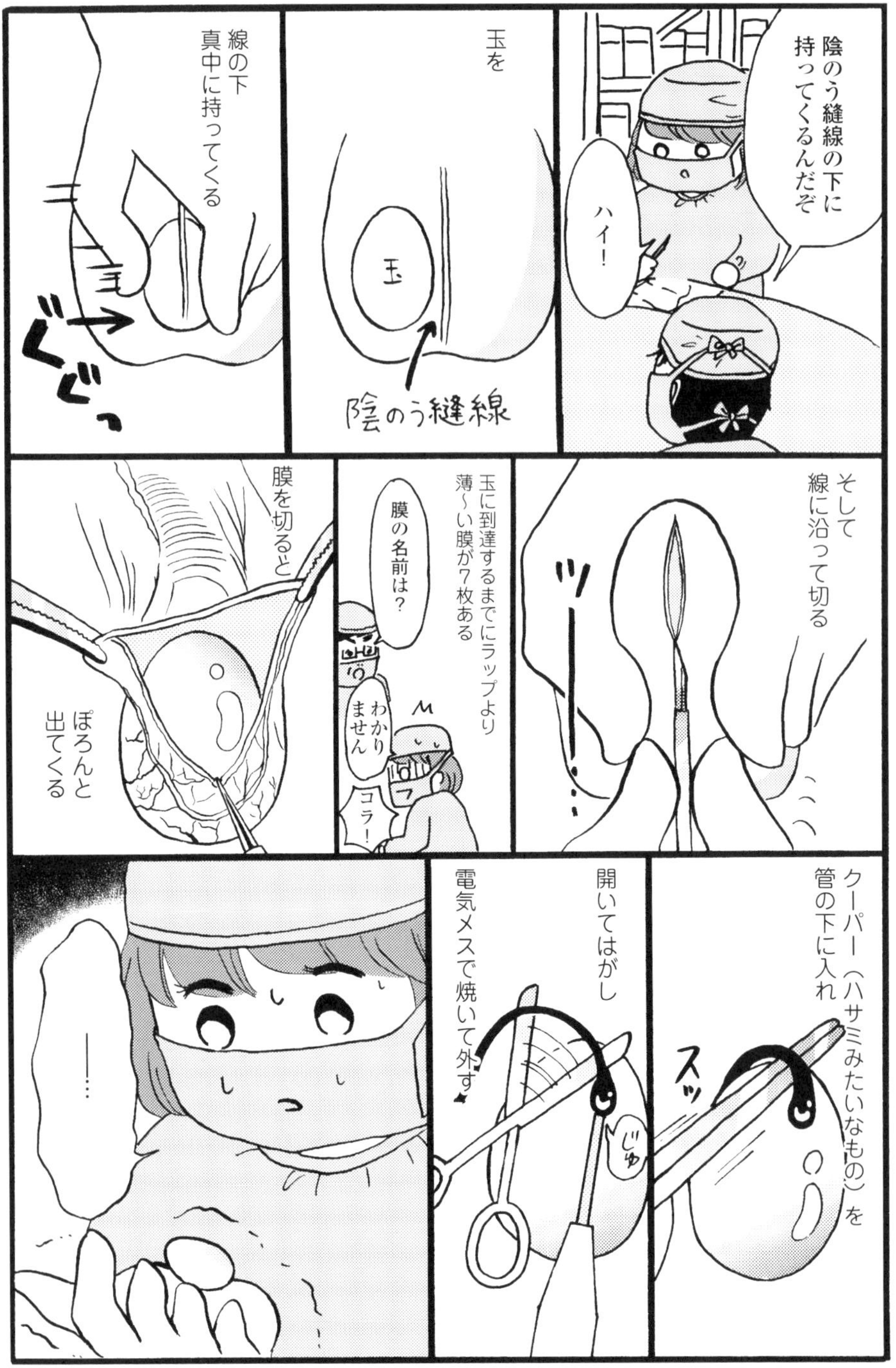

陰のう縫線の下に持ってくるんだぞ
ハイ!
玉を
玉
陰のう縫線
線の下真中に持ってくる
ぐぐっ
そして線に沿って切る
ツー…
玉に到達するまでにラップより薄~い膜が7枚ある
膜の名前は?
わかりません
コラ!
膜を切ると
ぽろんと出てくる
クーパー(ハサミみたいなもの)を管の下に入れ
スッ
開いてはがし
電気メスで焼いて外す
じゅ
―…

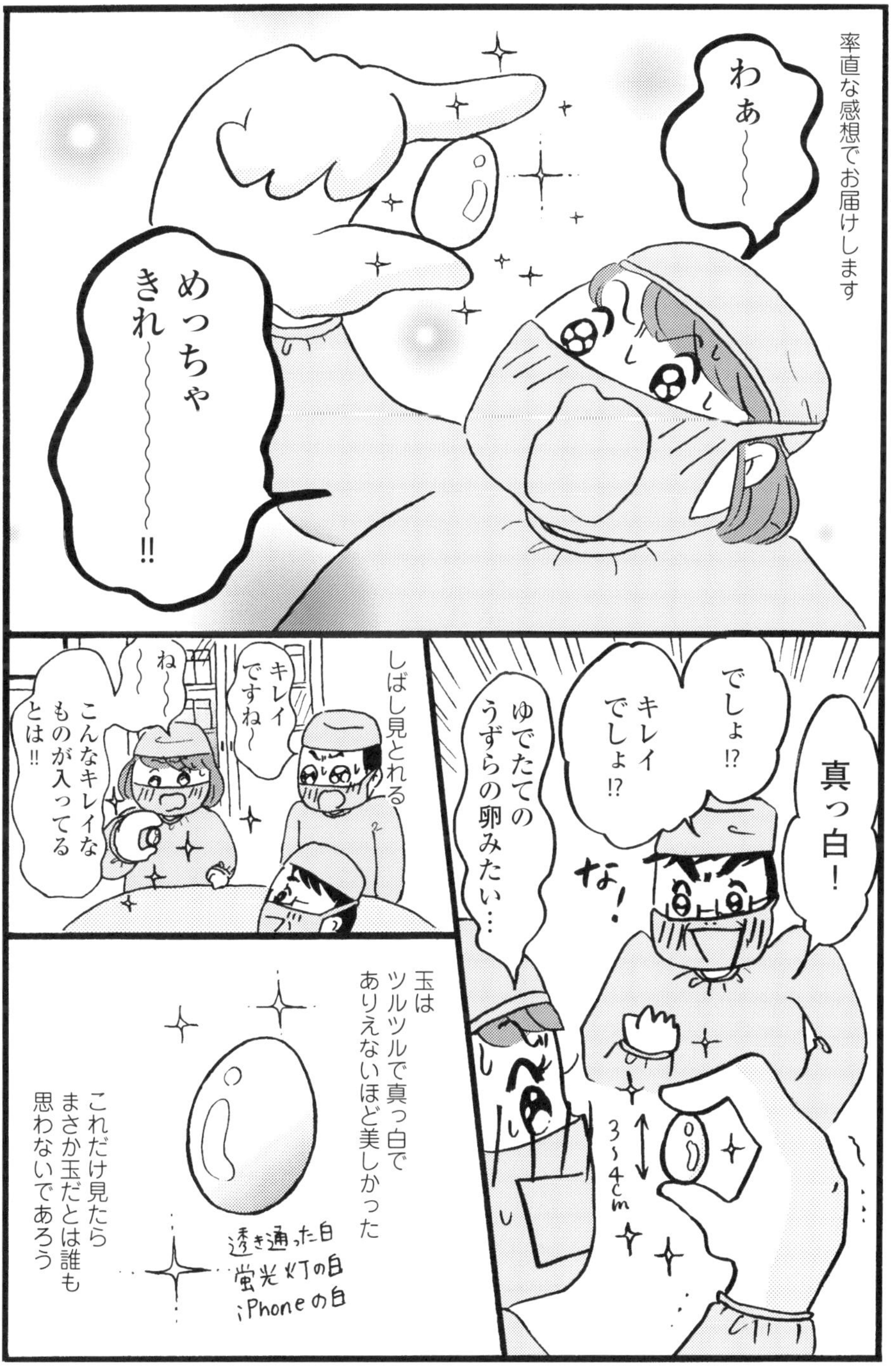
率直な感想でお届けします
わぁ〜〜〜
めっちゃきれ〜〜〜〜〜〜〜〜!!
真っ白！
でしょ!? キレイでしょ!?
ゆでたてのうずらの卵みたい…
な！
3〜4cm
しばし見とれる
キレイですね〜
ね〜〜〜
こんなキレイなものが入ってるとは!!
玉はツルツルで真っ白でありえないほど美しかった
透き通った白
蛍光灯の白
iPhoneの白
これだけ見たらまさか玉だとは誰も思わないであろう

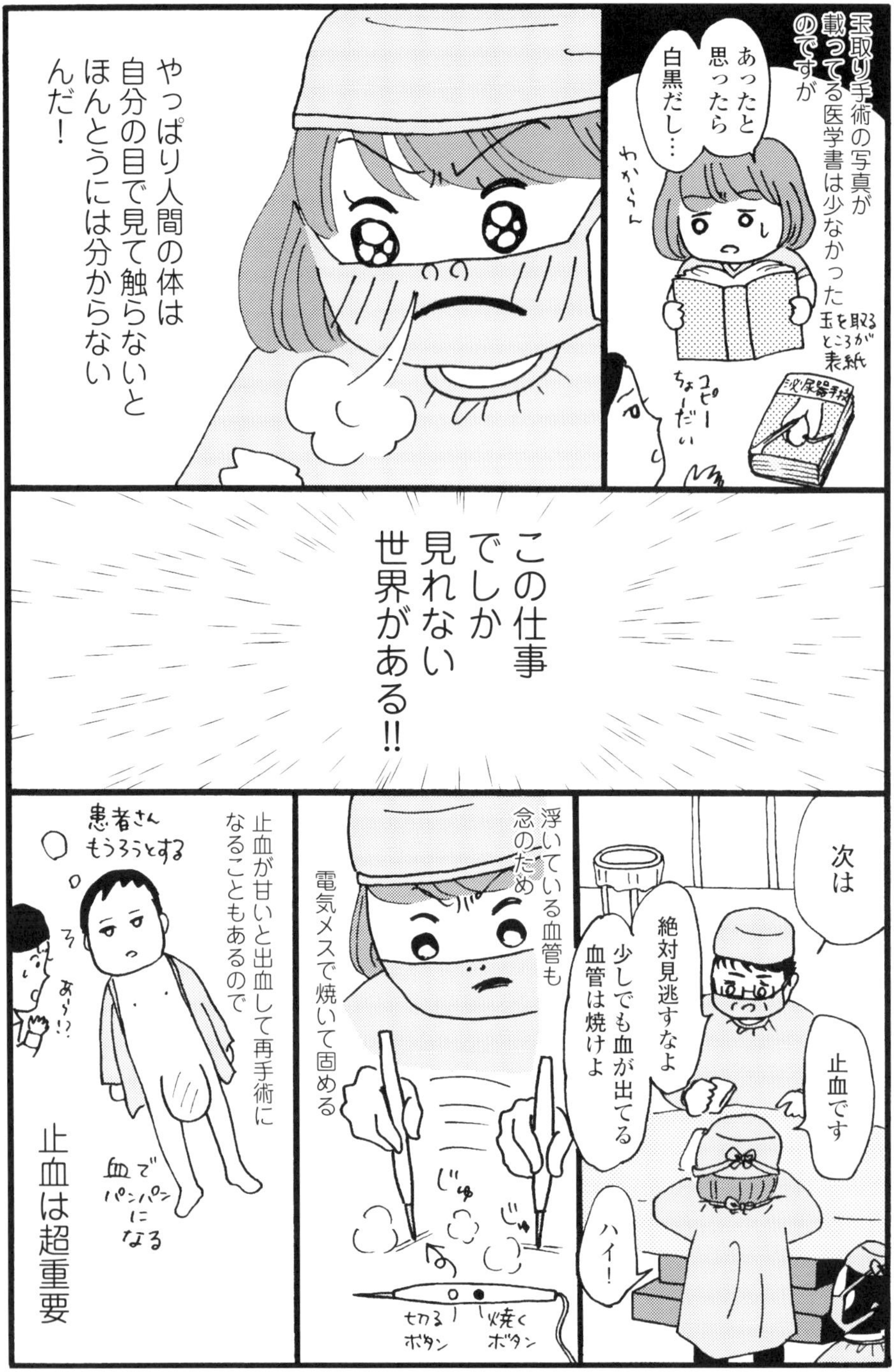
玉取り手術の写真が載ってる医学書は少なかったのですが
あったと思ったら白黒だし…
わからん
玉を取るところが表紙
泌尿器手技
コピーちょーだい
やっぱり人間の体は自分の目で見て触らないとほんとうには分からないんだ！
この仕事でしか見れない世界がある!!
次は
止血です
絶対見逃すなよ
少しでも血が出てる血管は焼けよ
ハイ！
浮いている血管も念のため電気メスで焼いて固める
じゅ
じゅ
切るボタン
焼くボタン
止血が甘いと出血して再手術になることもあるので
患者さん もうろうとする
あ〜!?
血でパンパンになる
止血は超重要

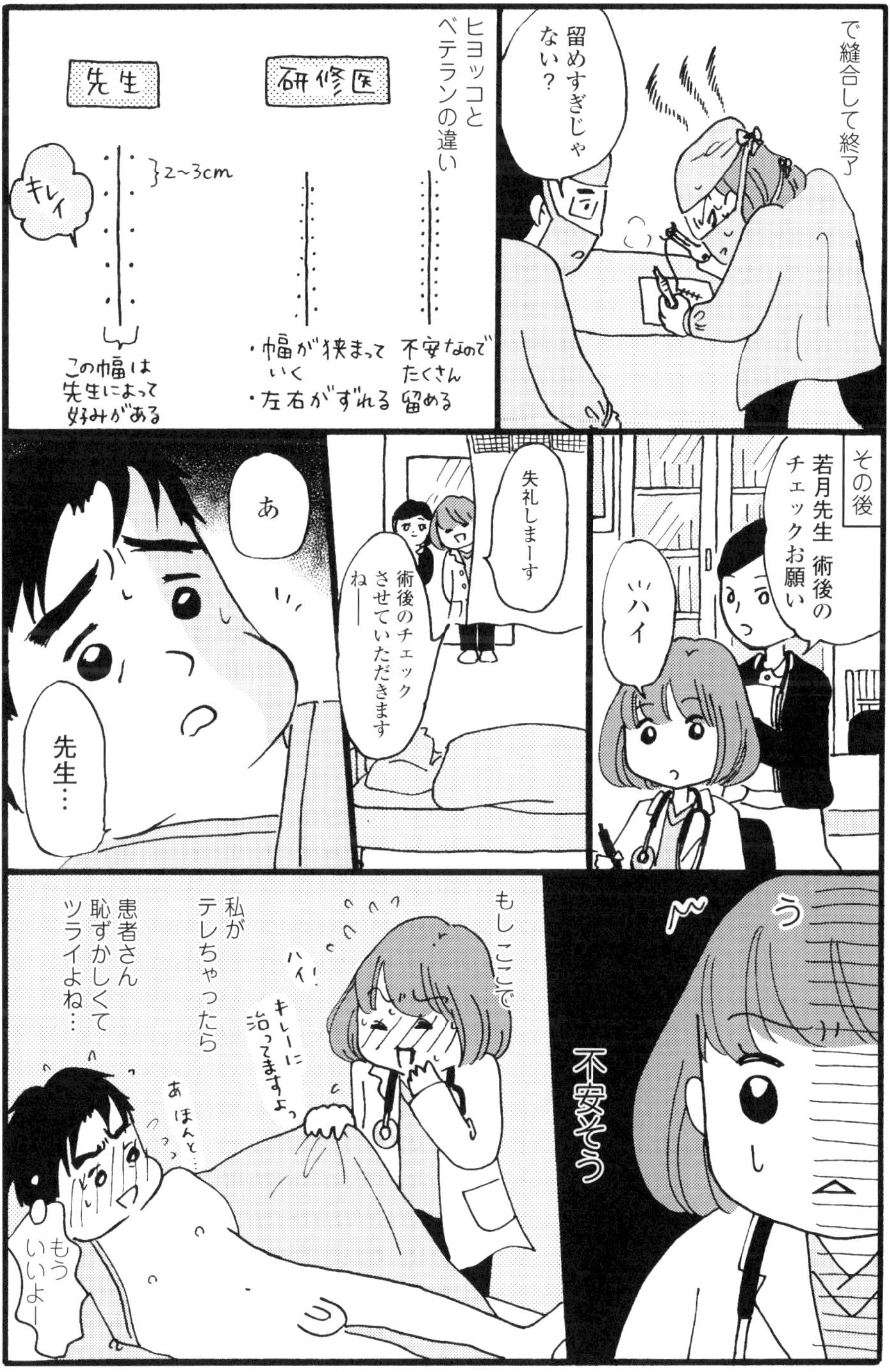
で縫合して終了
留めすぎじゃない？
ヒヨッコとベテランの違い
研修医
不安なのでたくさん留める
・幅が狭まっていく
・左右がずれる
先生
2~3cm
キレイ
この幅は先生によって好みがある
その後
若月先生 術後のチェックお願い
ハイ
失礼しまーす
術後のチェックさせていただきますね——
あ
先生…
う〜
不安そう
もしここで
私がテレちゃったら
患者さん恥ずかしくてツライよね…
ハイ！
キレーに治ってますよっ
あ ほんと…
もういいよー

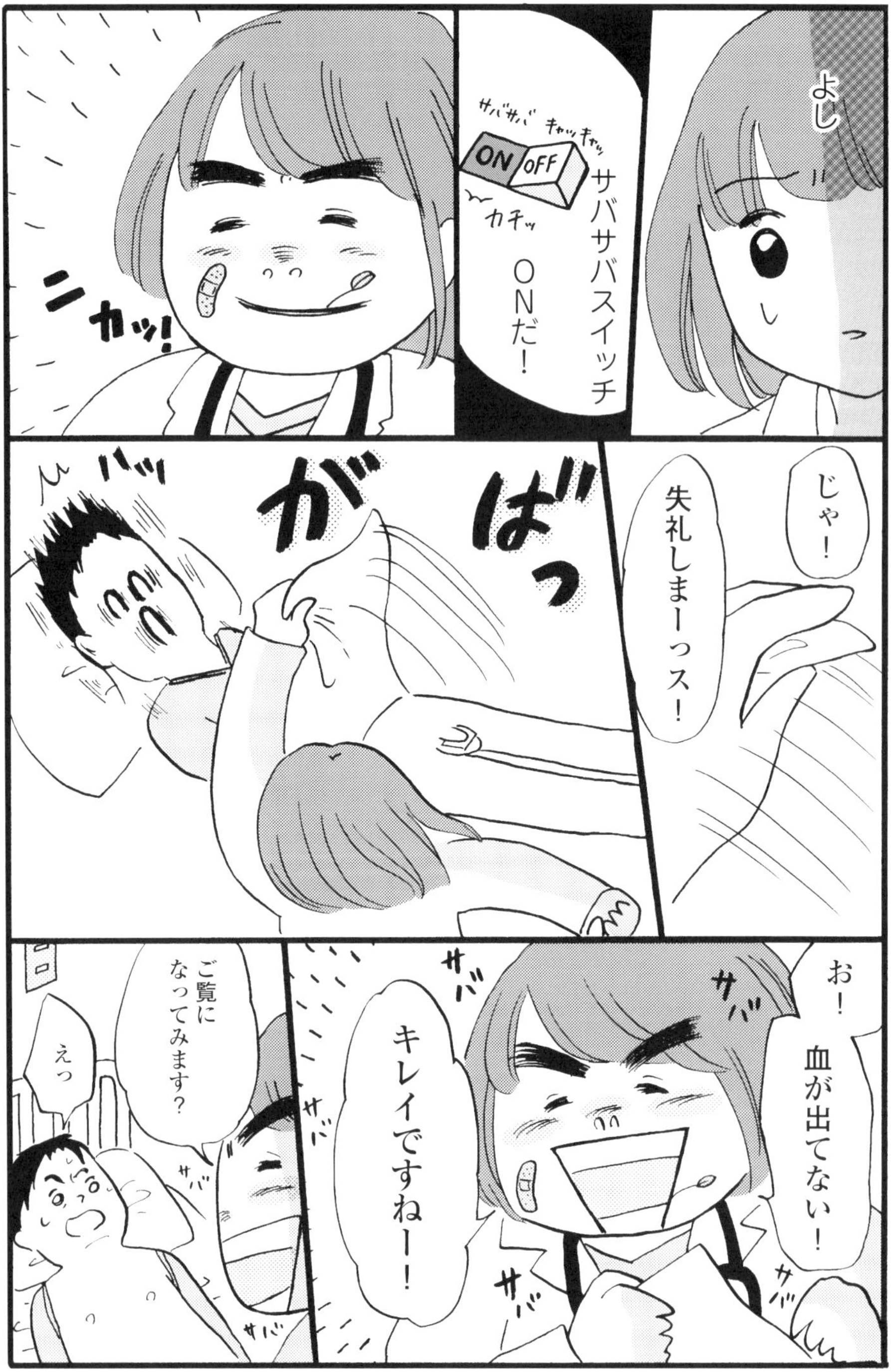
よし
サバサバ キャッキャッ
ON OFF
カチッ
サバサバスイッチONだ！
ニカッ！
じゃ！
失礼しまーっス！
がばっ
ハッ
お！血が出てない！
キレイですねー！
サバ
サバ
サバ
サバ
ご覧になってみます？
えっ
サバ
サバ

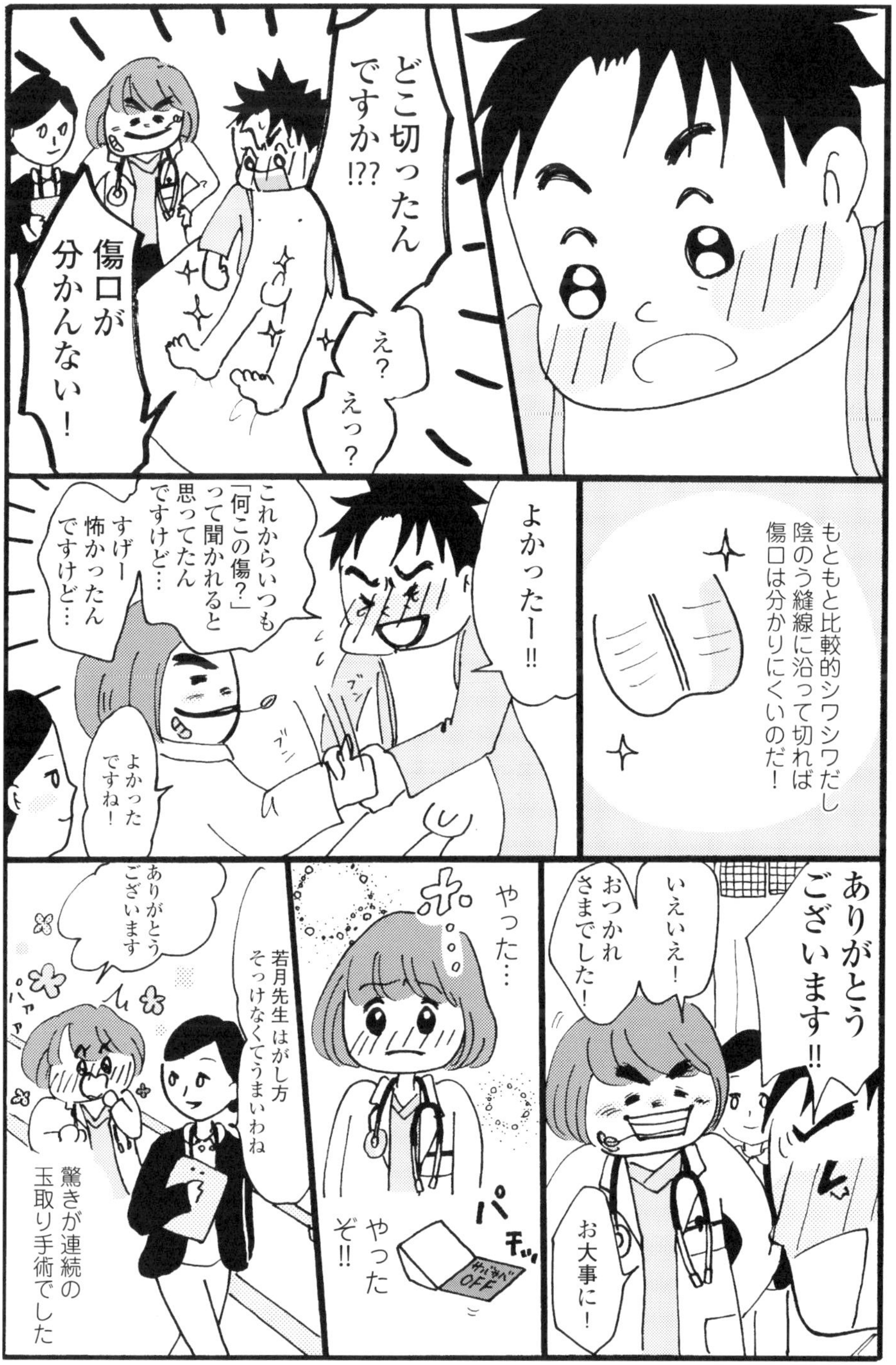
どこ切ったんですか!??
え? えっ?
傷口が分かんない!
もともと比較的シワシワだし陰のう縫線に沿って切れば傷口は分かりにくいのだ!
よかったー!!
これからいつも「何この傷?」って聞かれると思ってたんですけど…
すげー怖かったんですけど…
ブン
ブン
よかったですね!
ありがとうございます!!
いえいえ!
おつかれさまでした!
お大事に!
やった…
ホッ
パチッ
OFF
やったぞ!!
若月先生はがし方そっけなくてうまいわね
ありがとうございます
驚きが連続の玉取り手術でした

〈泌尿器科の魅力〉

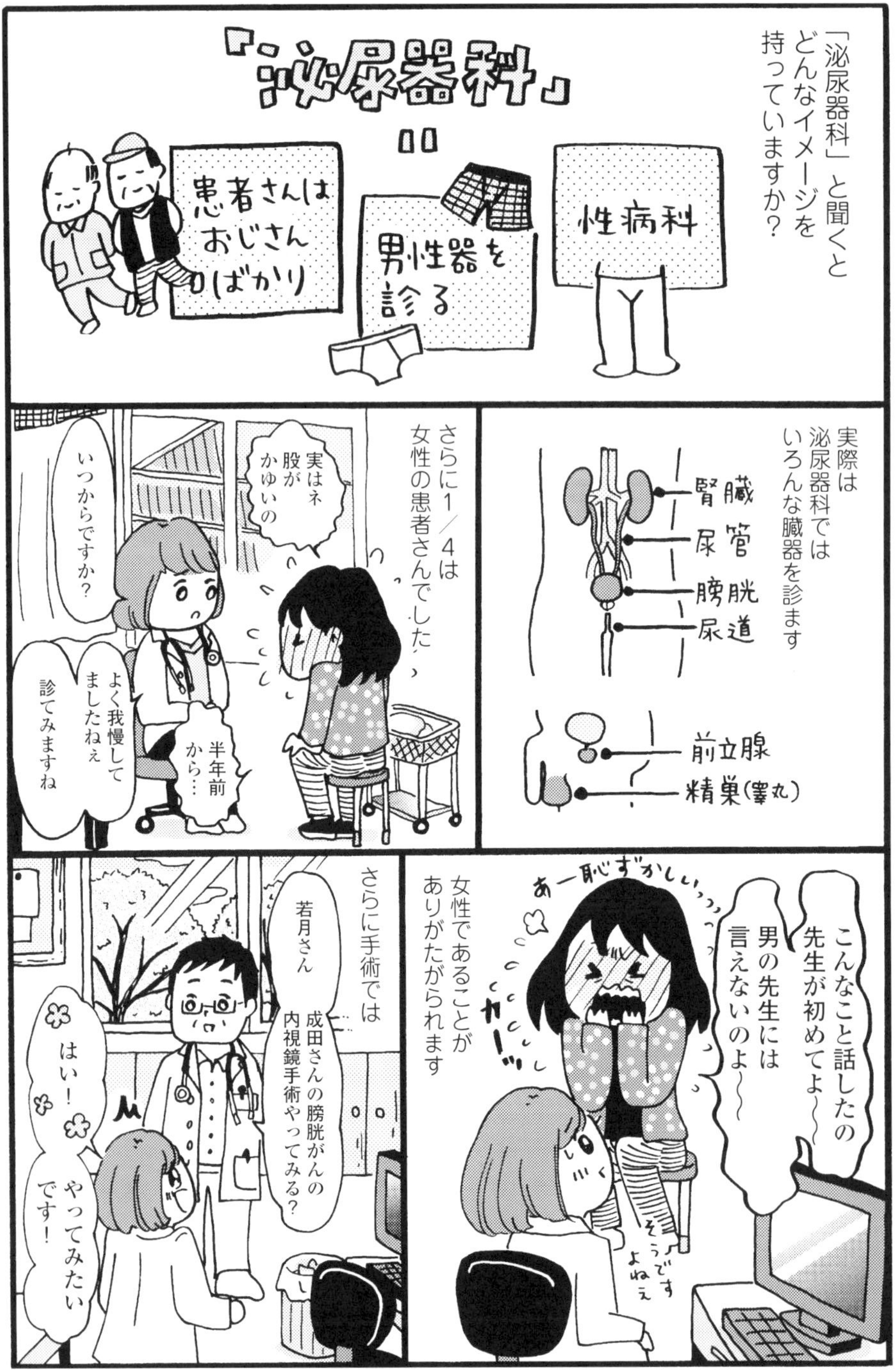
「泌尿器科」と聞くとどんなイメージを持っていますか?
「泌尿器科」
=
性病科
男性器を診る
患者さんはおじさんばかり
実際は泌尿器科ではいろんな臓器を診ます
腎臓
尿管
膀胱
尿道
前立腺
精巣(睾丸)
さらに1／4は女性の患者さんでした
実はネ股がかゆいの
いつからですか?
半年前から…
よく我慢してましたねぇ
診てみますね
女性であることがありがたがられます
こんなこと話したの先生が初めてよ〜〜
男の先生には言えないのよ〜〜
あー恥ずかしいっっっ
カーッ
そうですよねぇ
さらに手術では
若月さん
成田さんの膀胱がんの内視鏡手術やってみる?
はい!
やってみたいです!

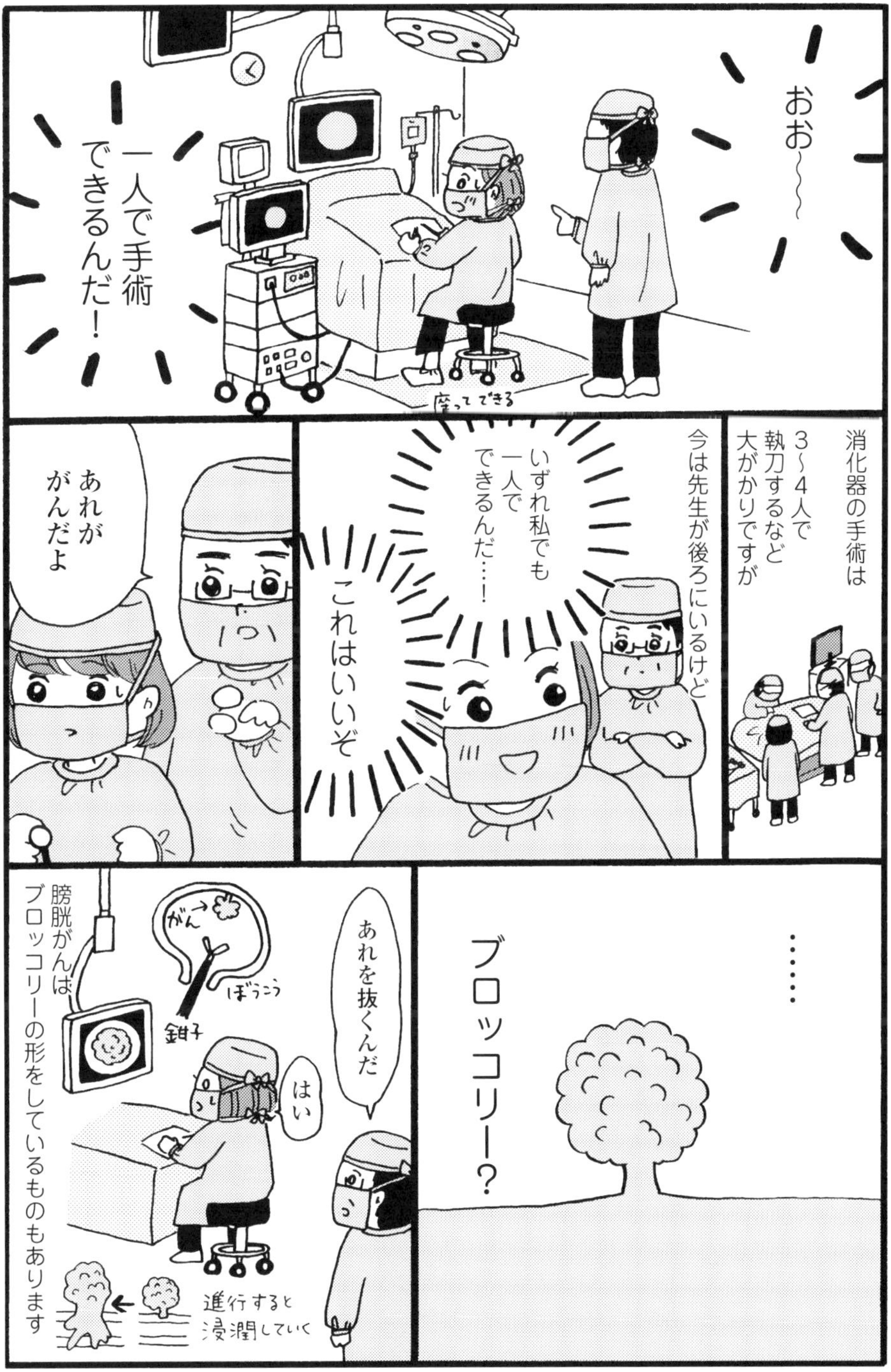
おお〜〜〜
一人で手術できるんだ！
座ってできる
消化器の手術は3〜4人で執刀するなど大がかりですが
今は先生が後ろにいるけど
いずれ私でも一人でできるんだ…！
これはいいぞ
あれががんだよ
……
ブロッコリー？
あれを抜くんだ
はい
膀胱がんはブロッコリーの形をしているものもあります
がん
ぼうこう
鉗子
進行すると浸潤していく

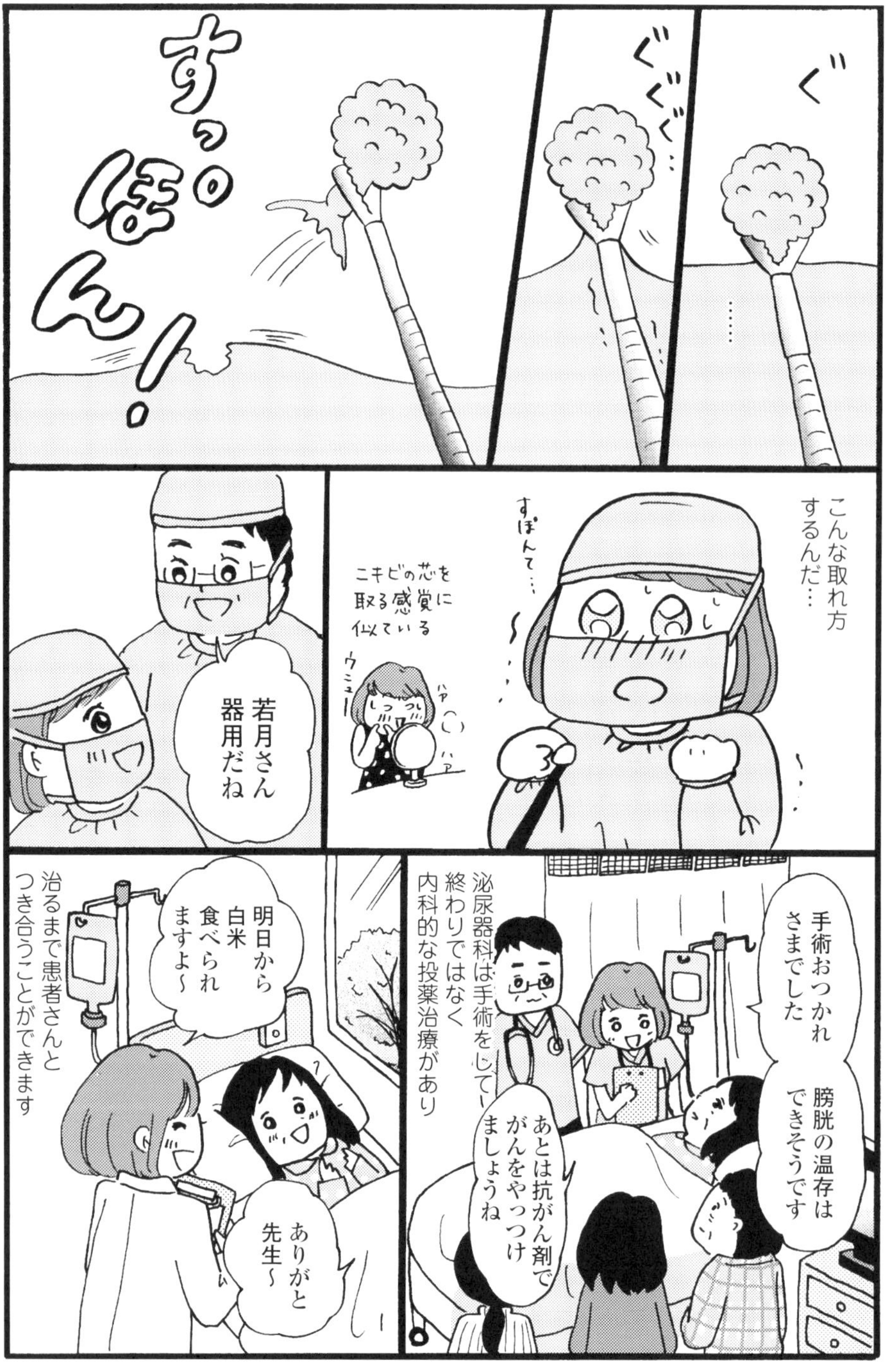
ぐ
……
ぐぐぐ…
すっぽん!
こんな取れ方するんだ…
すぽんて…
ニキビの芯を取る感覚に似ている
ウニュー
ハア ハア
若月さん器用だね
手術おつかれさまでした
膀胱の温存はできそうです
泌尿器科は手術をして終わりではなく内科的な投薬治療があり
あとは抗がん剤でがんをやっつけましょうね
明日から白米食べられますよ〜
治るまで患者さんとつき合うことができます
ありがと先生〜

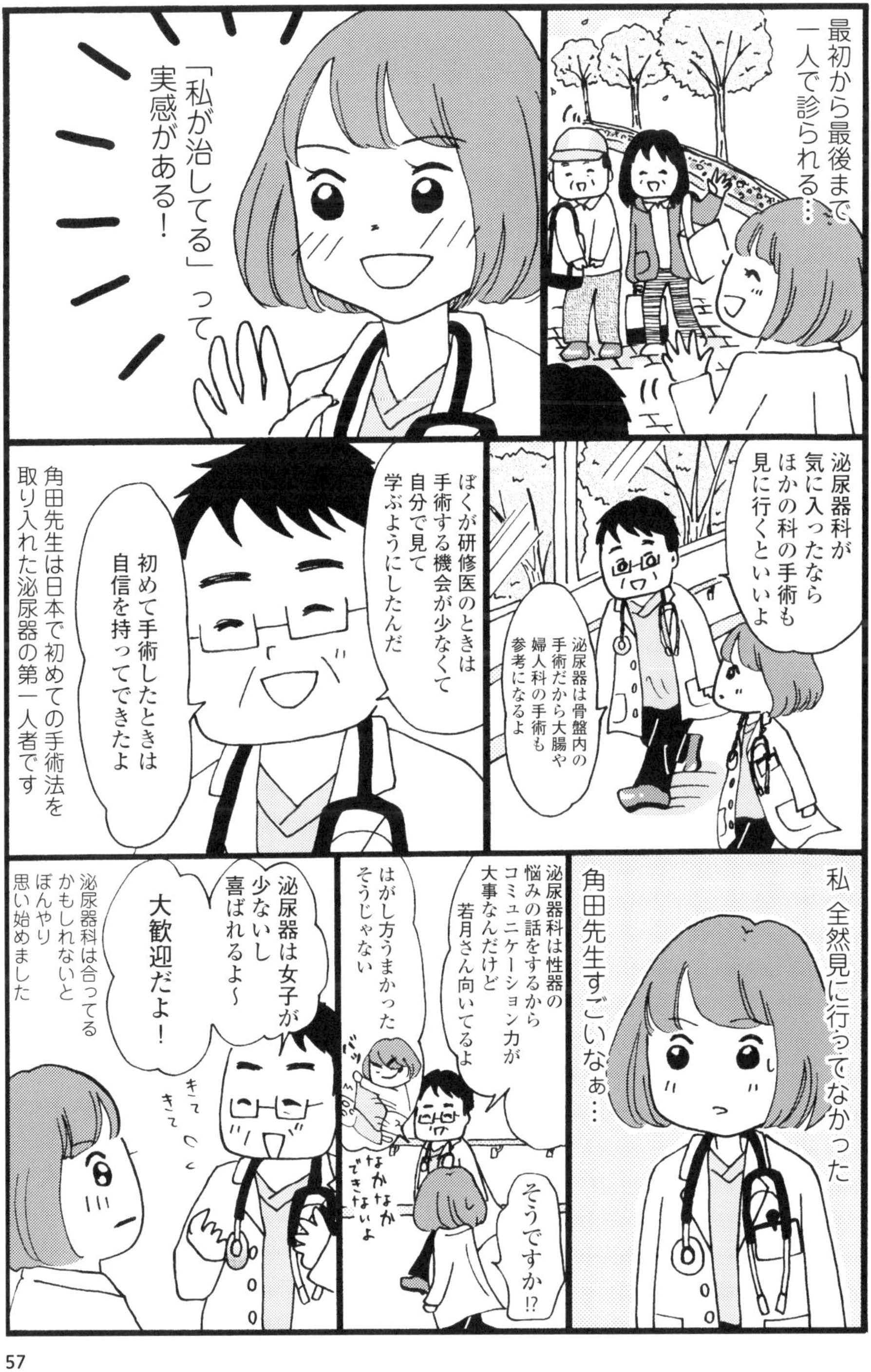
最初から最後まで一人で診られる……
「私が治してる」って実感がある！
泌尿器科が気に入ったならほかの科の手術も見に行くといいよ
泌尿器は骨盤内の手術だから大腸や婦人科の手術も参考になるよ
ぼくが研修医のときは手術する機会が少なくて自分で見て学ぶようにしたんだ
初めて手術したときは自信を持ってできたよ
角田先生は日本で初めての手術法を取り入れた泌尿器の第一人者です
私 全然見に行ってなかった
角田先生すごいなぁ…
泌尿器科は性器の悩みの話をするからコミュニケーション力が大事なんだけど若月さん向いてるよ
はがし方うまかったそうじゃない
バッ
なかなかできないよ
そうですか⁉
泌尿器は女子が少ないし喜ばれるよ～
大歓迎だよ！
きてきて
泌尿器科は合ってるかもしれないとぼんやり思い始めました

〈角田先生のひみつ〉

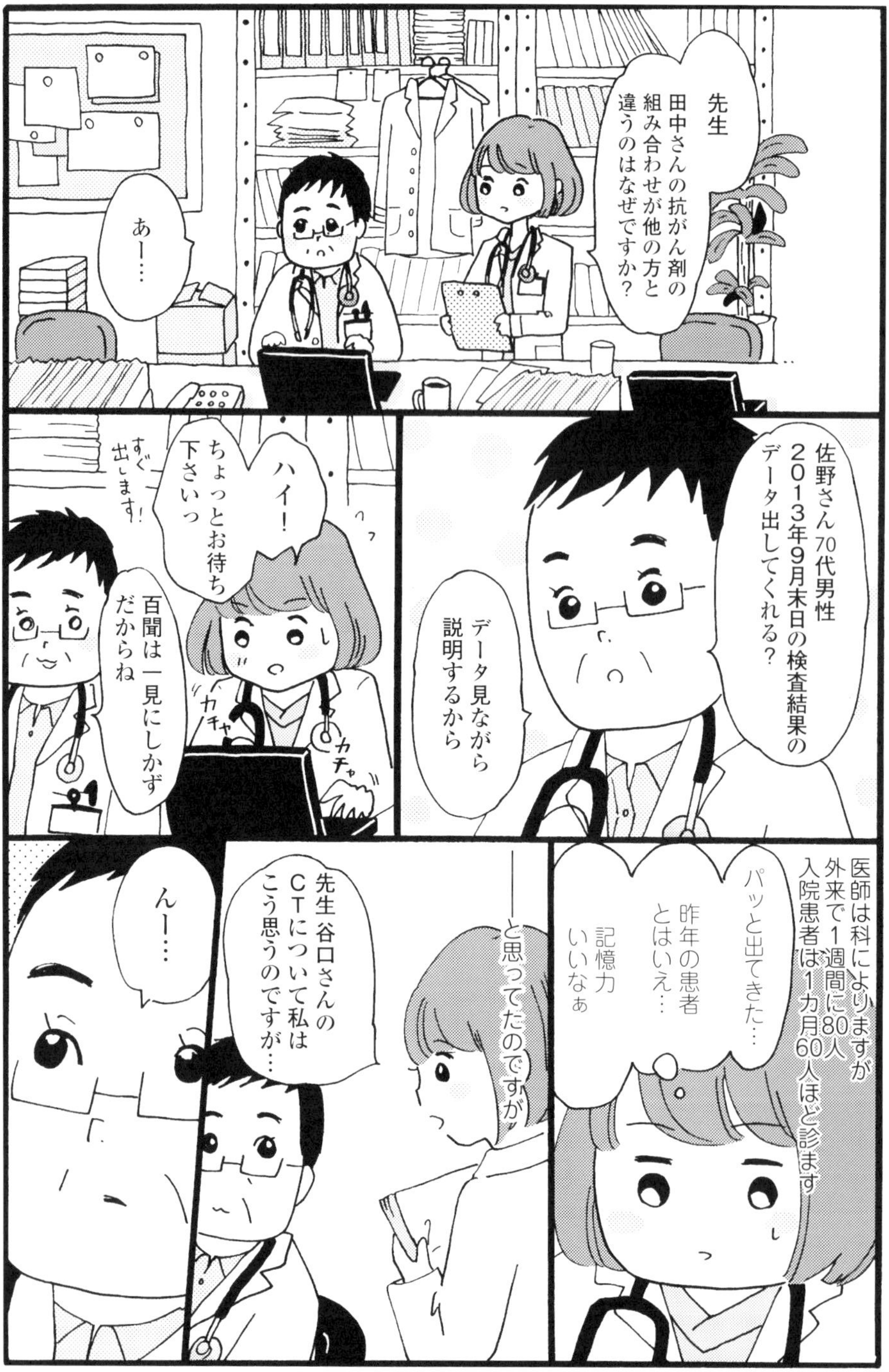

先生 田中さんの抗がん剤の組み合わせが他の方と違うのはなぜですか？
あー…
佐野さん70代男性 2013年9月末日の検査結果のデータ出してくれる？
データ見ながら説明するから
ハイ！ ちょっとお待ち下さいっ
すぐ出します！
百聞は一見にしかずだからね
カチャ
カチャ
医師は科によりますが外来で1週間に80人 入院患者は1カ月60人ほど診ます
パッと出てきた…
昨年の患者とはいえ…
記憶力いいなぁ
——と思ってたのですが
先生 谷口さんのCTについて私はこう思うのですが…
んー…

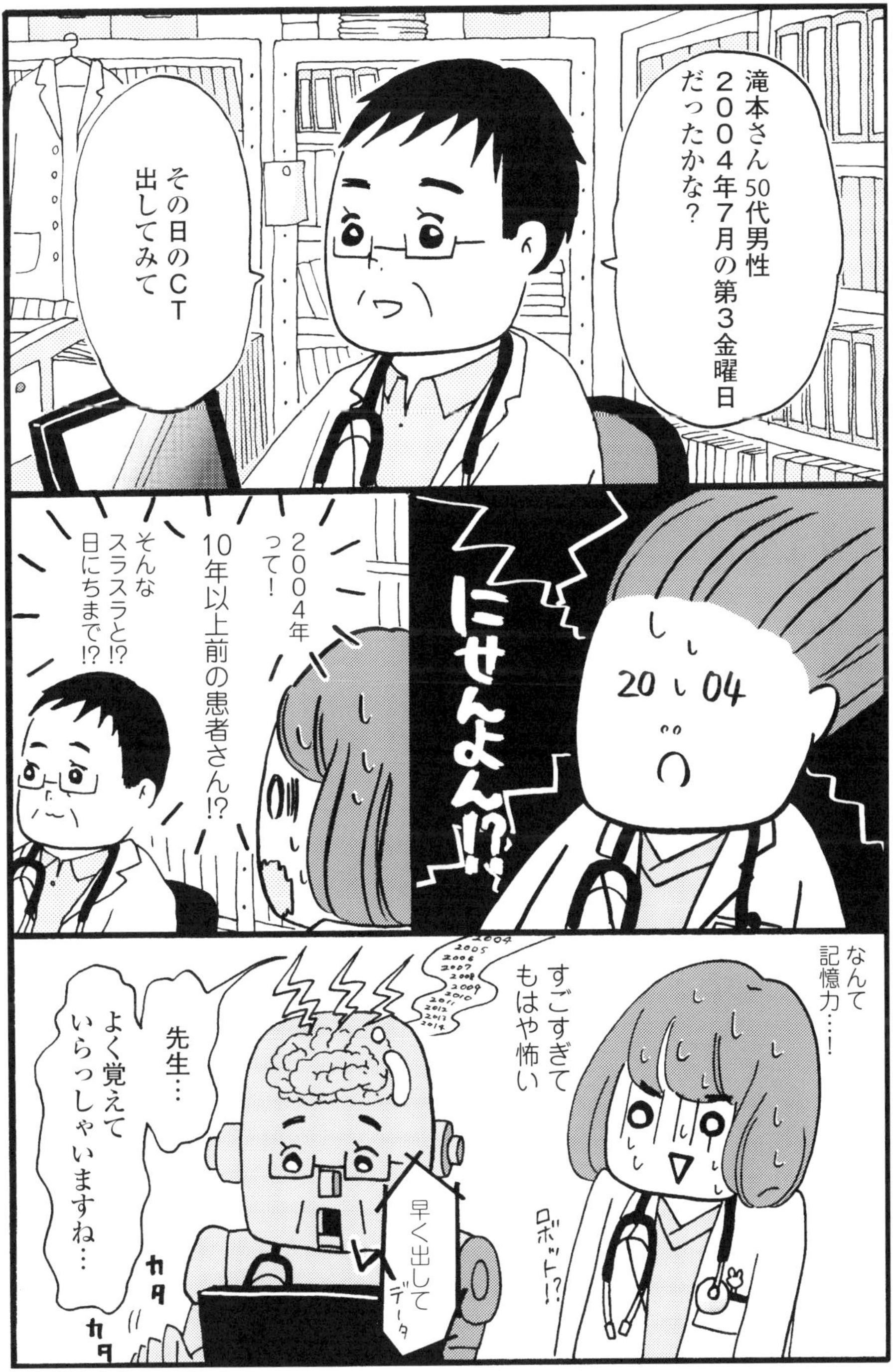
滝本さん50代男性 ２００４年７月の第３金曜日 だったかな？
その日のＣＴ 出してみて
にせんよん!?
20 04
２００４年 って！
10年以上前の患者さん!?
そんな スラスラと!? 日にちまで!?
なんて 記憶力…！
すごすぎて もはや怖い
2004 2005 2006 2007 2008 2009 2010 2011 2012 2013 2014
先生…
よく覚えて いらっしゃいますね…
早く出して データ
カタ
カタ
ロボット!?

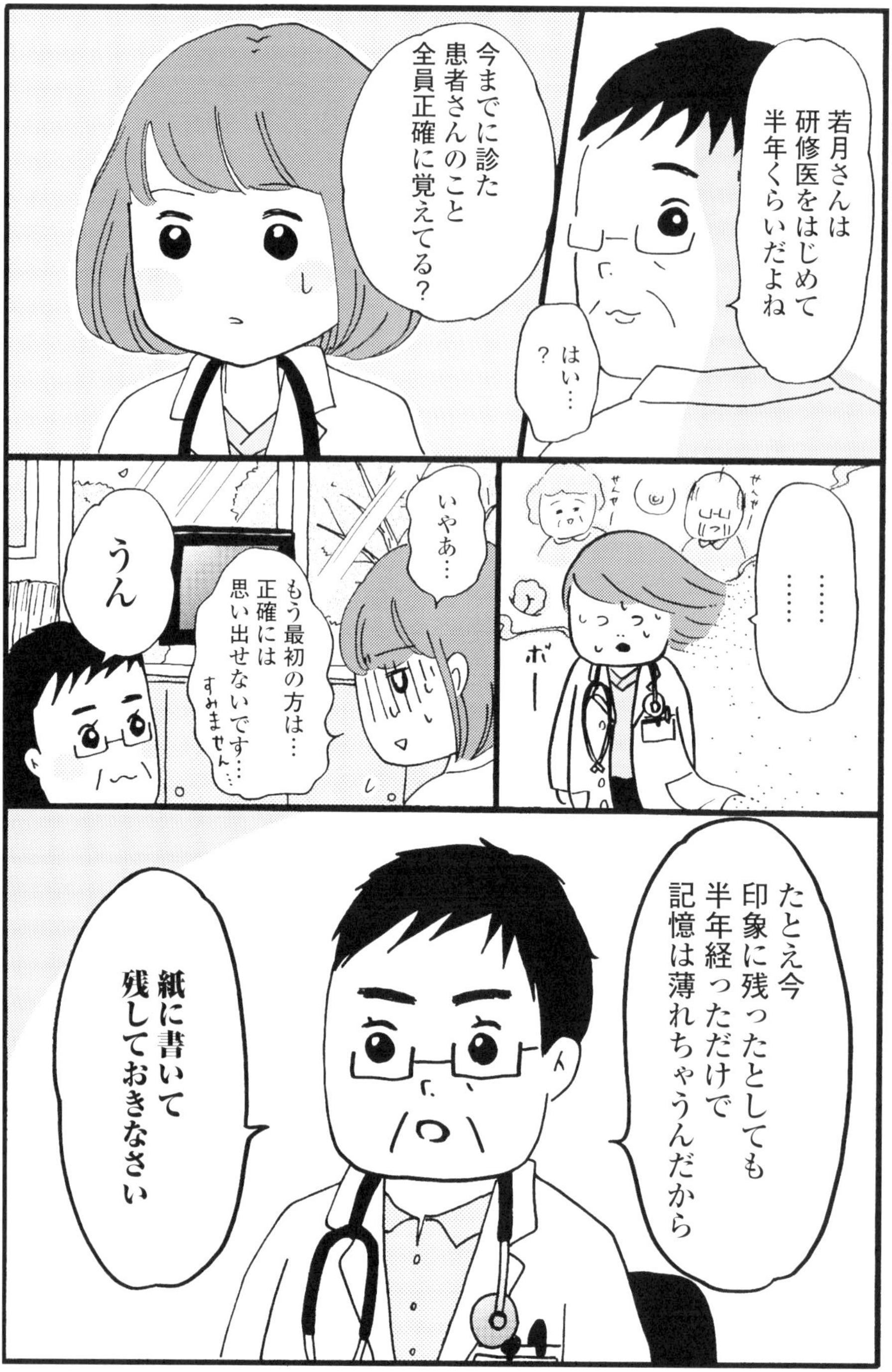
若月さんは研修医をはじめて半年くらいだよね
はい…？
今までに診た患者さんのこと全員正確に覚えてる？
……
……
せんせー
せんせー
ボー
いやあ…
もう最初の方は…正確には思い出せないです…すみません…
うん
たとえ今印象に残ったとしても半年経っただけで記憶は薄れちゃうんだから
紙に書いて残しておきなさい

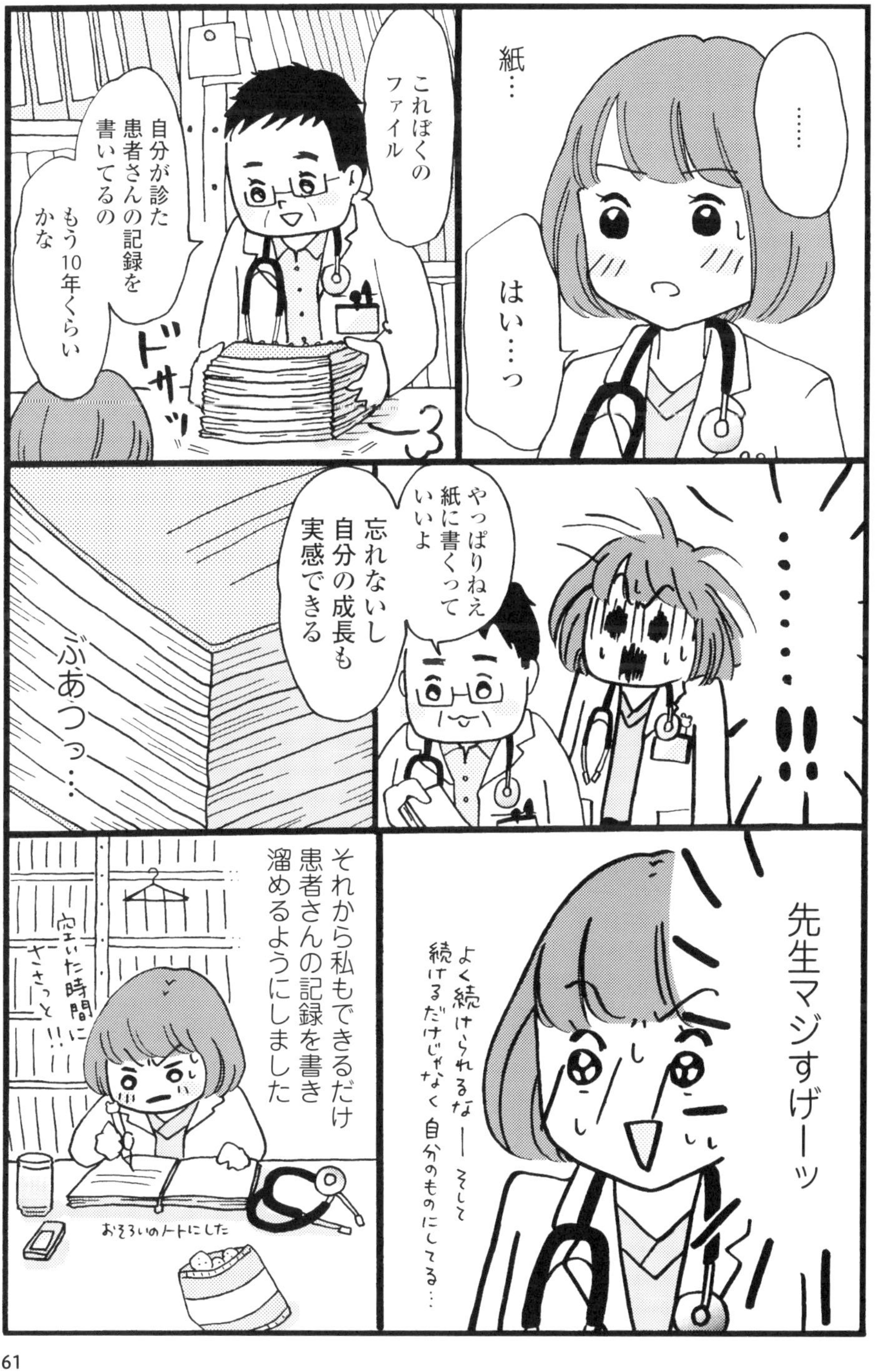
……
紙……
はい…っ
これぼくのファイル
自分が診た患者さんの記録を書いてるの
もう10年くらいかな
ドサッ
……!!
やっぱりねえ紙に書くっていいよ
忘れないし自分の成長も実感できる
ぶあつっ…
先生マジすげーッ
よく続けられるなー そして続けるだけじゃなく自分のものにしてる…
それから私もできるだけ患者さんの記録を書き溜めるようにしました
空いた時間にささっと!!
おそろいのノートにした

〈こんな先生になりたい〉

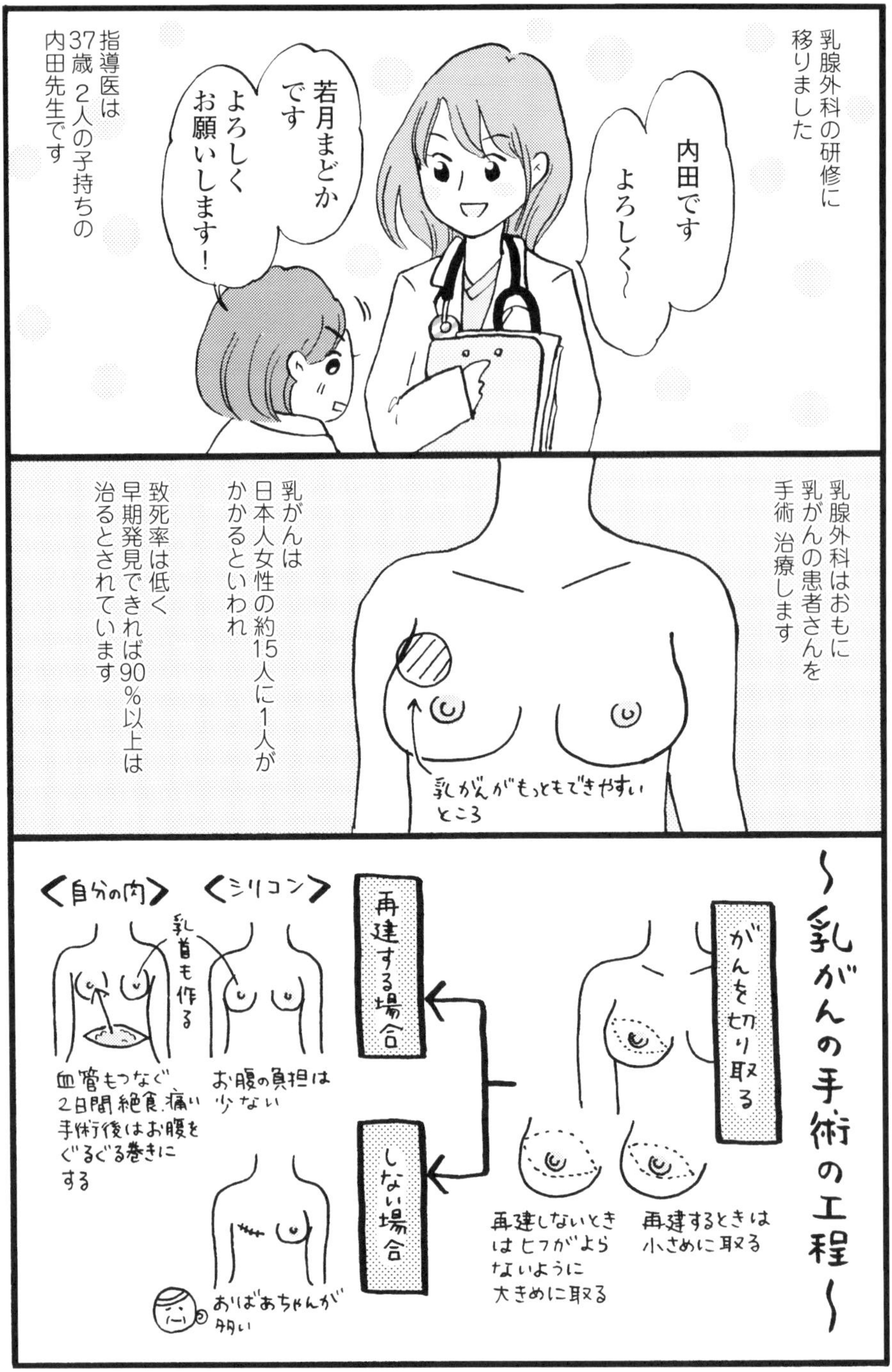
乳腺外科の研修に移りました
内田です
よろしく〜
若月まどかです
よろしくお願いします!
指導医は37歳 2人の子持ちの内田先生です
乳腺外科はおもに乳がんの患者さんを手術 治療します
乳がんがもっともできやすいところ
乳がんは日本人女性の約15人に1人がかかるといわれ
致死率は低く早期発見できれば90%以上は治るとされています
〜乳がんの手術の工程〜
がんを切り取る
再建するときは小さめに取る
再建しないときはヒフがよらないように大きめに取る
再建する場合
しない場合
〈シリコン〉
お腹の負担は少ない
〈自分の肉〉
乳首も作る
血管もつなぐ 2日間絶食 痛い 手術後はお腹をぐるぐる巻きにする
おばあちゃんが多い

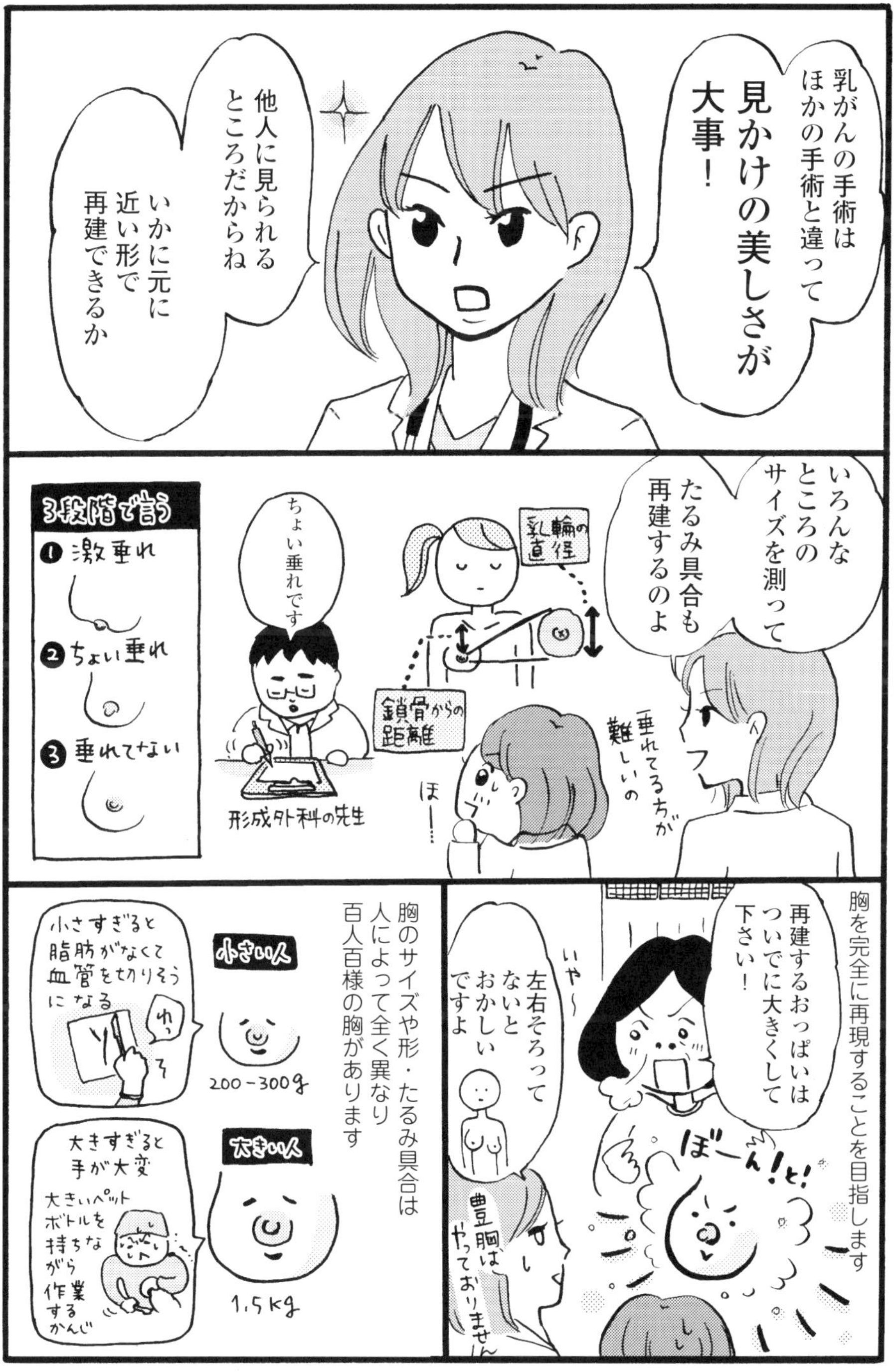
乳がんの手術は
ほかの手術と違って
見かけの美しさが
大事！
他人に見られる
ところだからね
いかに元に
近い形で
再建できるか
いろんな
ところの
サイズを測って
たるみ具合も
再建するのよ
乳輪の直径
鎖骨からの距離
ちょい垂れです
形成外科の先生
3段階で言う
❶激垂れ
❷ちょい垂れ
❸垂れてない
垂れてるちが
難しいの
ほー…
胸を完全に再現することを目指します
再建するおっぱいは
ついでに大きくして
下さい！
ぼーん！と！
いや～
左右そろって
ないと
おかしい
ですよ
豊胸は
やっておりません
胸のサイズや形・たるみ具合は
人によって全く異なり
百人百様の胸があります
小さい人
小さすぎると
脂肪がなくて
血管を切りそう
になる
わっ
200－300g
大きい人
大きすぎると
手が大変
大きいペット
ボトルを
持ちな
がら
作業
する
かんじ
1.5kg

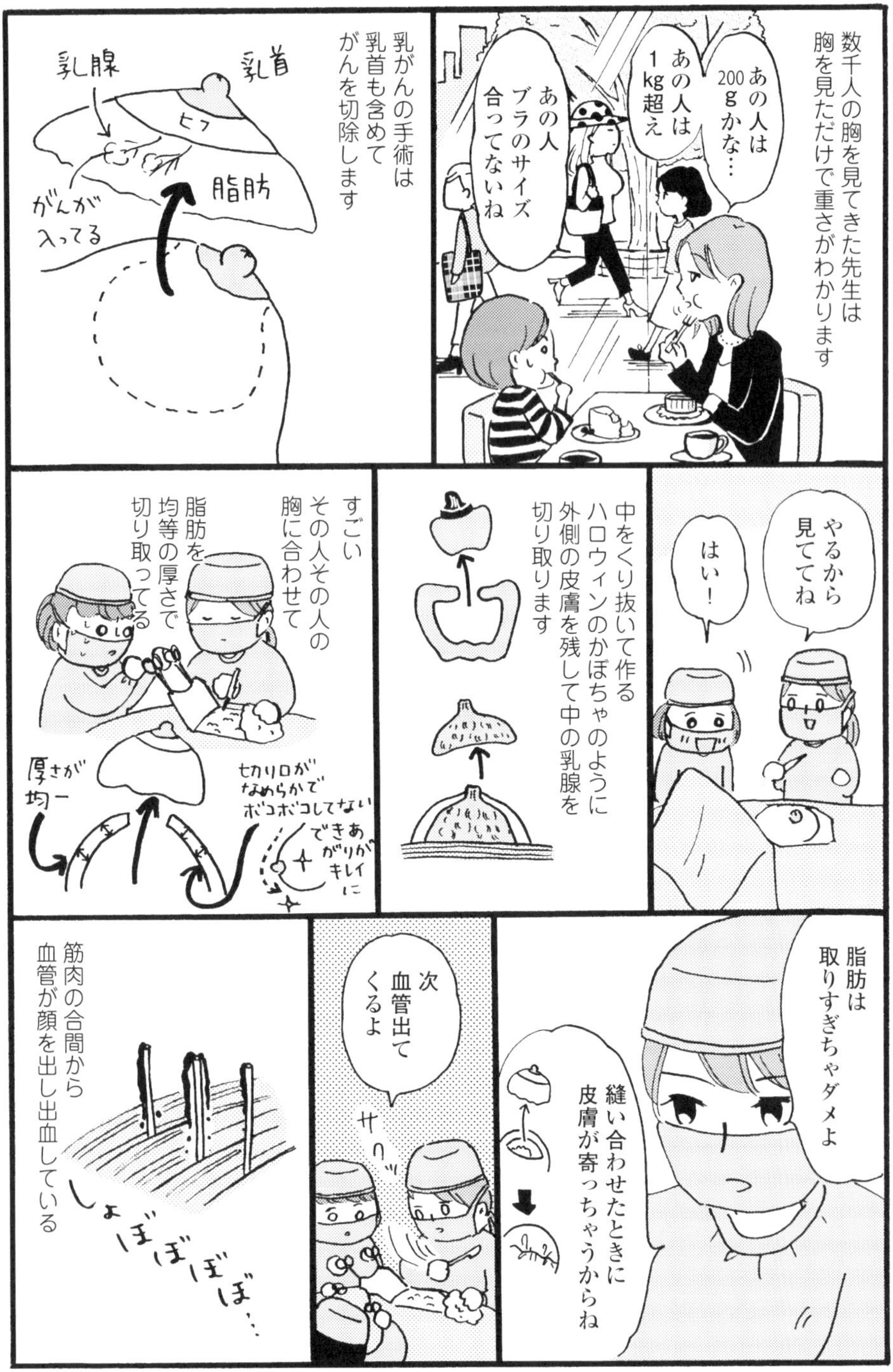
数千人の胸を見てきた先生は胸を見ただけで重さがわかります
あの人は200gかな…
あの人は1kg超え
あの人ブラのサイズ合ってないね
乳がんの手術は乳首も含めてがんを切除します
乳首
乳腺
ヒフ
脂肪
がんが入ってる
やるから見ててね
はい！
中をくり抜いて作るハロウィンのかぼちゃのように外側の皮膚を残して中の乳腺を切り取ります
すごいその人その人の胸に合わせて脂肪を均等の厚さで切り取ってる
厚さが均一
切り口がなめらかでボコボコしてない
できあがりがキレイに
脂肪は取りすぎちゃダメよ
縫い合わせたときに皮膚が寄っちゃうからね
次血管出てくるよ
サクッ
筋肉の合間から血管が顔を出し出血している
しょぼぼぼぼ…

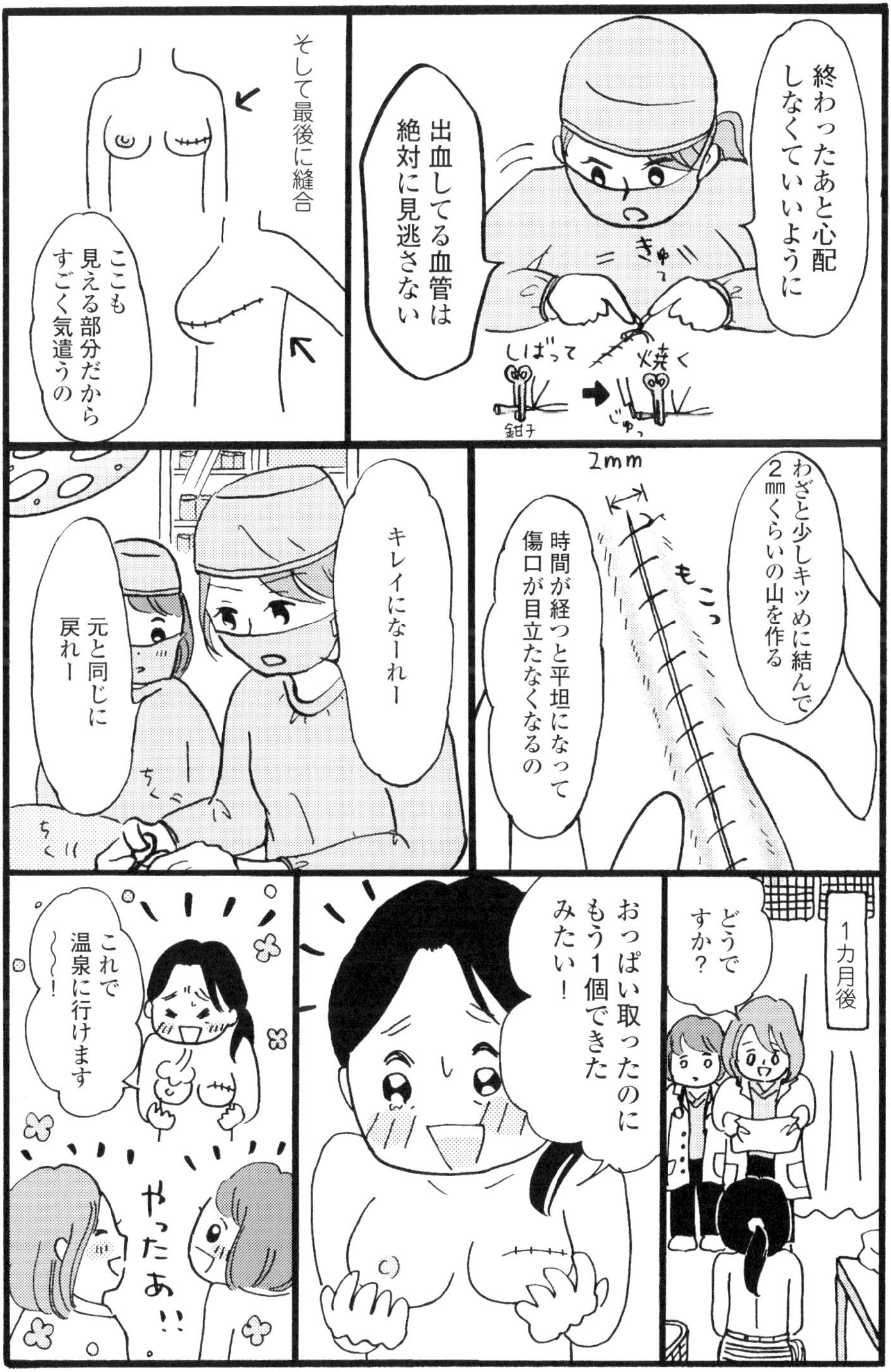
終わったあと心配しなくていいように
出血してる血管は絶対に見逃さない
きゅっ
しばって
焼く
鉗子
じゅっ
そして最後に縫合
ここも見える部分だからすごく気遣うの
2mm
わざと少しキツめに結んで2㎜くらいの山を作る
時間が経つと平坦になって傷口が目立たなくなるの
もこっ
キレイになーれー
元と同じに戻れー
ちく
ちく
1カ月後
どうですか？
おっぱい取ったのにもう1個できたみたい！
これで温泉に行けます〜〜！
やったぁ!!

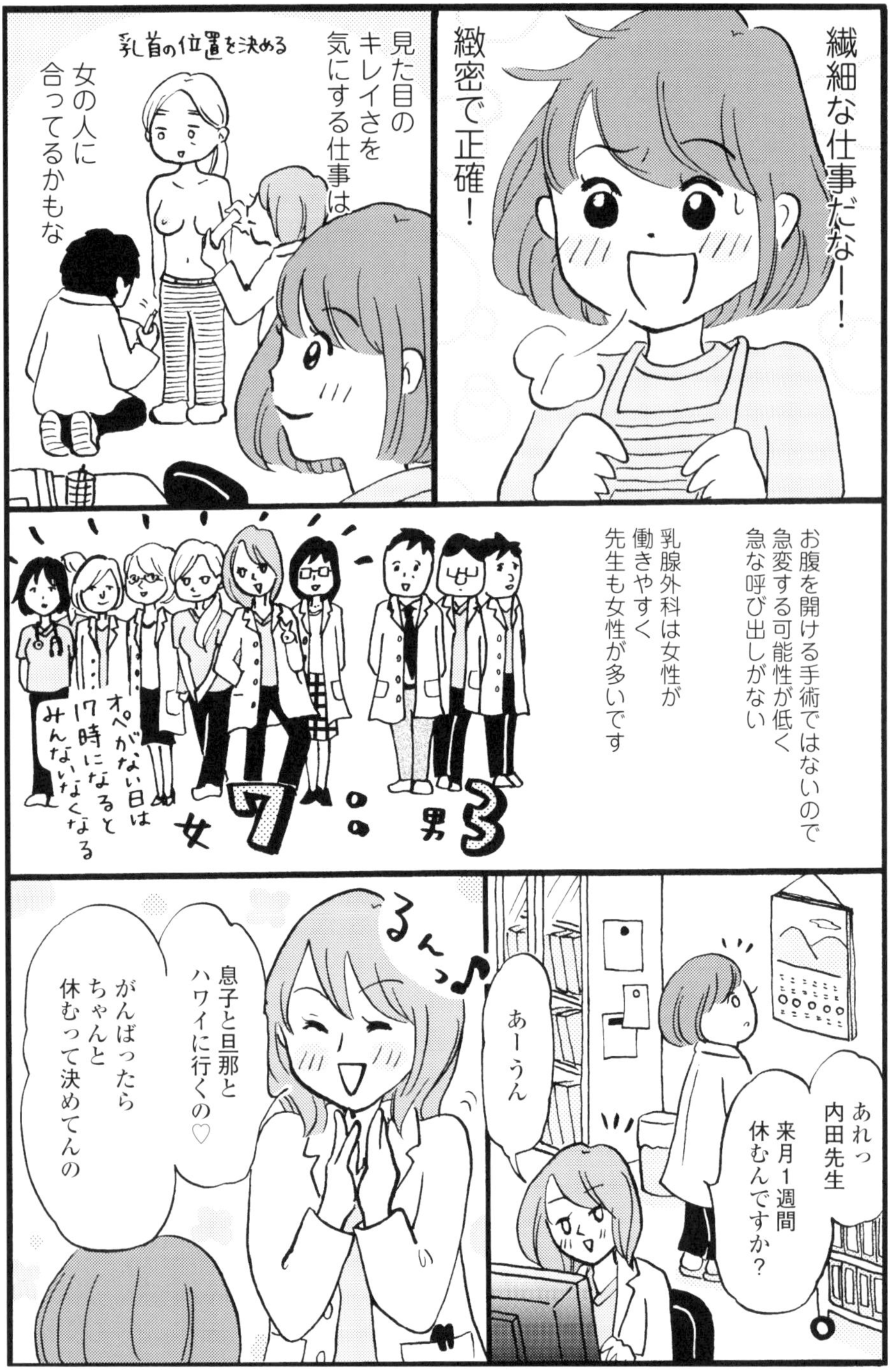

繊細な仕事だなー!!
緻密で正確!
見た目のキレイさを気にする仕事は
女の人に合ってるかもな
乳首の位置を決める
お腹を開ける手術ではないので急変する可能性が低く急な呼び出しがない
乳腺外科は女性が働きやすく先生も女性が多いです
女7:男3
オペがない日は17時になるとみんないなくなる
あれっ内田先生来月1週間休むんですか?
あーうん
るんっ♪
息子と旦那とハワイに行くの♡
がんばったらちゃんと休むって決めてんの

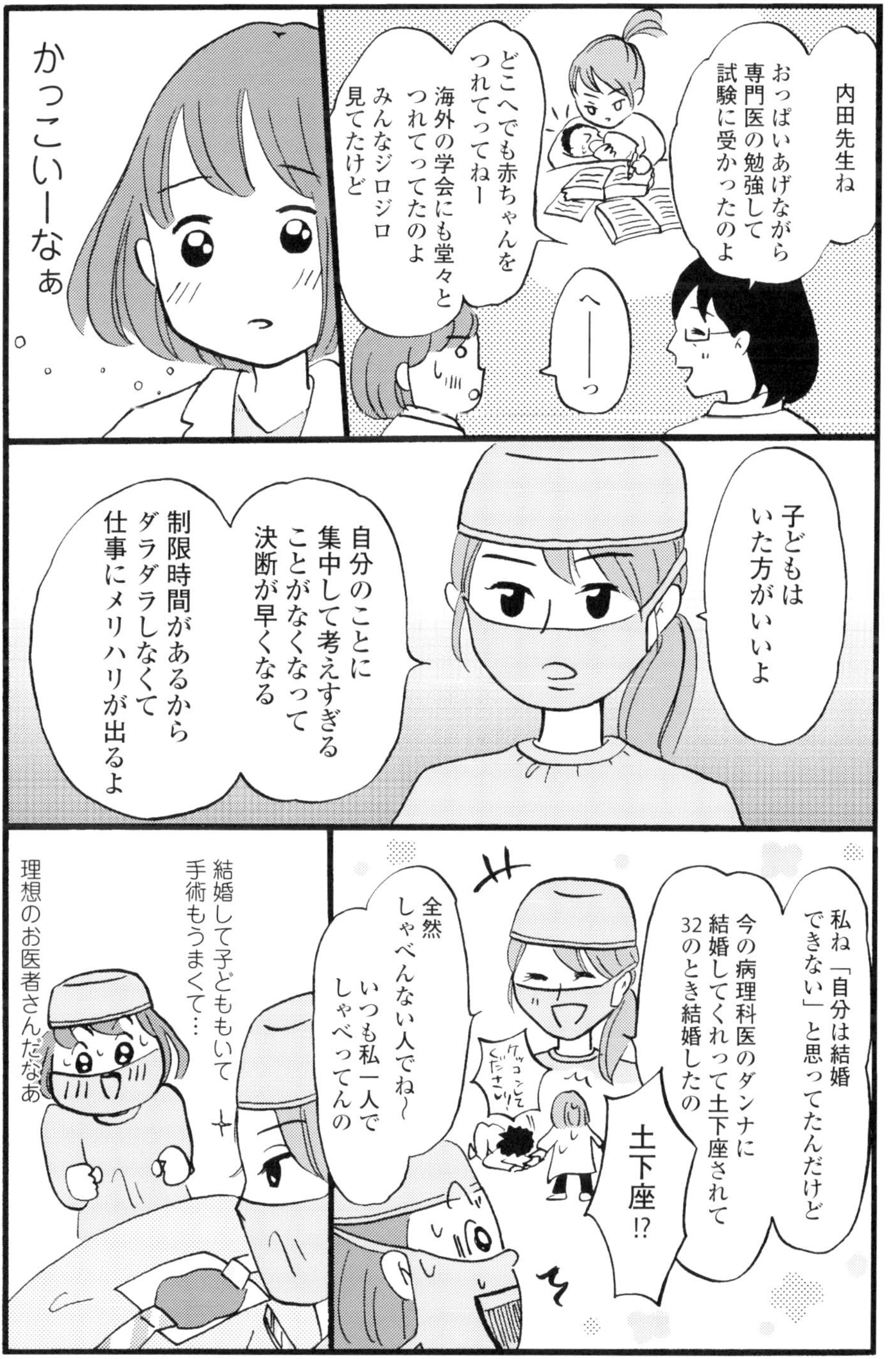
内田先生ね
おっぱいあげながら専門医の勉強して試験に受かったのよ
どこへでも赤ちゃんをつれてってねー
海外の学会にも堂々とつれてってたのよ
みんなジロジロ見てたけど
へ——っ
かっこいーなぁ
子どもはいた方がいいよ
自分のことに集中して考えすぎることがなくなって決断が早くなる
制限時間があるからダラダラしなくて仕事にメリハリが出るよ
私ね「自分は結婚できない」と思ってたんだけど
今の病理科医のダンナに結婚してくれって土下座されて32のとき結婚したの
ケッコンしてください!
土下座⁉
全然しゃべんない人でね〜
いつも私一人でしゃべってんの
結婚して子どももいて手術もうまくて…
理想のお医者さんだなぁ

〈豪快な内田先生〉

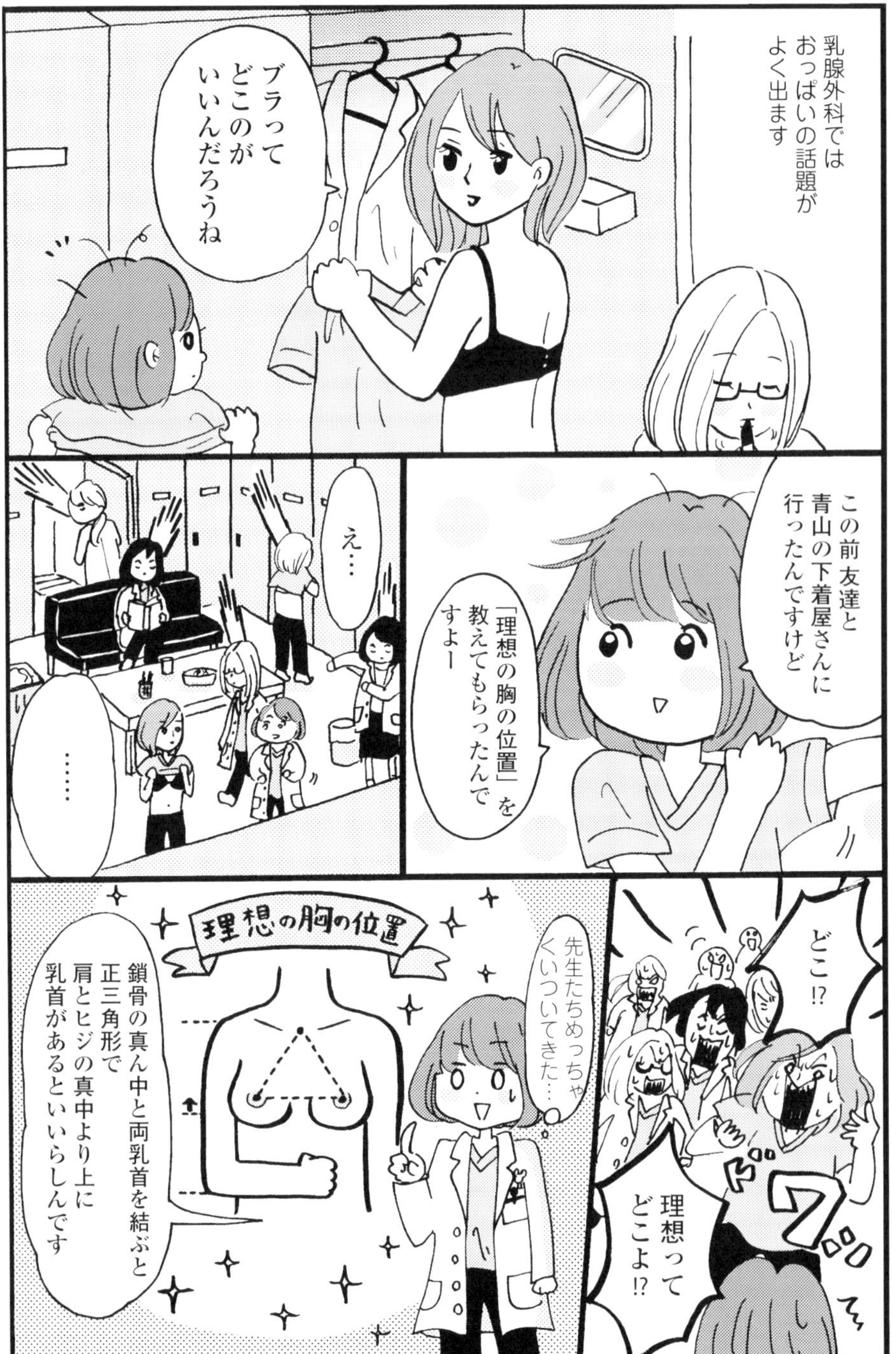
乳腺外科では
おっぱいの話題が
よく出ます
ブラって
どこのが
いいんだろうね
この前友達と
青山の下着屋さんに
行ったんですけど
「理想の胸の位置」を
教えてもらったんで
すよー
え……
……
どこ⁉
理想って
どこよ⁉
ドワ
理想の胸の位置
先生たちめっちゃ
くいついてきた…
鎖骨の真ん中と両乳首を結ぶと
正三角形で
肩とヒジの真中より上に
乳首があるといいらしいんです

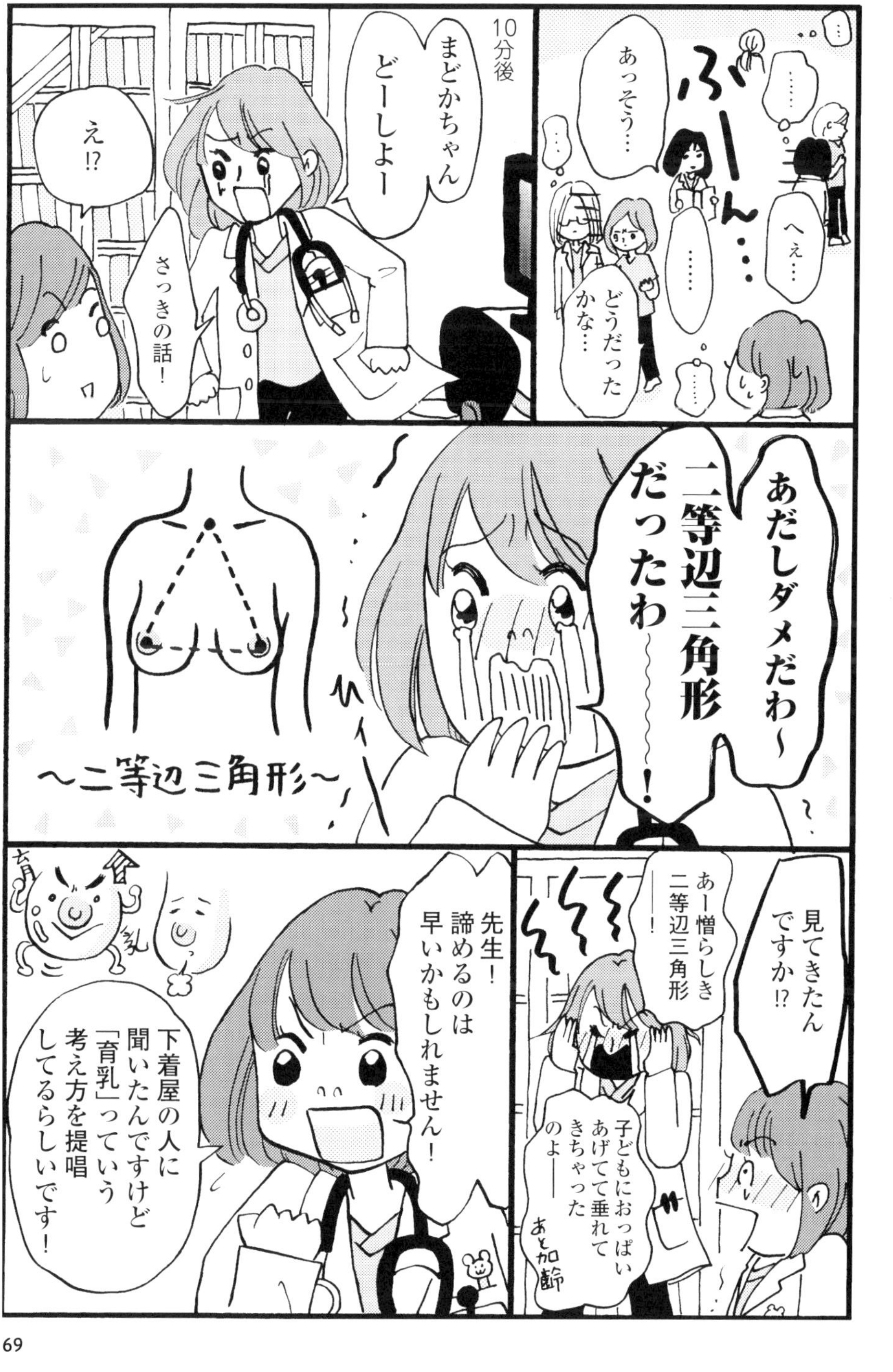
……
……
へぇ……
ぶーん…
あっそう……
……
……
どうだったかな……
……
10分後
まどかちゃん どーしよー
え!?
さっきの話!
あだしダメだわ〜 二等辺三角形だったわ〜〜〜〜!
〜二等辺三角形〜
見てきたんですか!?
あー憎らしき二等辺三角形ーー!
子どもにおっぱいあげてて垂れてきちゃったのよーー
あと加齢
先生!諦めるのは早いかもしれません!
下着屋の人に聞いたんですけど「育乳」っていう考え方を提唱してるらしいです!

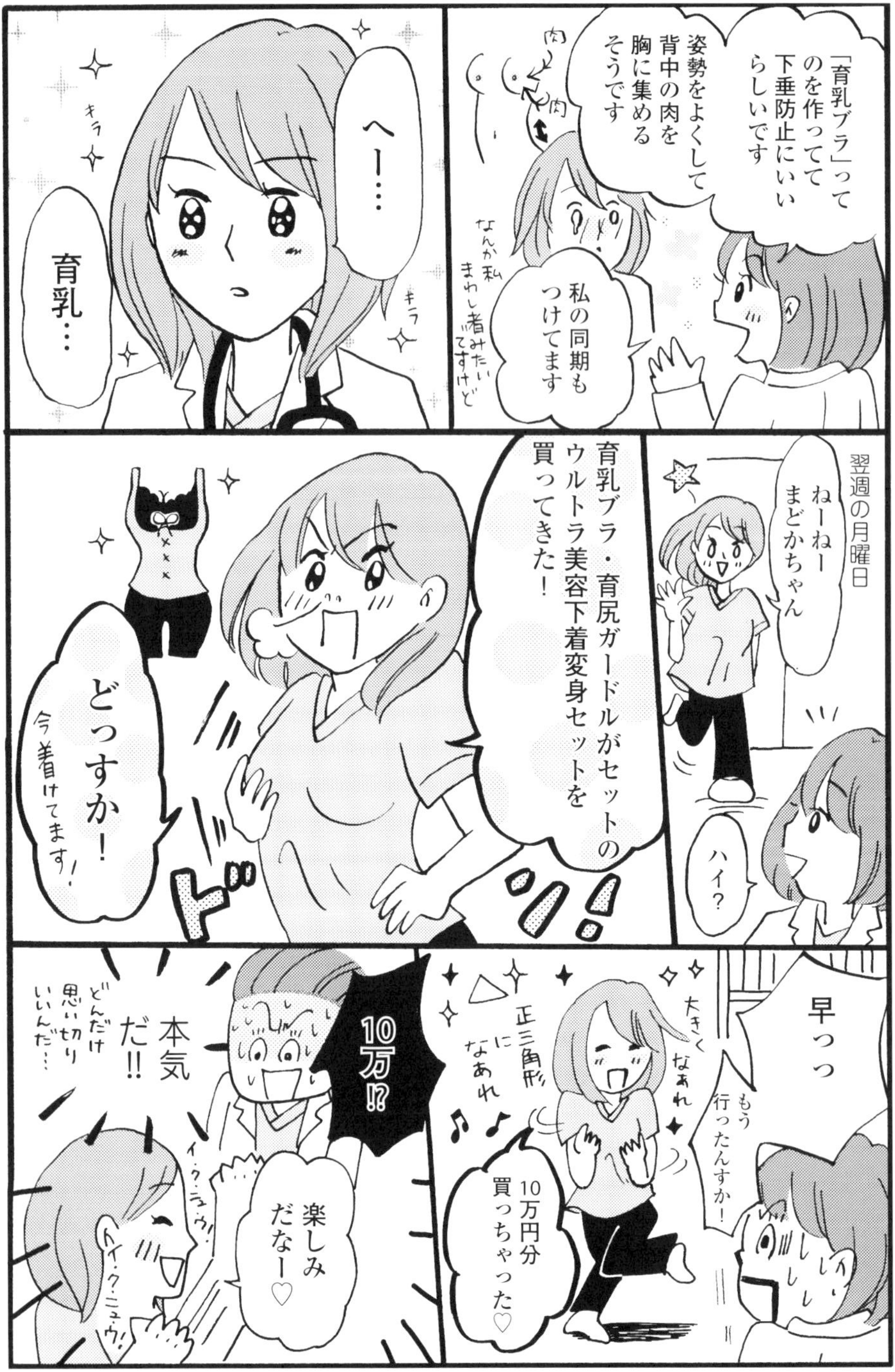
「育乳ブラ」ってのを作ってて下垂防止にいいらしいです
姿勢をよくして背中の肉を胸に集めるそうです
肉
肉
私の同期もつけてます
なんか私まわし者みたいですけど
へー…
キラ
キラ
育乳…
翌週の月曜日
ねーねーまどかちゃん
ハイ?
育乳ブラ・育尻ガードルがセットのウルトラ美容下着変身セットを買ってきた!
ドッ!
どっすか!
今着けてます!
早っつ
もう行ったんすか!
大きくなあれ
正三角形になあれ
10万円分買っちゃった♡
10万!?
本気だ!!
どんだけ思い切りいいんだ…
楽しみだなー♡
イ・ク・ニュ・ウ!
イ・ク・ニュ・ウ!

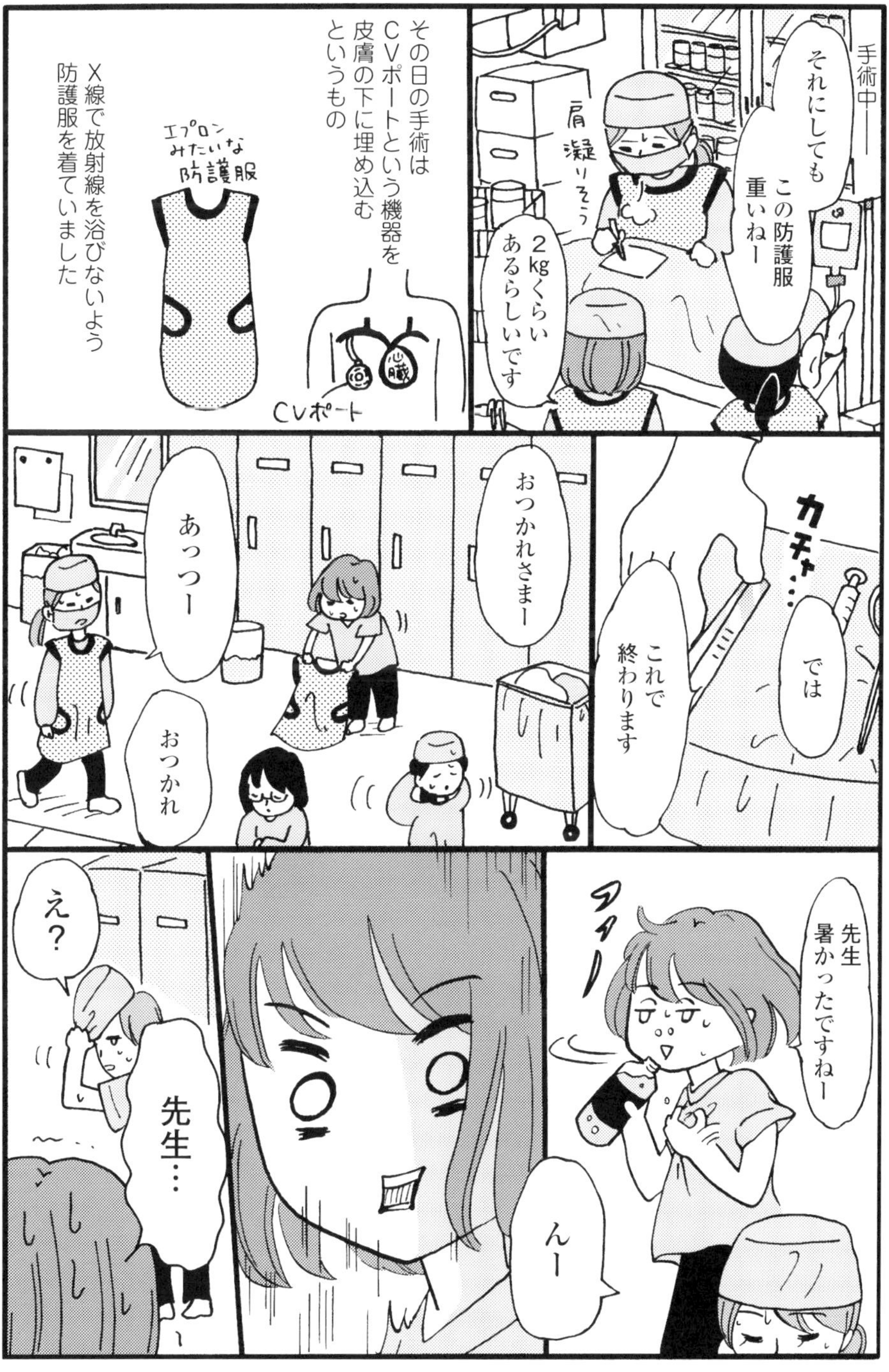
手術中――
それにしても
この防護服重いねー
肩凝りそう
2kgくらいあるらしいです
その日の手術はCVポートという機器を皮膚の下に埋め込むというもの
CVポート
エプロンみたいな防護服
X線で放射線を浴びないよう防護服を着ていました
カチャ…
では
これで終わります
おつかれさまー
あっつー
おつかれ
先生暑かったですねー
んー
先生…
え？

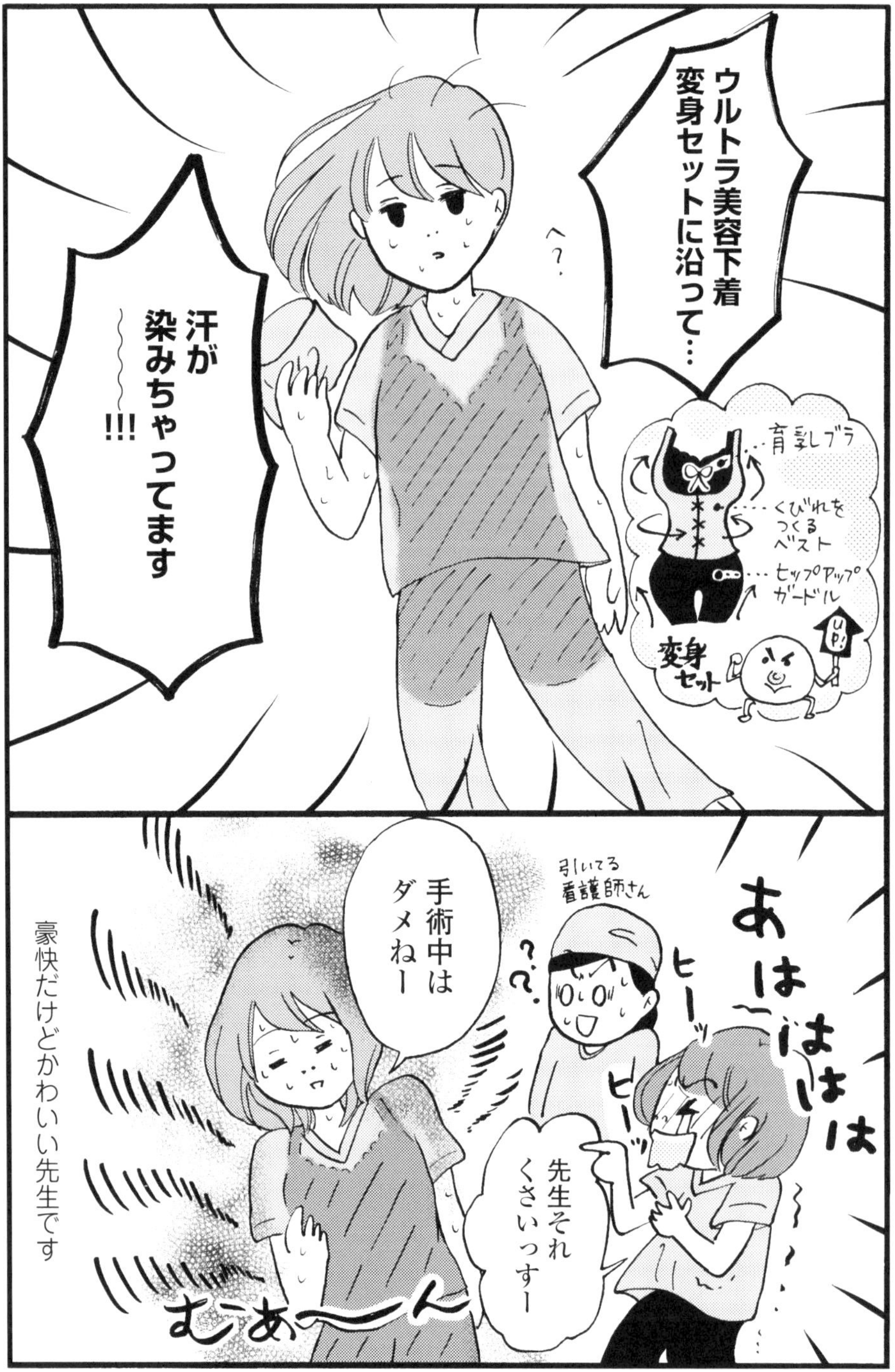
ウルトラ美容下着変身セットに沿って…
へ?
汗が染みちゃってます〜〜〜!!!
育乳ブラ
くびれをつくるベスト
ヒップアップガードル
変身セット
UP!
あは〜ははは
ヒーッ
ヒーッ
引いてる看護師さん
先生それくさいっすー
手術中はダメねー
むあ〜〜ん
豪快だけどかわいい先生です

〈男性中心の社会で〉

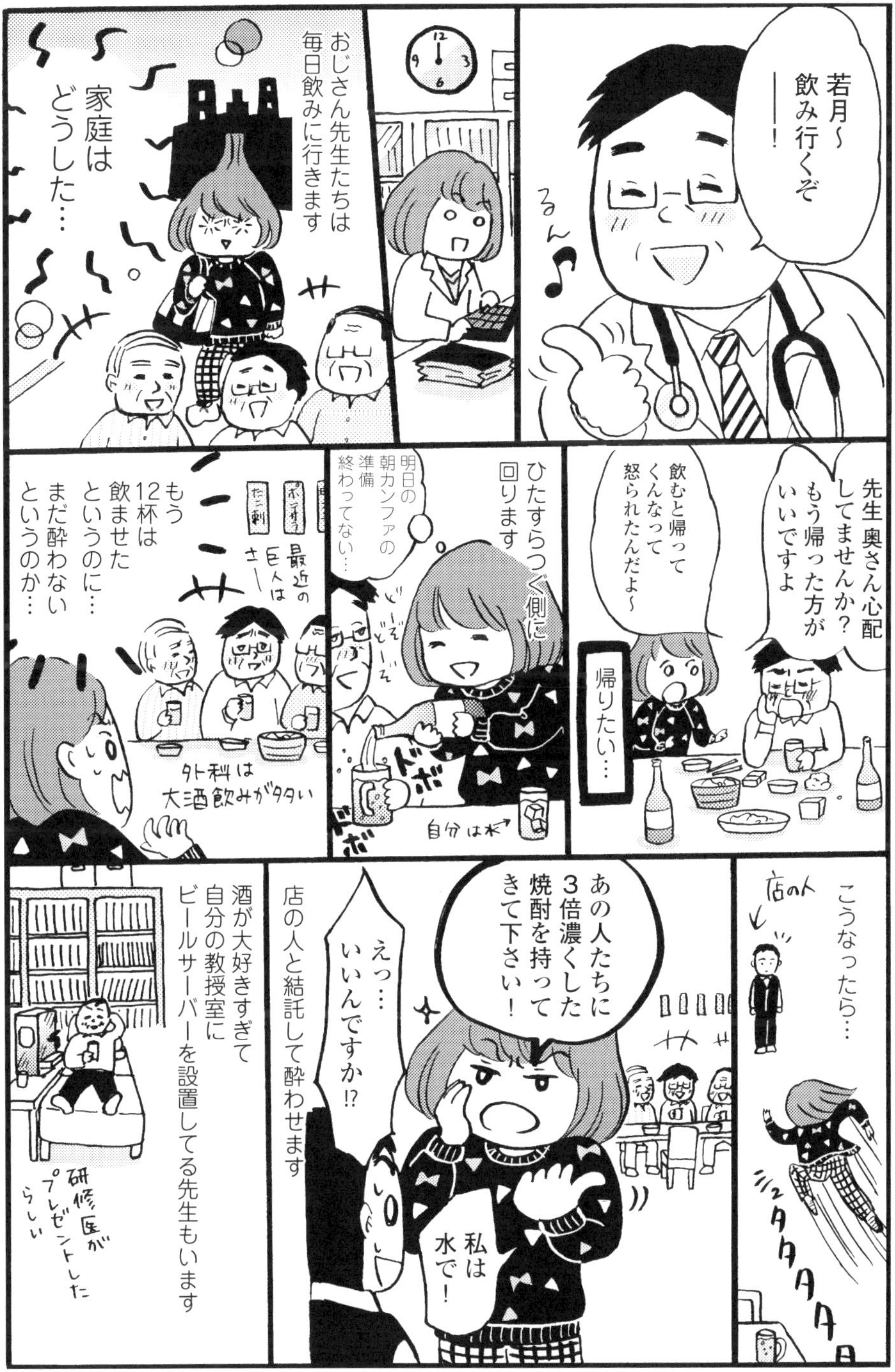
若月〜
飲み行くぞ
ーー!
るん
おじさん先生たちは毎日飲みに行きます
家庭はどうした…
先生奥さん心配してませんか?
もう帰った方がいいですよ
飲むと帰ってくんなって怒られたんだよ〜
帰りたい…
ひたすらつぐ側に回ります
明日の朝カンファの準備終わってない…
どーぞどーぞ
ドボ
ドボ
自分は水
もう12杯は飲ませたというのに…
まだ酔わないというのか…
最近の巨人はさー
外科は大酒飲みが多い
こうなったら…
店の人
シュタタタタタタ
あの人たちに3倍濃くした焼酎を持ってきて下さい!
えっ…
いいんですか!?
私は水で!
店の人と結託して酔わせます
酒が大好きすぎて自分の教授室にビールサーバーを設置してる先生もいます
研修医がプレゼントしたらしい

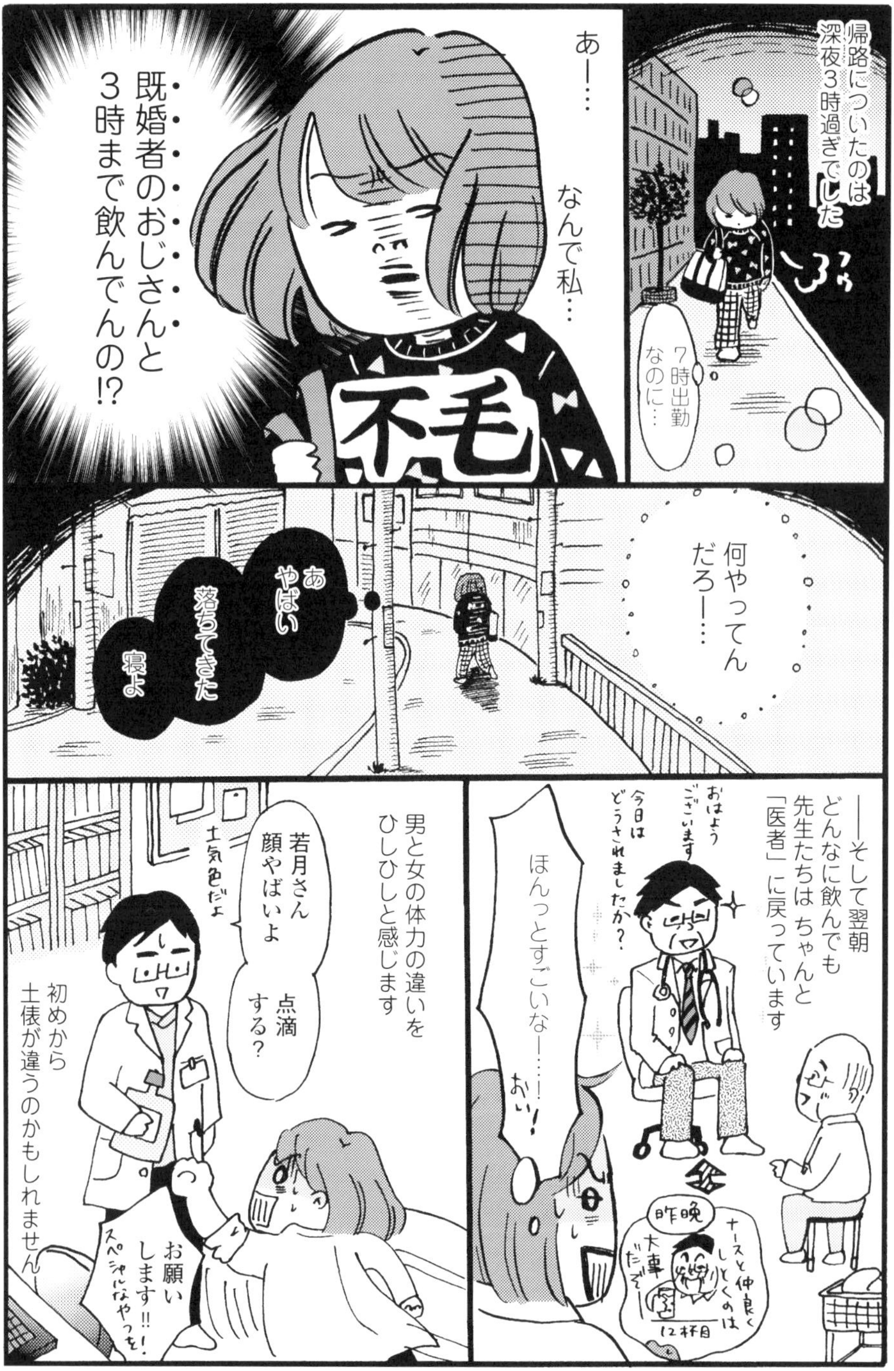
帰路についたのは深夜3時過ぎでした
フゥ
7時出勤なのに…
あー…
なんで私…
既婚者のおじさんと3時まで飲んでんの!?
不毛
何やってんだろー…
あ やばい
落ちてきた
寝よ
――そして翌朝 どんなに飲んでも先生たちは ちゃんと「医者」に戻っています
おはようございます
今日はどうされましたか?
ほんっとすごいなー…!
おい!
昨晩
ナースと仲良くしとくのは大事だぞー
12杯目
男と女の体力の違いをひしひしと感じます
若月さん顔やばいよ
点滴する?
土気色だよ
お願いします!!
スペシャルなやつを!
初めから土俵が違うのかもしれません

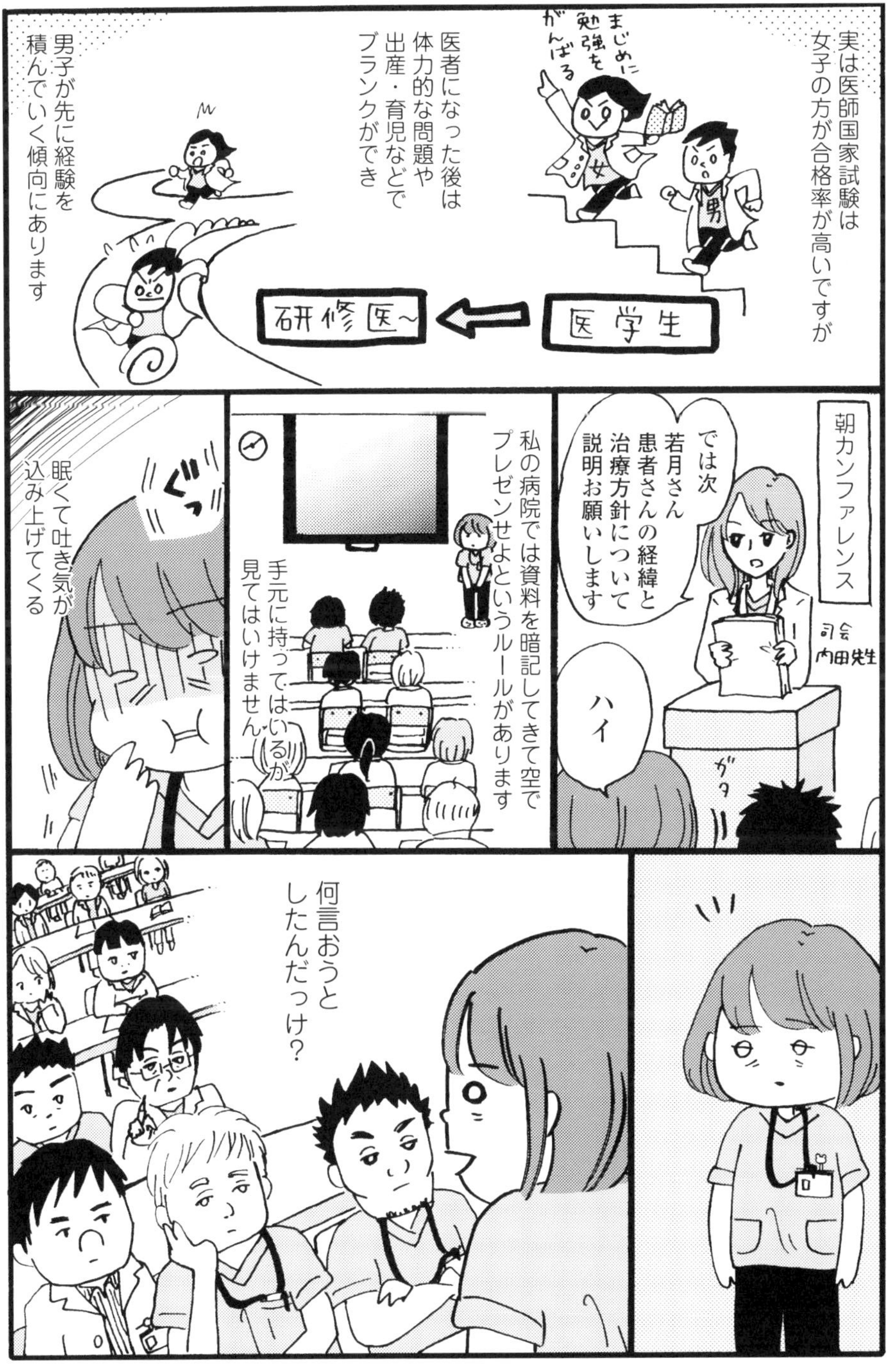
実は医師国家試験は女子の方が合格率が高いですが
まじめに勉強をがんばる
女
男
医学生
研修医～
医者になった後は体力的な問題や出産・育児などでブランクができ
男子が先に経験を積んでいく傾向にあります
朝カンファレンス
では次 若月さん 患者さんの経緯と治療方針について説明お願いします
司会 内田先生
ハイ
ガタ
私の病院では資料を暗記してきて空でプレゼンせよというルールがあります
手元に持ってはいるが見てはいけません
ぐっ
眠くて吐き気が込み上げてくる
何言おうとしたんだっけ？

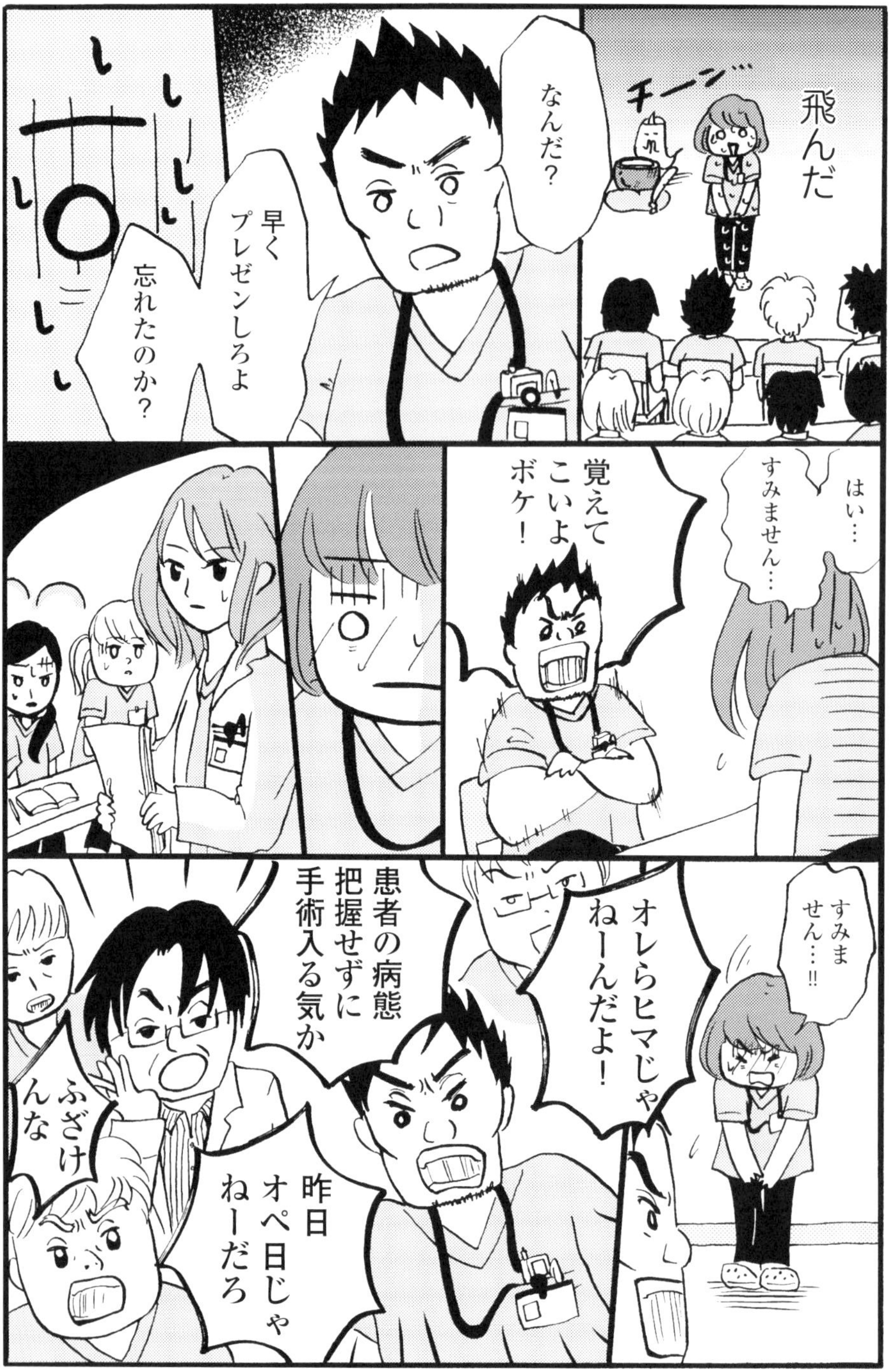
飛んだ
チーン
なんだ？
早く
プレゼンしろよ
忘れたのか？
はい…
すみません…
覚えて
こいよ
ボケ！
すみま
せん…!!
オレらヒマじゃ
ねーんだよ！
患者の病態
把握せずに
手術入る気か
昨日
オペ日じゃ
ねーだろ
ふざけ
んな

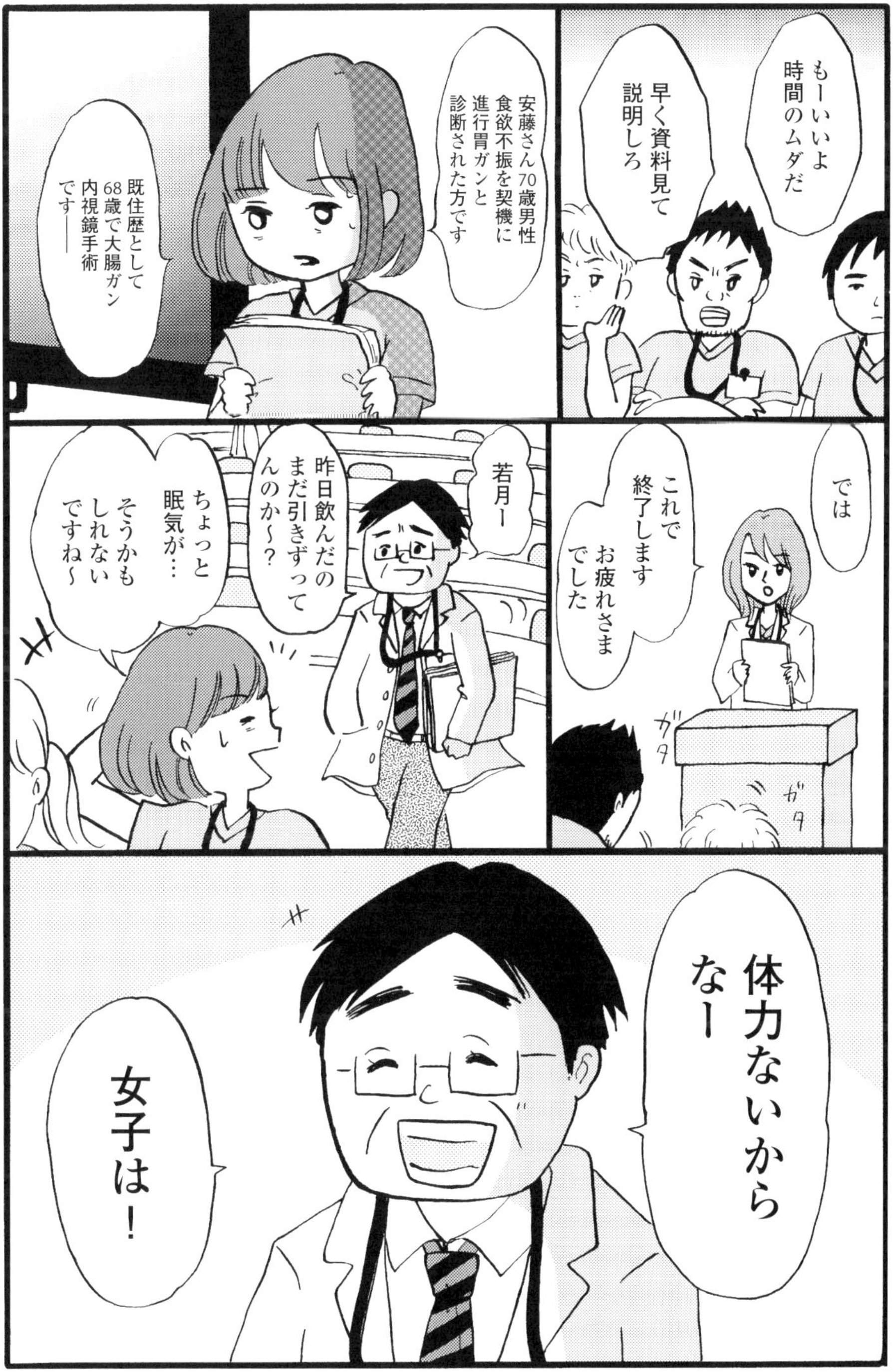
もーいいよ 時間のムダだ
早く資料見て 説明しろ
安藤さん70歳男性 食欲不振を契機に 進行胃ガンと 診断された方です
既住歴として 68歳で大腸ガン 内視鏡手術 です――
では
これで 終了します
お疲れさま でした
ガタ
ガタ
若月ー
昨日飲んだの まだ引きずってんのか～？
ちょっと 眠気が…
そうかも しれない ですね～
体力ないから なー
女子は！

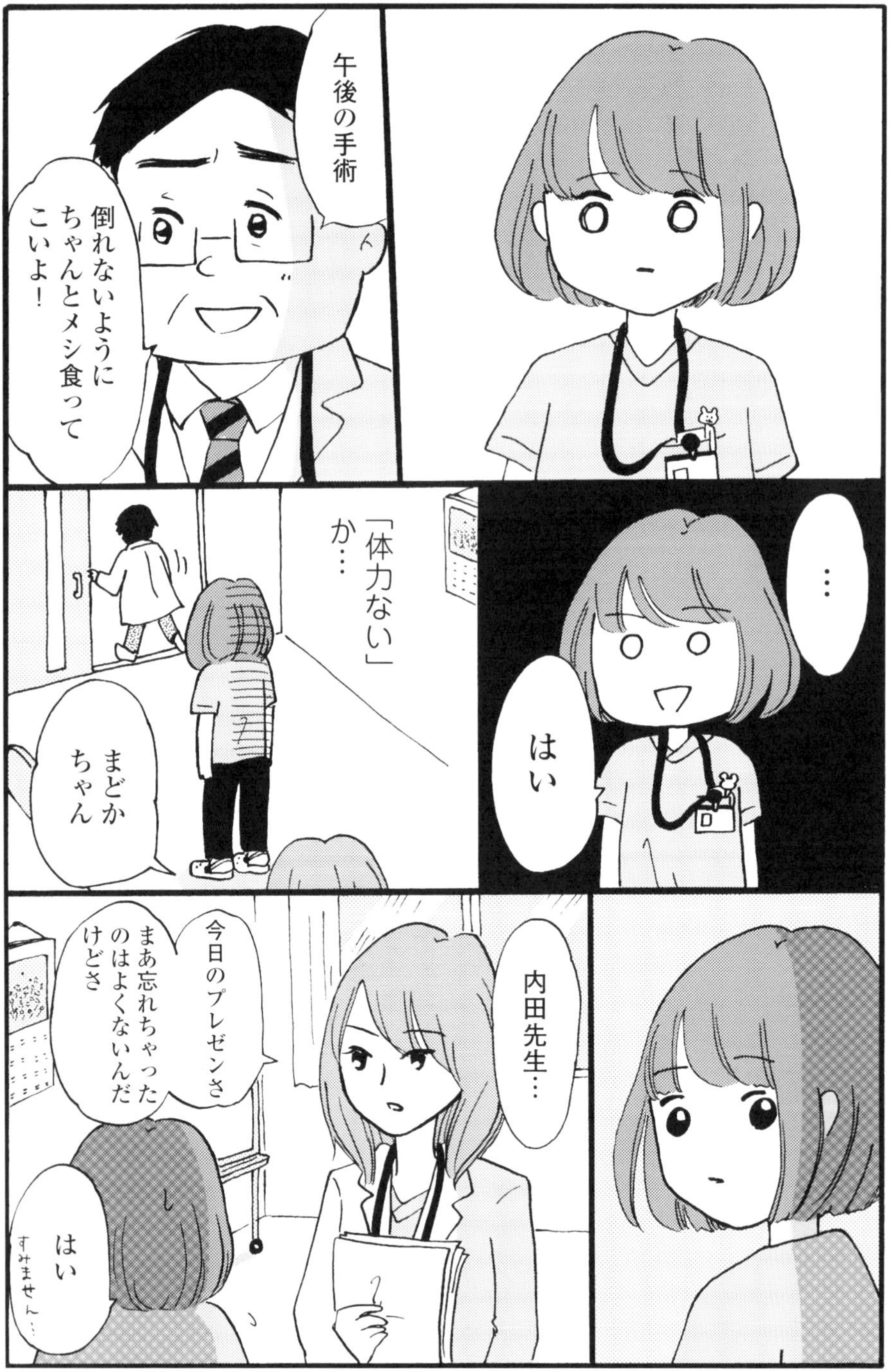

午後の手術
倒れないようにちゃんとメシ食ってこいよ！
…
はい
「体力ない」か…
まどかちゃん
内田先生…
今日のプレゼンさまあ忘れちゃったのはよくないんだけどさ
はい
すみません…

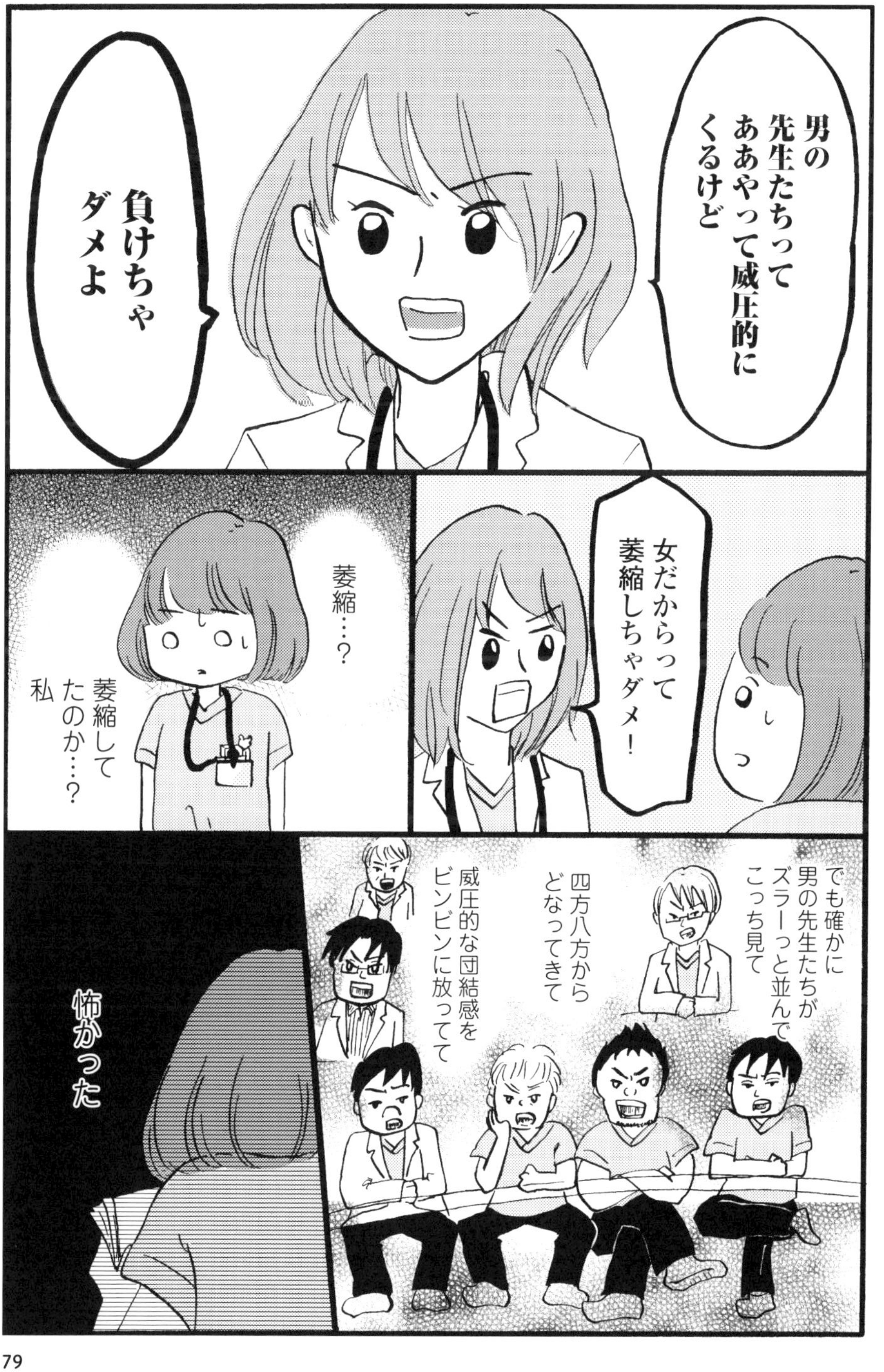
男の先生たちってああやって威圧的にくるけど
負けちゃダメよ
女だからって萎縮しちゃダメ！
萎縮…？
萎縮してたのか…？私
でも確かに男の先生たちがズラーっと並んでこっち見て
四方八方からどなってきて
威圧的な団結感をビンビンに放ってて
怖かった

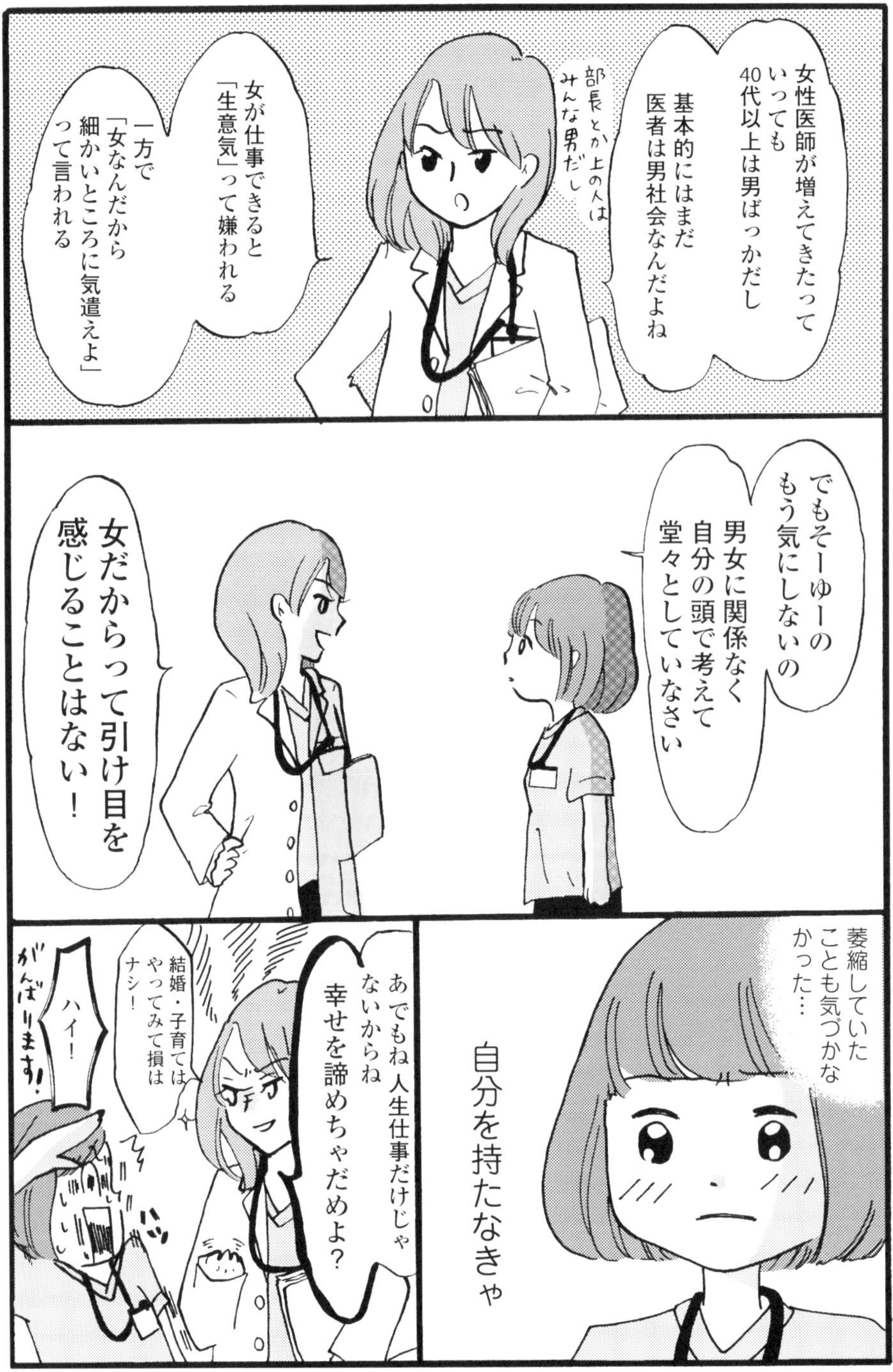

女性医師が増えてきたっていっても40代以上は男ばっかだし 基本的にはまだ医者は男社会なんだよね
部長とか上の人はみんな男だし
女が仕事できると「生意気」って嫌われる 一方で「女なんだから細かいところに気遣えよ」って言われる
でもそーゆーのもう気にしないの 男女に関係なく自分の頭で考えて堂々としていなさい
女だからって引け目を感じることはない！
萎縮していたことも気づかなかった…
自分を持たなきゃ
あでもね人生仕事だけじゃないからね 幸せを諦めちゃだめよ？
結婚・子育てはやってみて損はナシ！
ハイ！
がんばります！

＜手術のコツ＞

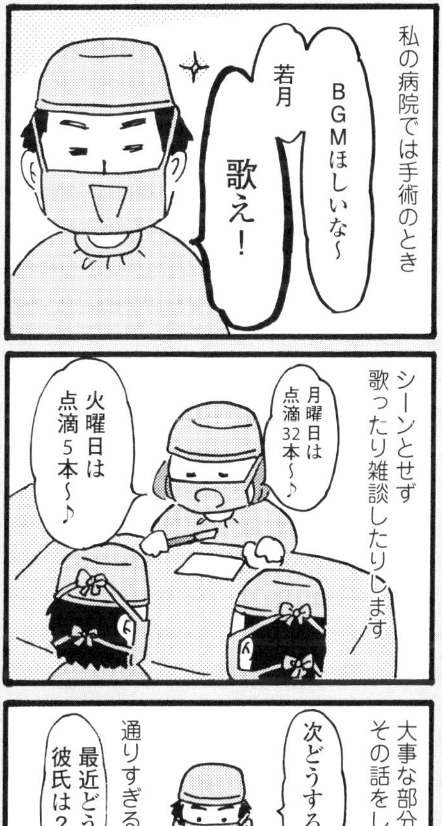

私の病院では手術のとき
BGMほしいな〜
若月
歌え！
シーンとせず歌ったり雑談したりします
月曜日は点滴32本〜♪
火曜日は点滴5本〜♪
大事な部分に差しかかるとその話をし
次どうするの
腹膜を切ります
通りすぎると
最近どうよ彼氏は？
いないっす
雑談に戻る
張りつめた緊張感の中でずっと集中してやるよりしゃべりながらやった方が手が動きやすく疲れない
手術はリラックスしてやります
歌いながら料理するのに近い

＜ストレス解消法＞

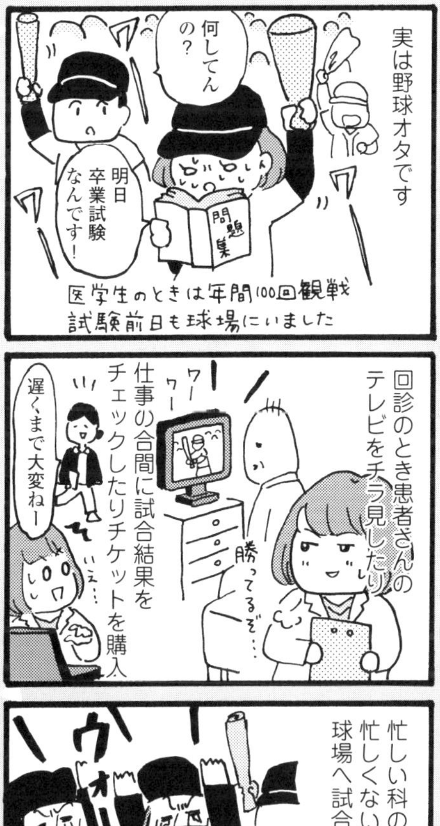

実は野球オタです
何してんの？
明日卒業試験なんです！
問題集
医学生のときは年間100回観戦
試験前日も球場にいました
回診のとき患者さんのテレビをチラ見したり
勝ってるぞ…
仕事の合間に試合結果をチェックしたりチケットを購入
ワー
ワー
遅くまで大変ねー
いえ…
忙しい科のときは週1回
忙しくない科のときは週3回
球場へ試合を観に行きます
ウオー
みんなで応援する解放感が好き！ 野球友達もできる！
PHSの着信音をひそかに好きな選手の応援歌にしたり
キリッ
まあちょっと…
なんのBGM？
ハイ！若月です！
心の支えです

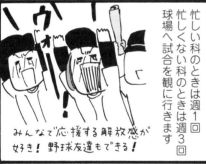

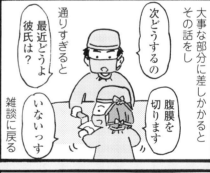

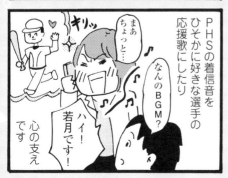

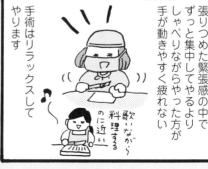

Diary of a Surgical
Resident : Madoka

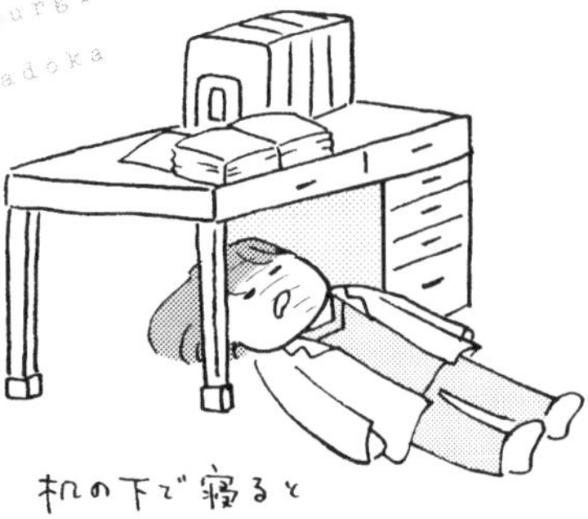

机の下で寝ると
落ち着く

第三章

女子研修医の恋愛事情

chapter three

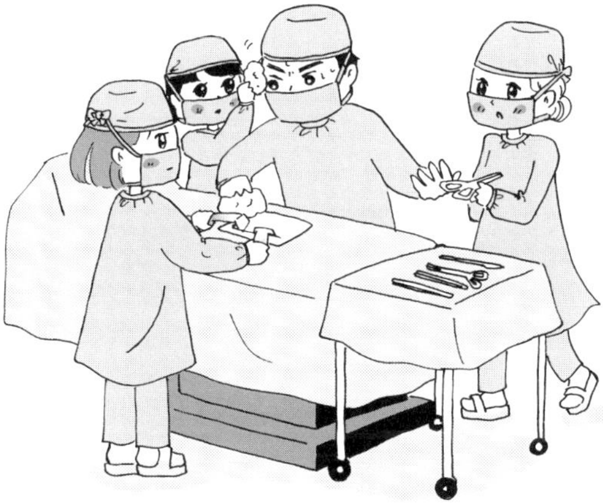

〈女性医師と結婚〉

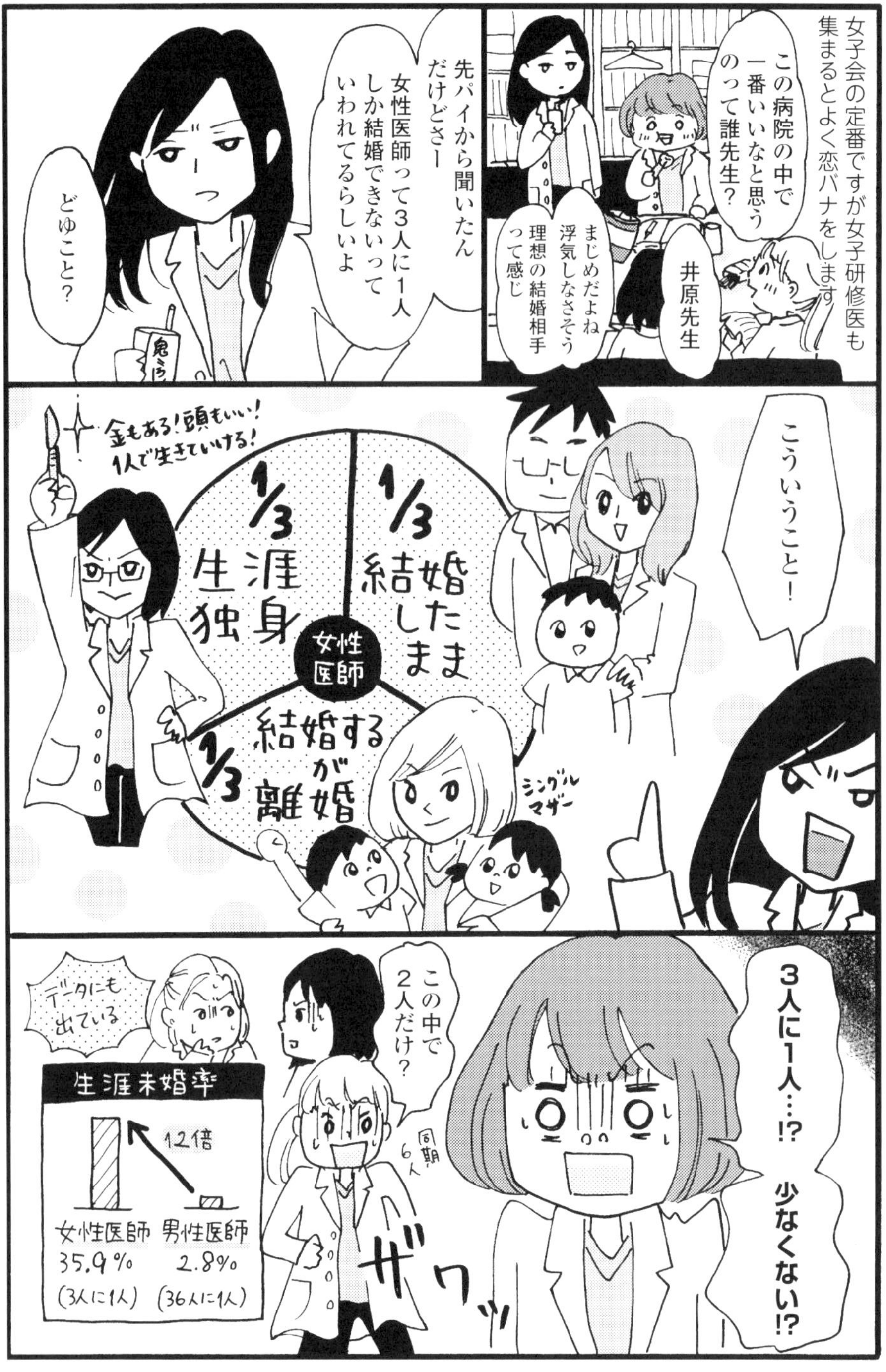

女子会の定番ですが女子研修医も集まるとよく恋バナをします
この病院の中で一番いいなと思うのって誰先生？
井原先生
まじめだよね浮気しなさそう理想の結婚相手って感じ
先パイから聞いたんだけどさー
女性医師って3人に1人しか結婚できないっていわれてるらしいよ
どゆこと？
こういうこと！
金もある！頭もいい！1人で生きていける！
1/3 生涯独身
1/3 結婚したまま
1/3 結婚するが離婚
女性医師
シングルマザー
3人に1人…!?
少なくない!?
この中で2人だけ？
同期6人
データにも出ている
生涯未婚率
12倍
女性医師 35.9% (3人に1人)
男性医師 2.8% (36人に1人)
ザワッ

※平成24年総務省「就業構造基本調査」による。

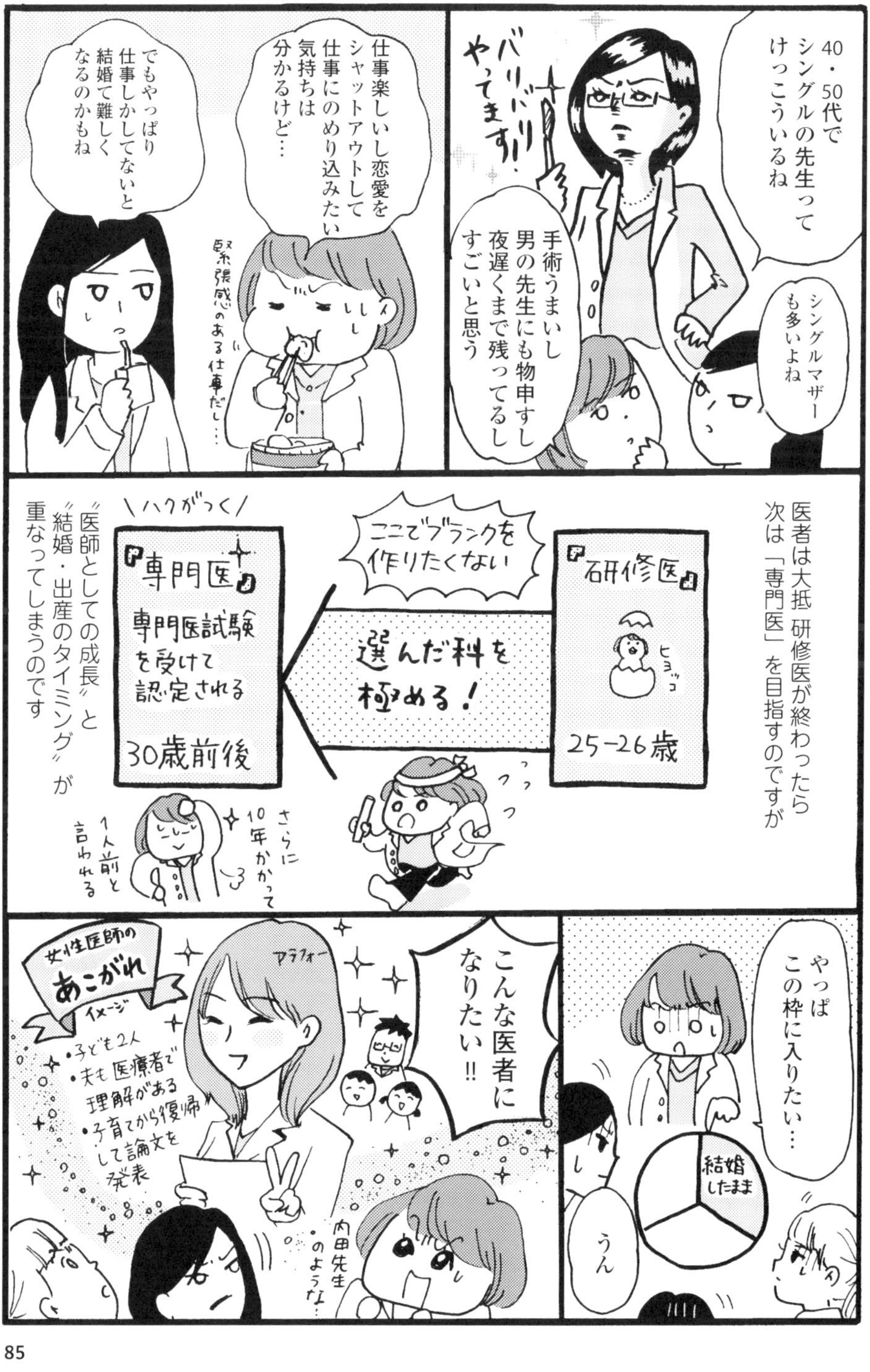
40・50代でシングルの先生ってけっこういるね
バリバリやってます!
シングルマザーも多いよね
手術うまいし男の先生にも物申すし夜遅くまで残ってるしすごいと思う
仕事楽しいし恋愛をシャットアウトして仕事にのめり込みたい気持ちは分かるけど…
緊張感のある仕事だし…
でもやっぱり仕事しかしてないと結婚て難しくなるのかもね
医者は大抵研修医が終わったら次は「専門医」を目指すのですが
『研修医』
ヒヨッコ
25−26歳
ここでブランクを作りたくない
選んだ科を極める!
つつつ
\ハクがつく/
『専門医』
専門医試験を受けて認定される
30歳前後
さらに10年かかって
1人前と言われる
〝医師としての成長〟と〝結婚・出産のタイミング〟が重なってしまうのです
やっぱこの枠に入りたい…
結婚したまま
うん
こんな医者になりたい!!
女性医師のあこがれイメージ
アラフォー
・子ども2人
・夫も医療者で理解がある
・子育てから復帰して論文を発表
内田先生のような…

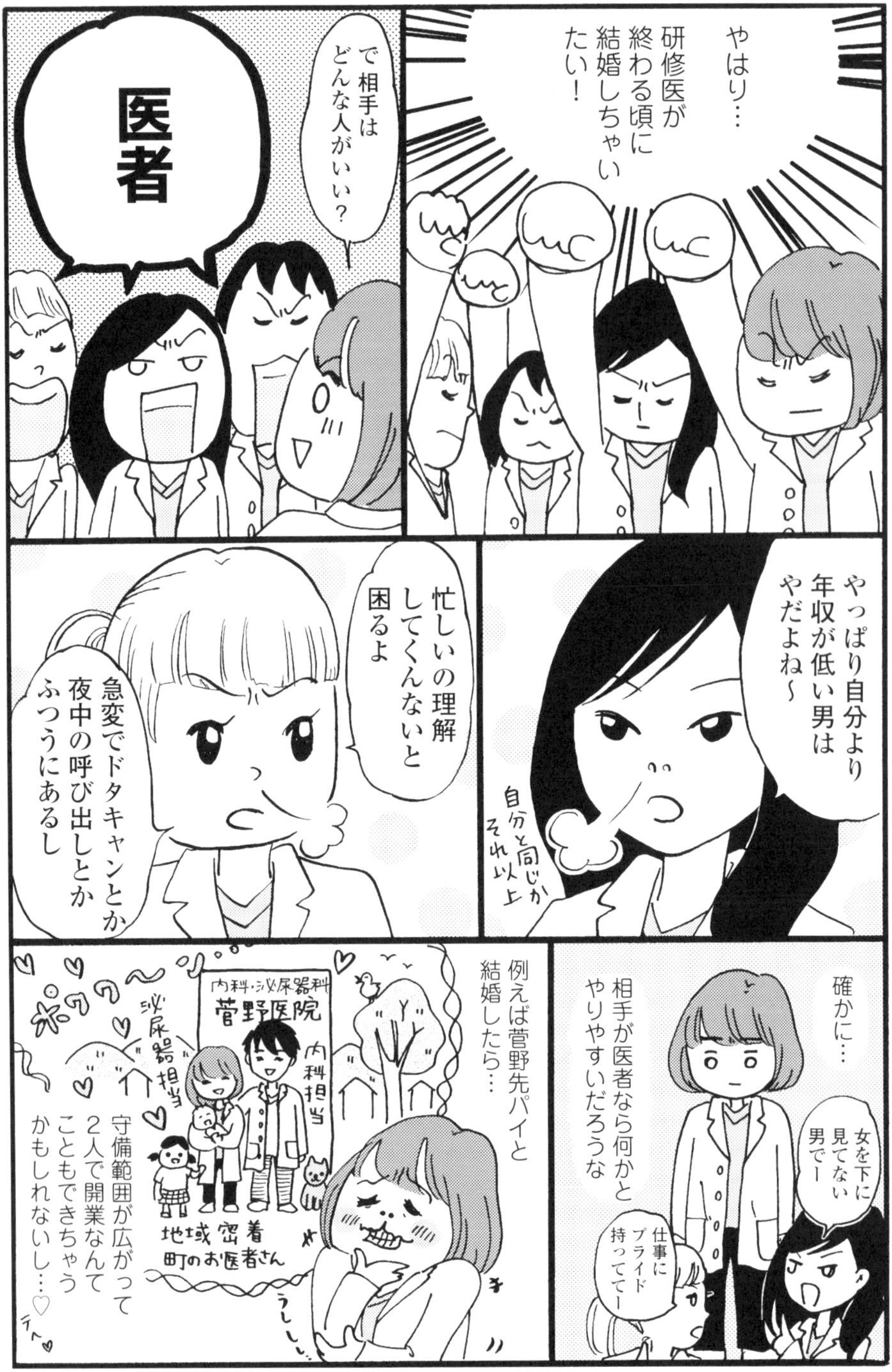
やはり…研修医が終わる頃に結婚しちゃいたい！
で相手はどんな人がいい？
医者
やっぱり自分より年収が低い男はやだよね～
自分と同じかそれ以上
忙しいの理解してくんないと困るよ
急変でドタキャンとか夜中の呼び出しとかふつうにあるし
確かに…
相手が医者なら何かとやりやすいだろうな
女を下に見てない男でー
仕事にプライド持っててー
例えば菅野先パイと結婚したら…
ポワワ～ン
内科・泌尿器科
菅野医院
泌尿器担当
内科担当
地域密着
町のお医者さん
守備範囲が広がって2人で開業なんてこともできちゃうかもしれないし…♡
うしし…
テヘ♡

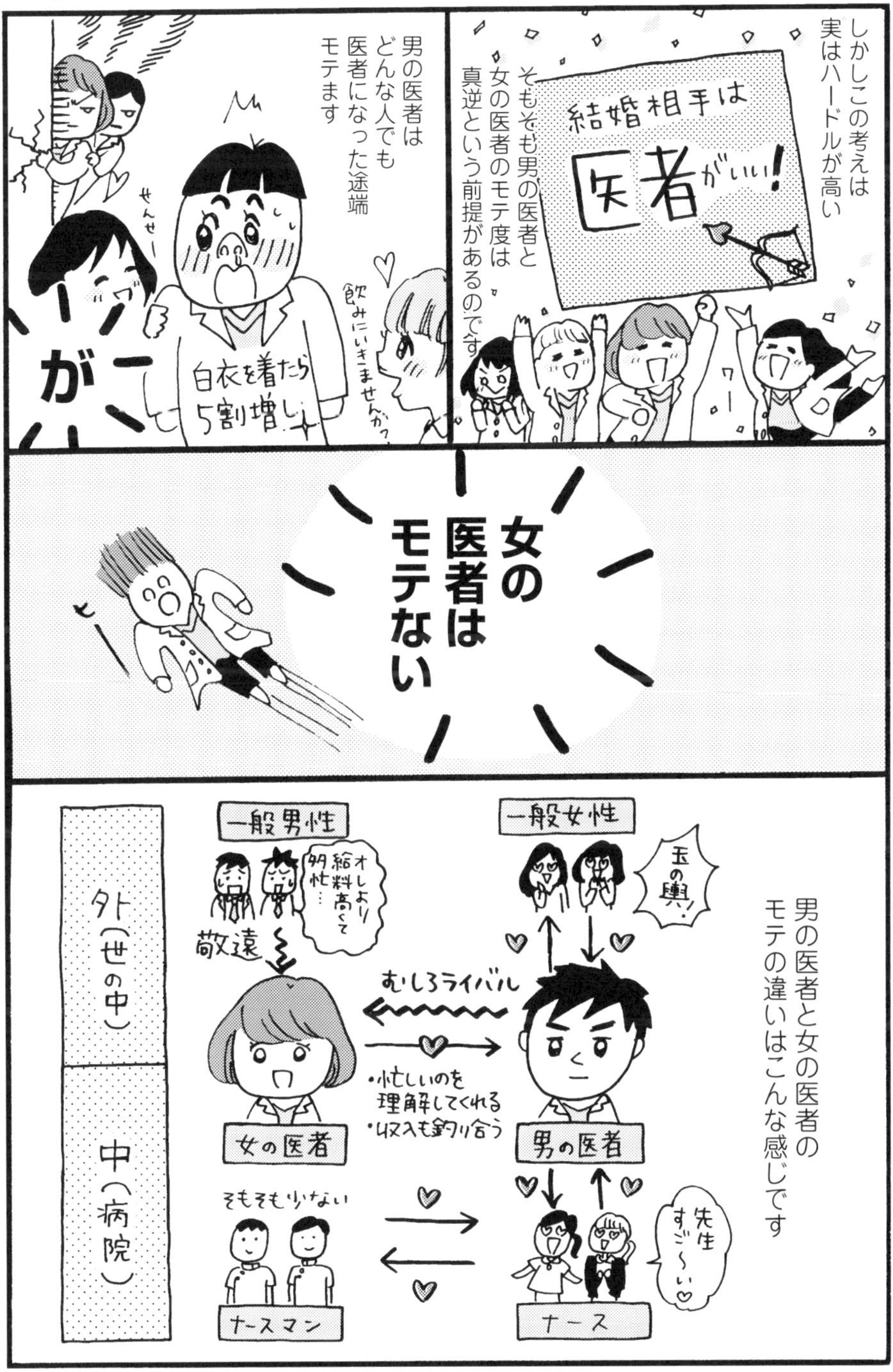
しかしこの考えは実はハードルが高い
結婚相手は医者がいい!
そもそも男の医者と女の医者のモテ度は真逆という前提があるのです
ワー
男の医者はどんな人でも医者になった途端モテます
せんせー
飲みにいきませんかっ
白衣を着たら5割増し
が
女の医者はモテない
ヒ
男の医者と女の医者のモテの違いはこんな感じです
一般女性
玉の輿!
一般男性
オレより給料高くて多忙…
敬遠
むしろライバル
・忙しいのを理解してくれる
・収入も釣り合う
女の医者
男の医者
外(世の中)
中(病院)
そもそも少ない
先生すご〜い
ナースマン
ナース

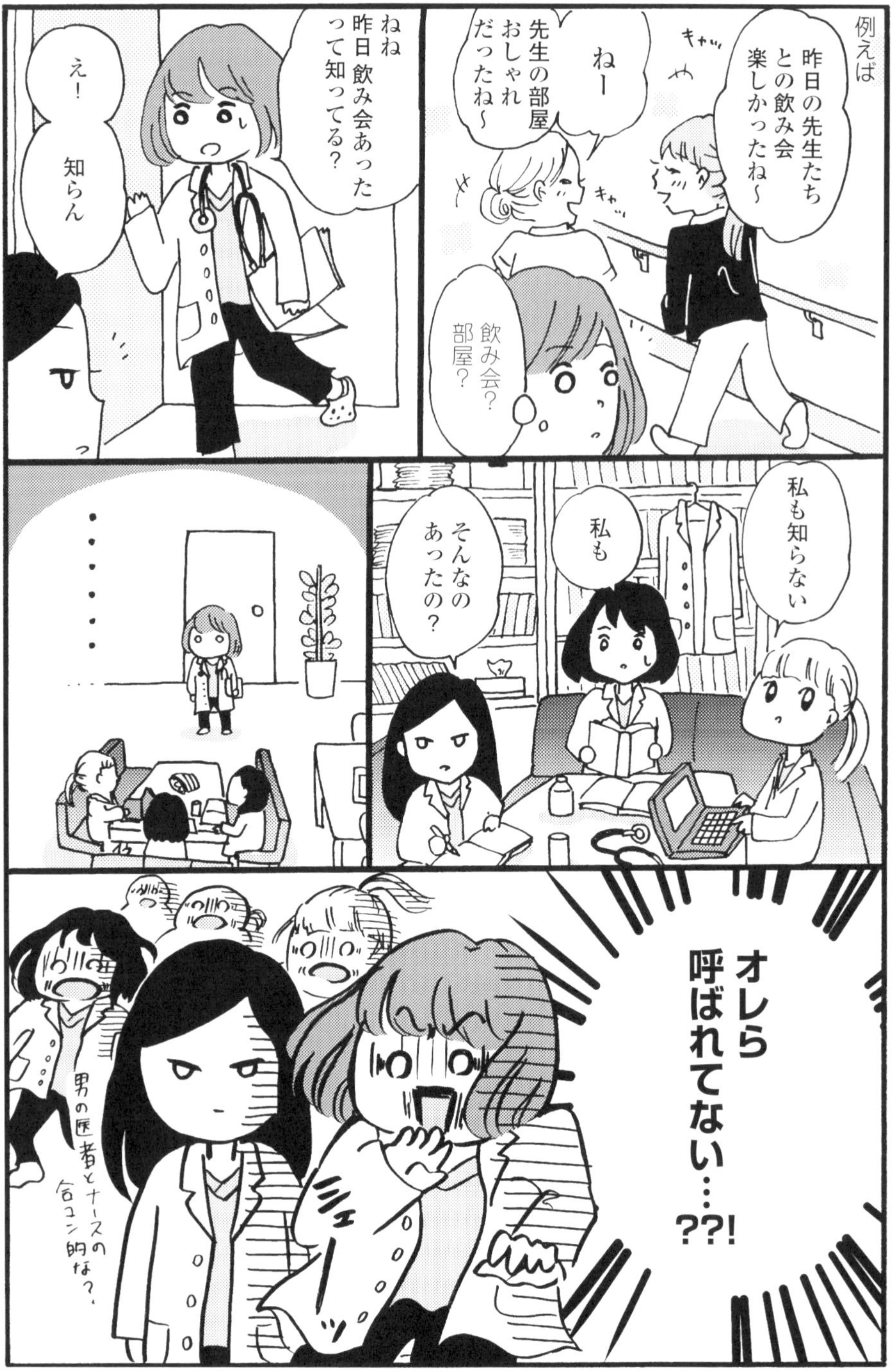
例えば
昨日の先生たちとの飲み会楽しかったね～
キャッ
ねー
キャッ
先生の部屋おしゃれだったね～
飲み会？部屋？
ねね昨日飲み会あったって知ってる？
え！
知らん
私も知らない
私も
そんなのあったの？
……
オレら呼ばれてない…??!
男の医者とナースの合コン的な？

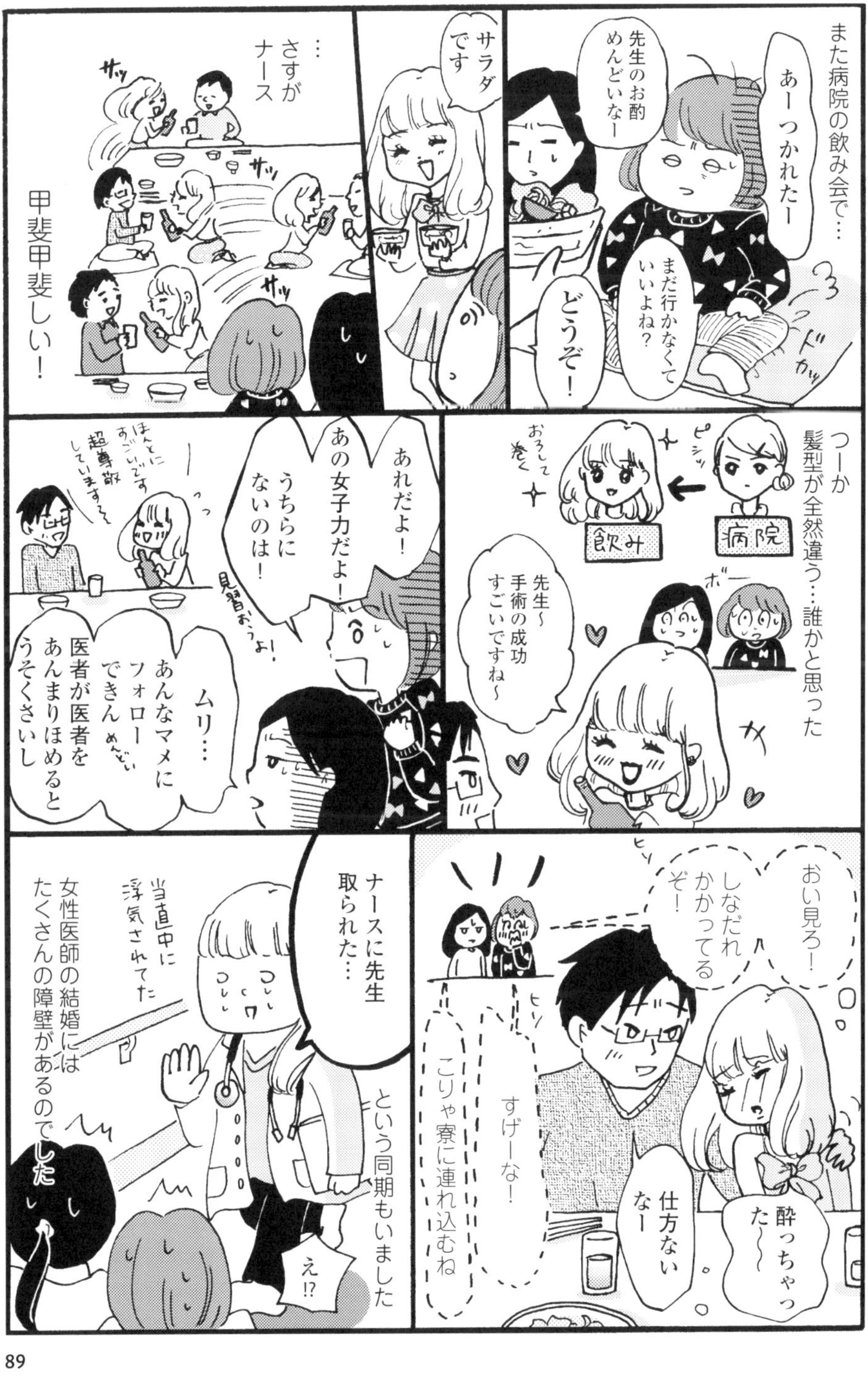
また病院の飲み会で…
あーつかれたー
先生のお酌めんどいなー
まだ行かなくていいよね？
どうぞ！
ドカッ
サラダです
…さすがナース
サッ
甲斐甲斐しい！
つーか髪型が全然違う…誰かと思った
ピシッ
病院
おろして巻く
飲み
ボー
先生～手術の成功すごいですね～
カ
あれだよ！あの女子力だよ！
うちらにないのは！
見習おうよ！
ほんとにすごいです超尊敬しています～
ムリ…
あんなマメにフォローできん めんどい
医者が医者をあんまりほめるとうそくさいし
おい見ろ！
しなだれかかってるぞ！
ヒソ
酔っちゃった～
仕方ないなー
すげーな！
こりゃ寮に連れ込むね
ヒソ
ナースに先生取られた…
当直中に浮気されてた
え!?
という同期もいました
女性医師の結婚にはたくさんの障壁があるのでした

〈女子研修医の恋愛 その1〉

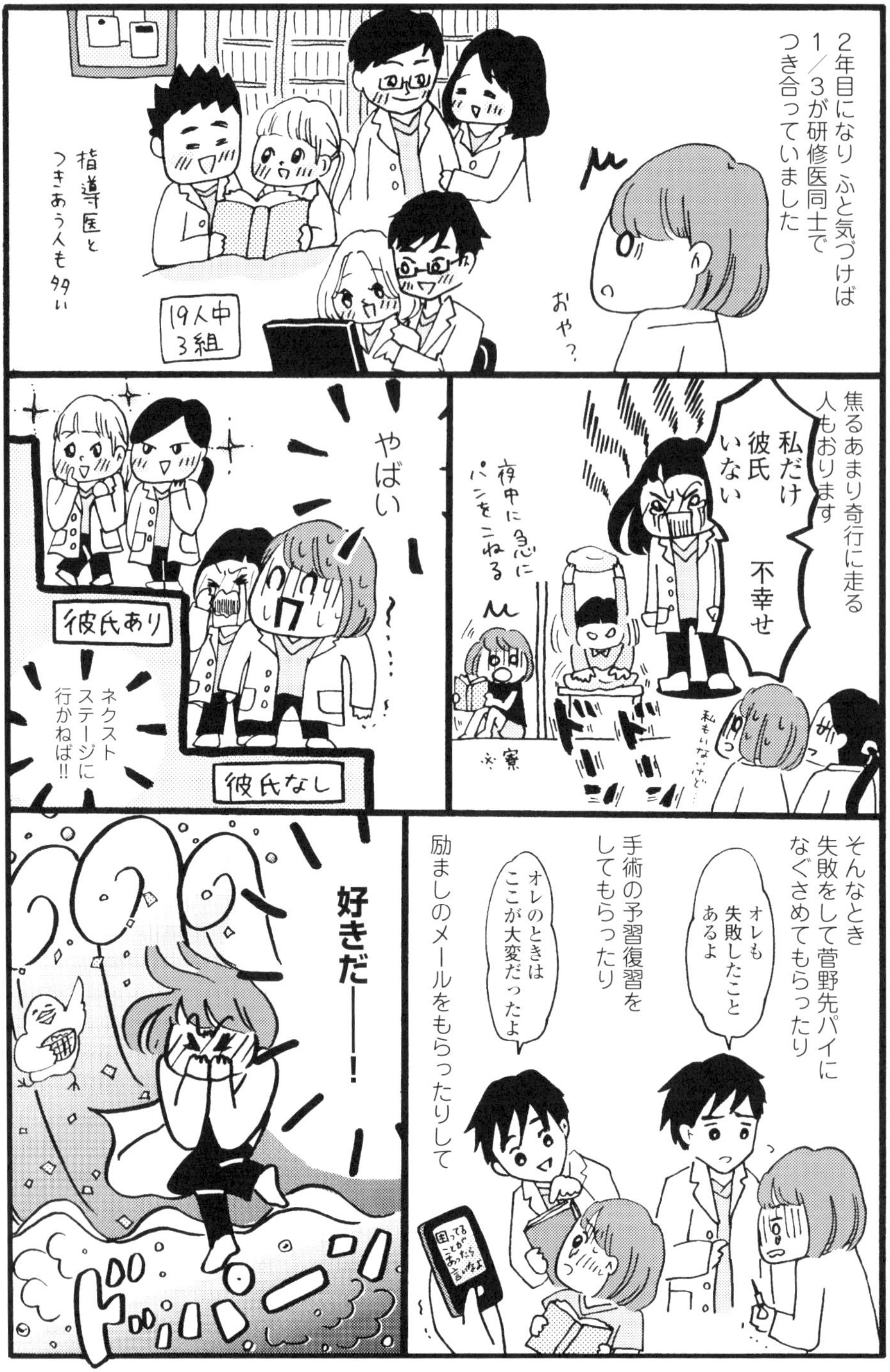

2年目になり ふと気づけば 1／3が研修医同士で つき合っていました
おや？
指導医と つきあう人も多い
19人中 3組
焦るあまり奇行に走る人もおります
私だけ 彼氏 いない 不幸せ
夜中に急にパンをこねる
※寮
私もいないけど…
やばい
彼氏あり
彼氏なし
ネクストステージに行かねば!!
そんなとき 失敗をして菅野先パイに なぐさめてもらったり
オレも 失敗したこと あるよ
手術の予習復習を してもらったり
オレのときは ここが大変だったよ
励ましのメールをもらったりして
困ってることがあったら言いなよ
好きだ――!

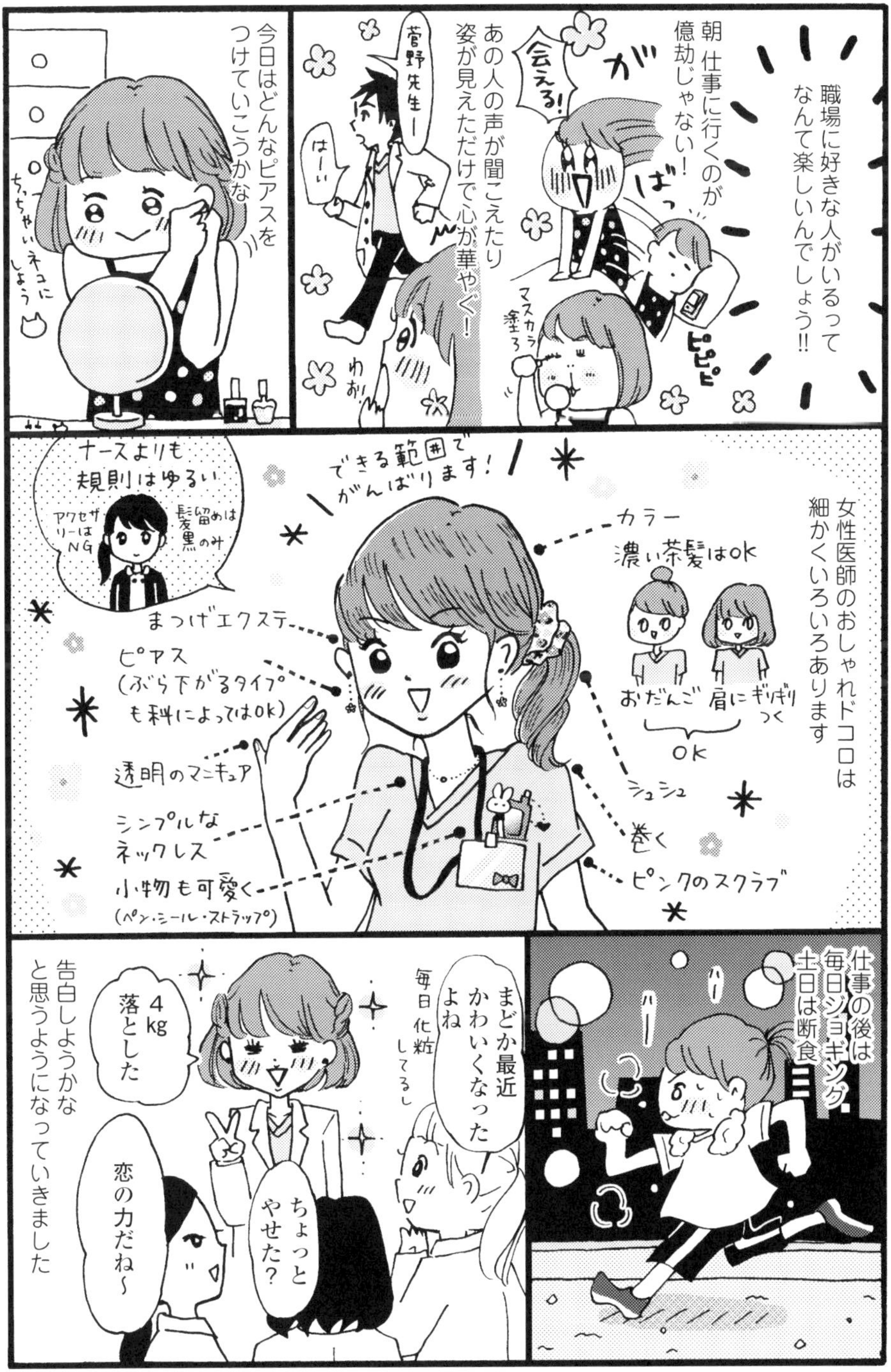
職場に好きな人がいるって
なんて楽しいんでしょう!!
ガ
ばっ
ピピピ
朝 仕事に行くのが
億劫じゃない!
会える!
マスカラ塗ろ
あの人の声が聞こえたり
姿が見えただけで心が華やぐ!
菅野先生ー
はーい
わお!
今日はどんなピアスを
つけていこうかな
ちっちゃいネコにしよう
女性医師のおしゃれドコロは
細かくいろいろあります
できる範囲で
がんばります!
ナースよりも
規則はゆるい
アクセサリーはNG
髪留めは黒のみ
カラー
濃い茶髪はOK
おだんご
肩にギリギリつく
OK
シュシュ
巻く
ピンクのスクラブ
まつげエクステ
ピアス
(ぶら下がるタイプも科によってはOK)
透明のマニキュア
シンプルな
ネックレス
小物も可愛く
(ペン・シール・ストラップ)
仕事の後は
毎日ジョギング
土日は断食
ハー
ハー
告白しようかな
と思うようになっていきました
まどか最近
かわいくなった
よね
毎日化粧してるし
4kg
落とした
ちょっと
やせた?
恋の力だね〜

〈女子研修医の恋愛 その2〉

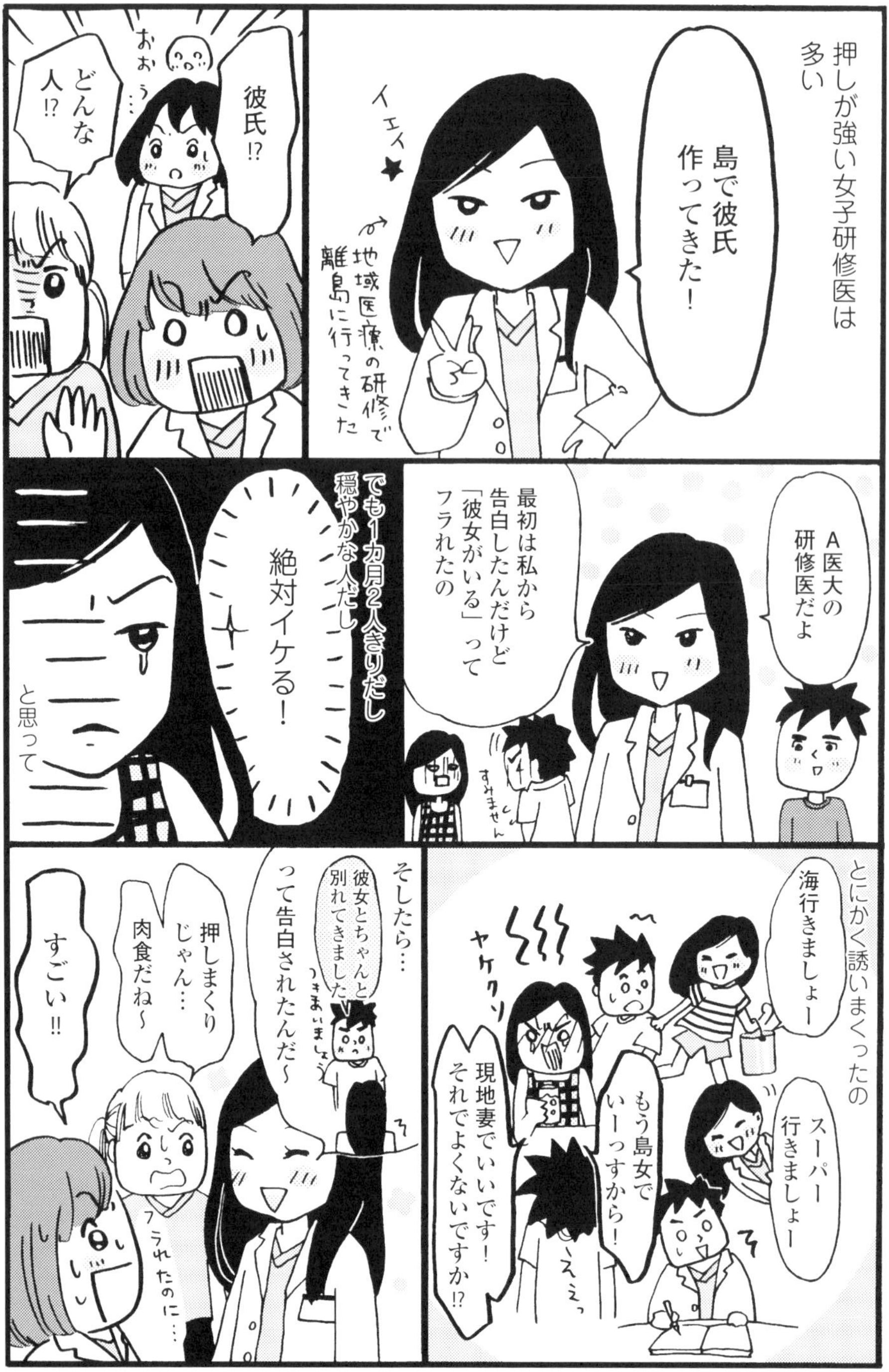
押しが強い女子研修医は多い
島で彼氏作ってきた！
イエイ★
地域医療の研修で離島に行ってきた
彼氏⁉
どんな人⁉
おぉう…
A医大の研修医だよ
最初は私から告白したんだけど「彼女がいる」ってフラれたの
すみません
でも1カ月2人きりだし穏やかな人だし
絶対イケる！
と思って
とにかく誘いまくったの
海行きましょー
ヤケクソ
スーパー行きましょー
もう島女でいーっすから！
現地妻でいいです！それでよくないですか⁉
えぇっ
そしたら…
彼女とちゃんと別れてきました
つきあいましょう
って告白されたんだ〜
押しまくりじゃん…肉食だね〜
すごい‼
フラれたのに…

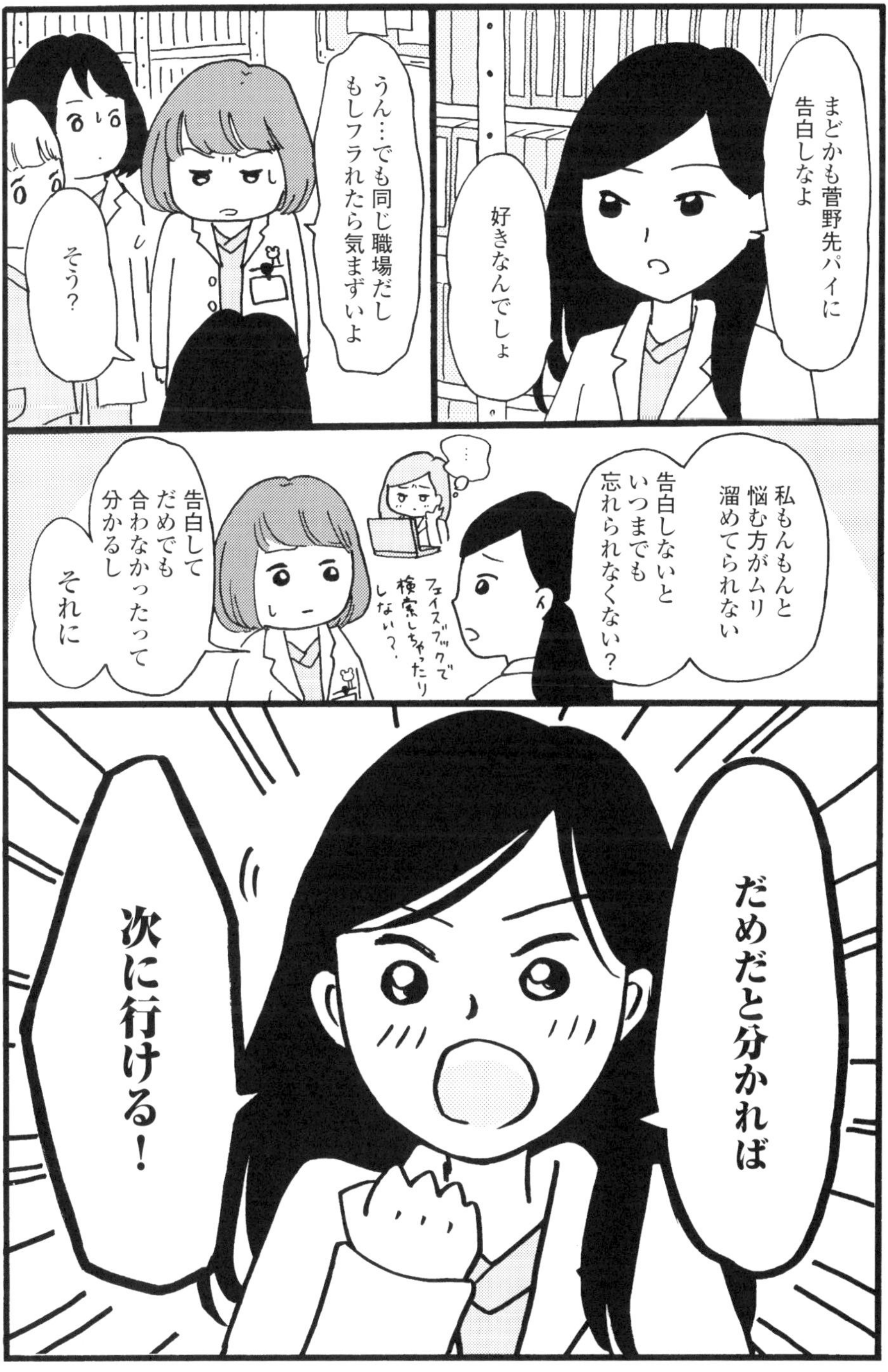
まどかも菅野先パイに告白しなよ
好きなんでしょ
うん…でも同じ職場だしもしフラれたら気まずいよ
そう？
私もんもんと悩む方がムリ溜めてられない
告白しないといつまでも忘れられなくない？
…
フェイスブックで検索しちゃったりしない？
告白してだめでも合わなかったって分かるし
それに
だめだと分かれば
次に行ける！

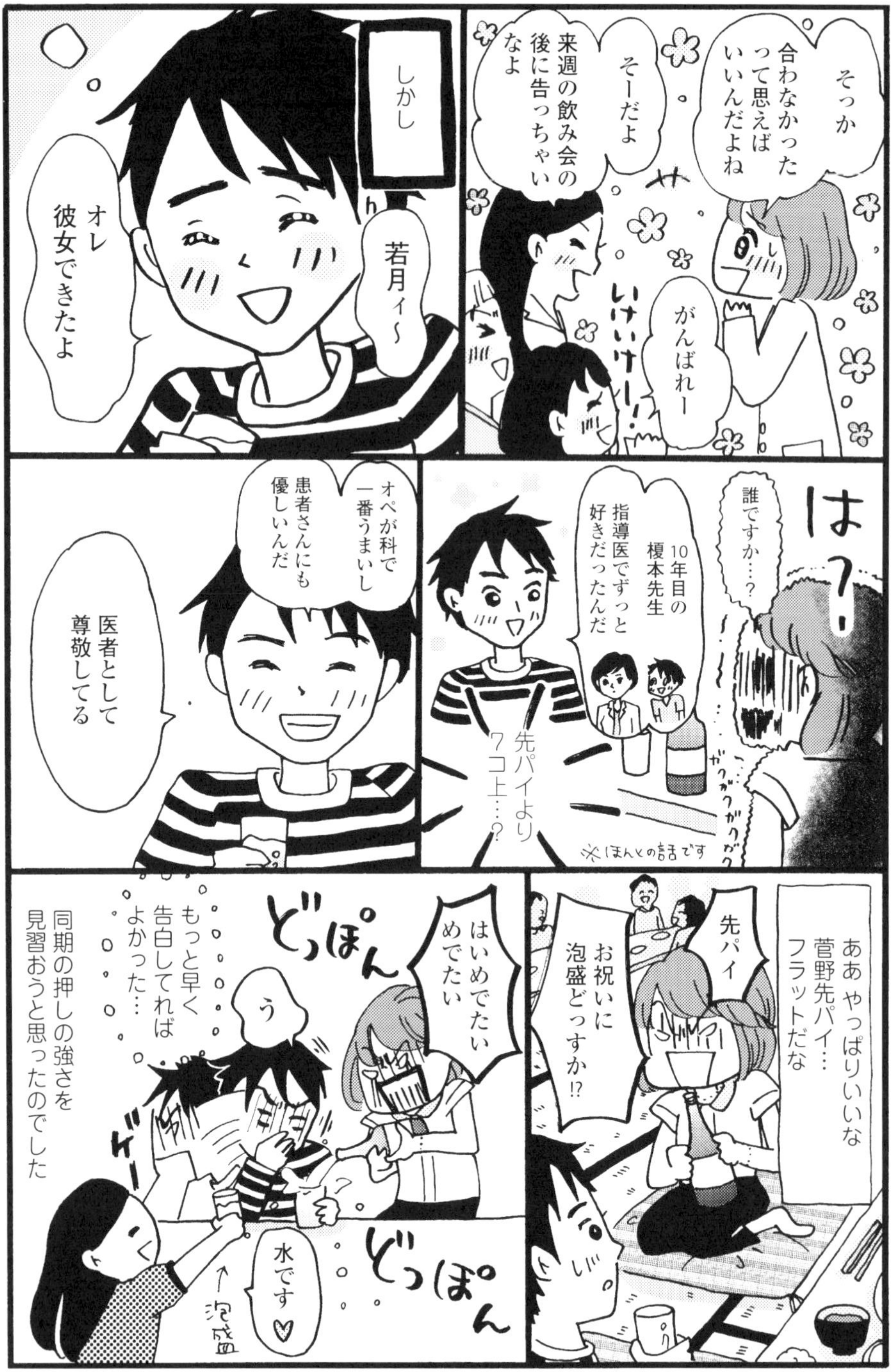
そっか
合わなかったって思えばいいんだよね
そーだよ
来週の飲み会の後に告っちゃいなよ
がんばれー
いけいけー!!
しかし
若月ィ〜
オレ彼女できたよ
は?
誰ですか…?
10年目の榎本先生
指導医でずっと好きだったんだ
先パイより7コ上…?
ガクガクガクガク
※ほんとの話です
オペが科で一番うまいし患者さんにも優しいんだ
医者として尊敬してる
ああやっぱりいいな菅野先パイ…フラットだな
先パイ
お祝いに泡盛どっすか!?
はいめでたいめでたい
どっぽん
う
もっと早く告白してればよかった…
同期の押しの強さを見習おうと思ったのでした
ゲー
どっぽん
水です♡
↑泡盛

〈恋愛と仕事のバランス〉

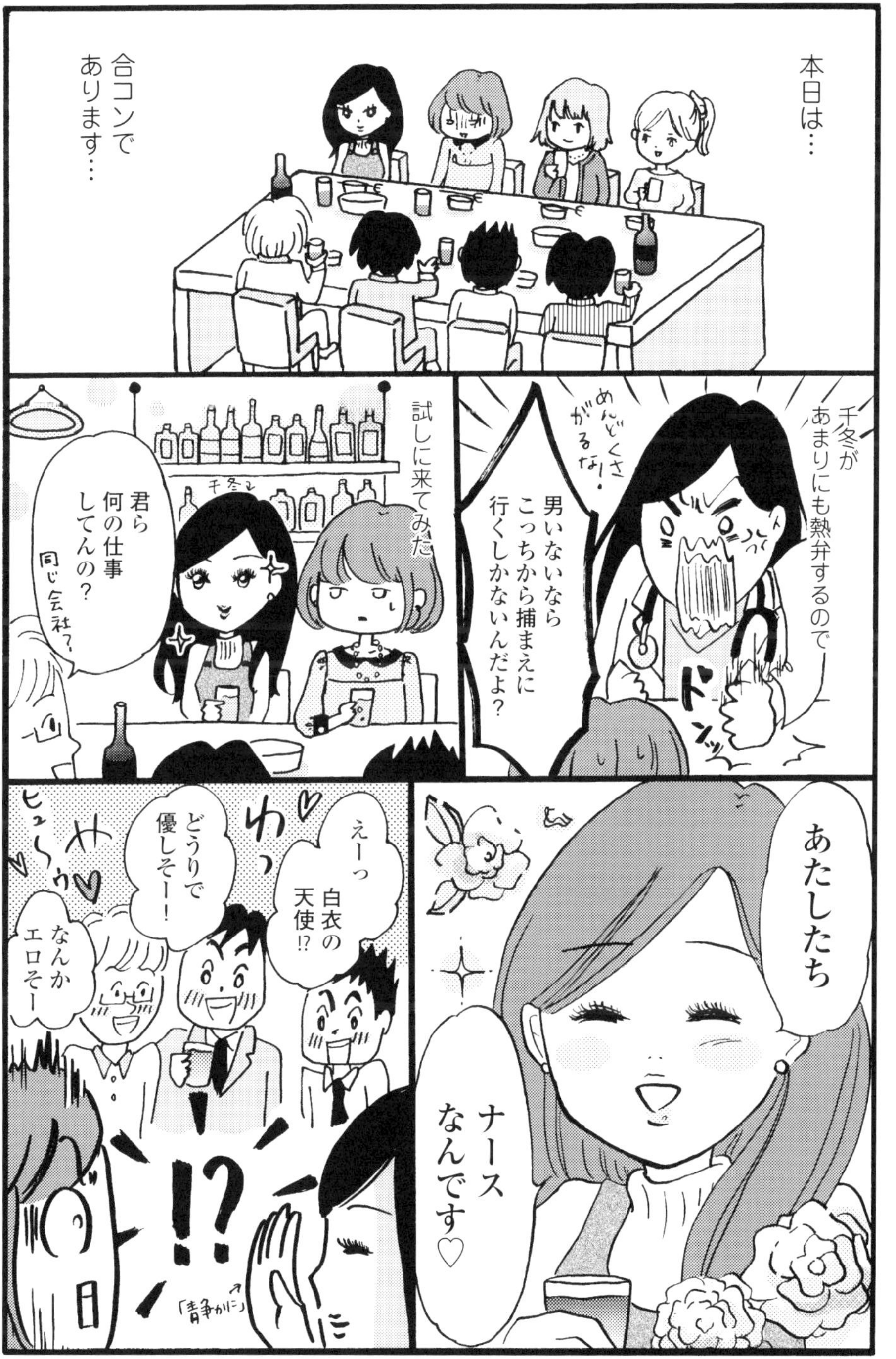
本日は…
合コンでありマす…
千冬があまりにも熱弁するので
めんどくさがるな!
男いないならこっちから捕まえに行くしかないんだよ?
ドンッ
試しに来てみた
君ら何の仕事してんの?
同じ会社?
あたしたち
ナースなんです♡
えーっ白衣の天使!?
どうりで優しそー!
ヒュ〜ゥ
なんかエロそー
!?
「静かに」

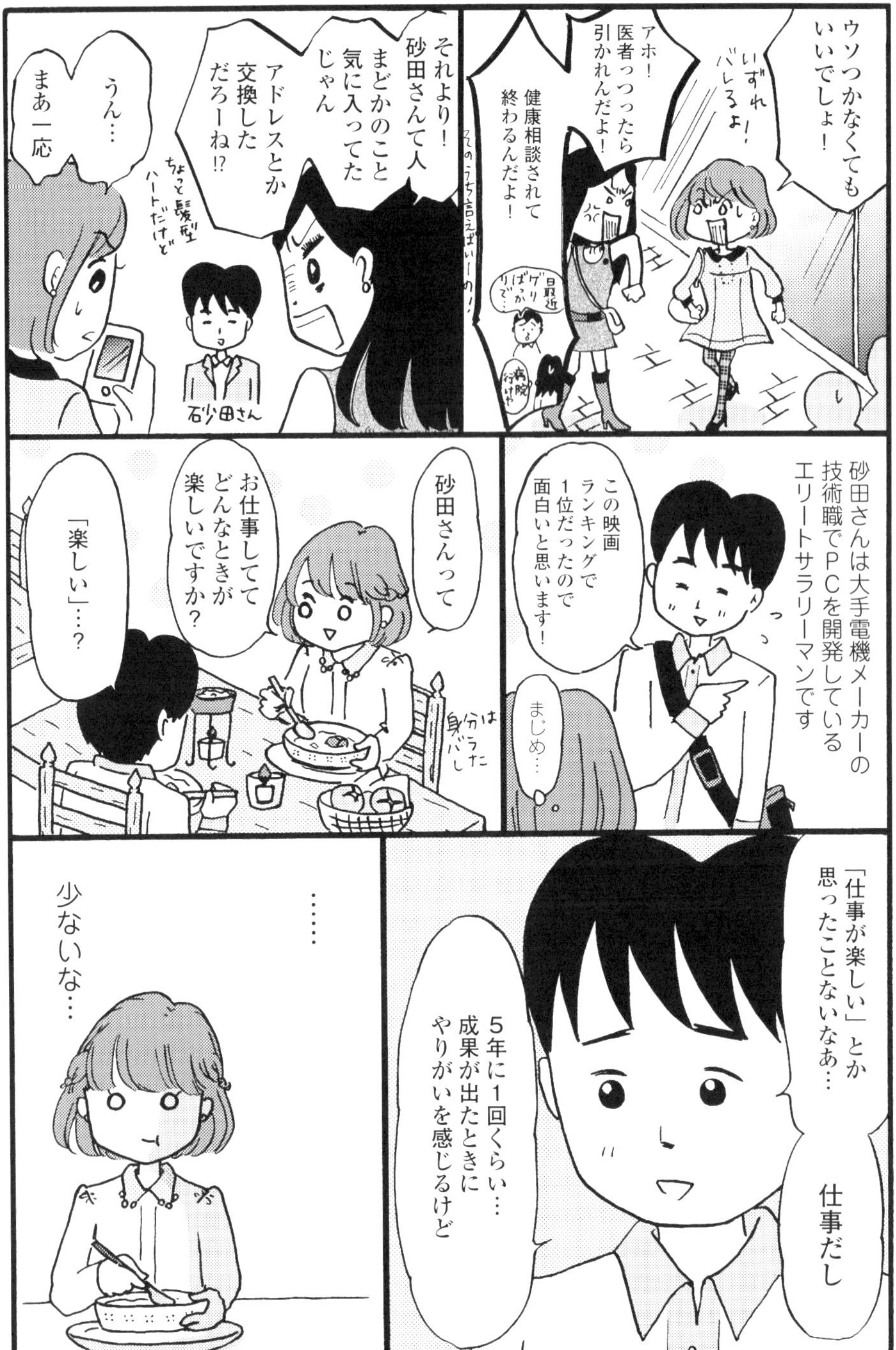
ウソつかなくてもいいでしょ!
いずればレるよ!
アホ!医者っつったら引かれんだよ!
健康相談されて終わるんだよ!
最近ゲリばっかりで…
病院行けや
そのうち言えばいーの!!
それより!砂田さんて人まどかのこと気に入ってたじゃん
アドレスとか交換しただろーね!?
ちょっと髪型ハートだけど
砂田さん
うん…
まあ一応
砂田さんは大手電機メーカーの技術職でPCを開発しているエリートサラリーマンです
この映画ランキングで1位だったので面白いと思います!
まじめ…
砂田さんって
お仕事しててどんなときが楽しいですか?
身分はバラした
「楽しい」…?
「仕事が楽しい」とか思ったことないなあ…
仕事だし
5年に1回くらい…成果が出たときにやりがいを感じるけど
……
少ないな…

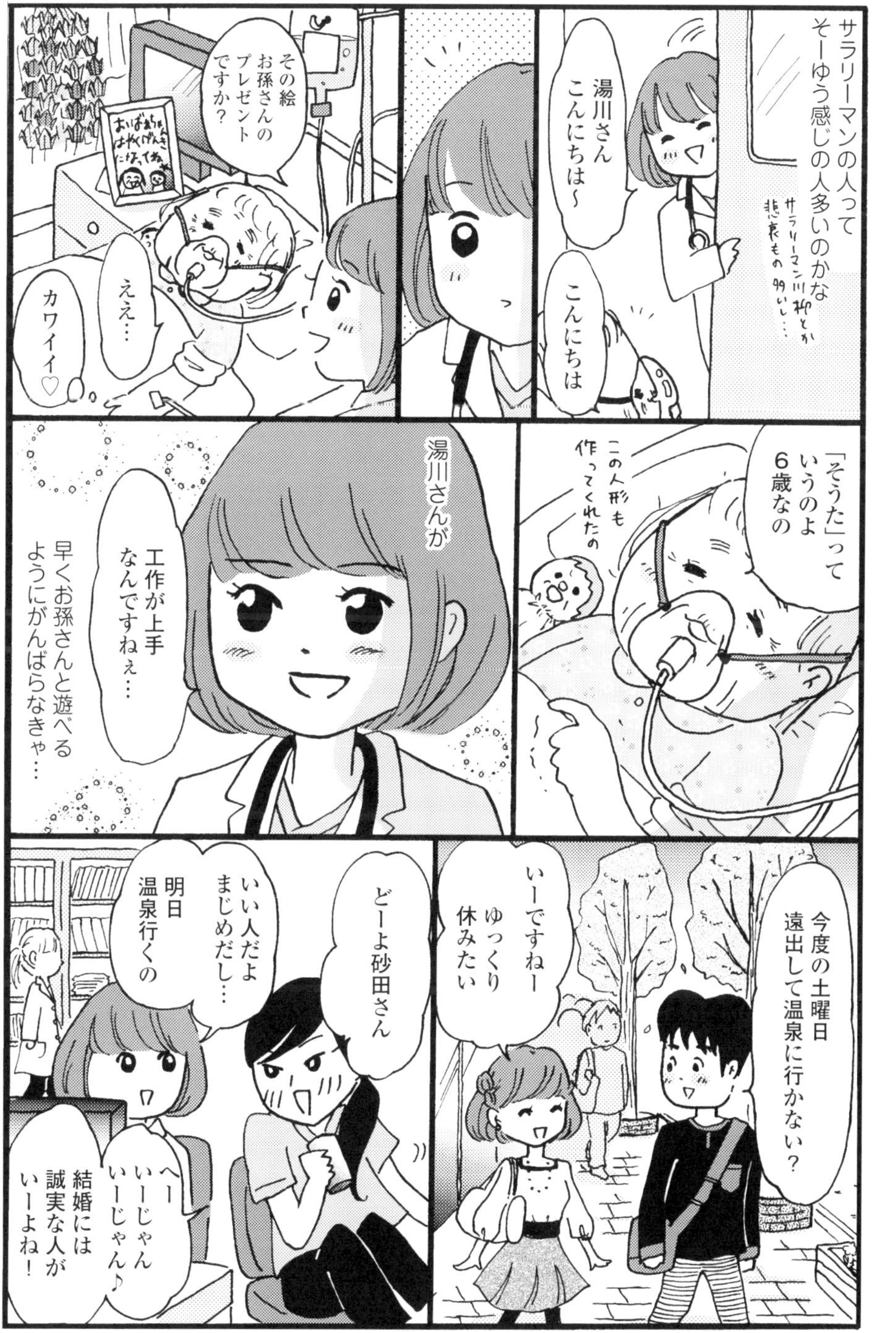
サラリーマンの人って
そーゆう感じの人多いのかな
サラリーマン川柳とか
悲哀もの多いし…
湯川さん
こんにちは〜
こんにちは
その絵
お孫さんの
プレゼント
ですか？
ええ…
カワイイ♡
おばあちゃん
はやくげんきになってね
「そうた」って
いうのよ
6歳なの
この人形も
作ってくれたの
湯川さんが
工作が上手
なんですねぇ…
早くお孫さんと遊べる
ようにがんばらなきゃ…
今度の土曜日
遠出して温泉に行かない？
いーですねー
ゆっくり
休みたい
どーよ砂田さん
いい人だよ
まじめだし…
明日
温泉行くの
へー
いーじゃん
いーじゃん♪
結婚には
誠実な人が
いーよね！

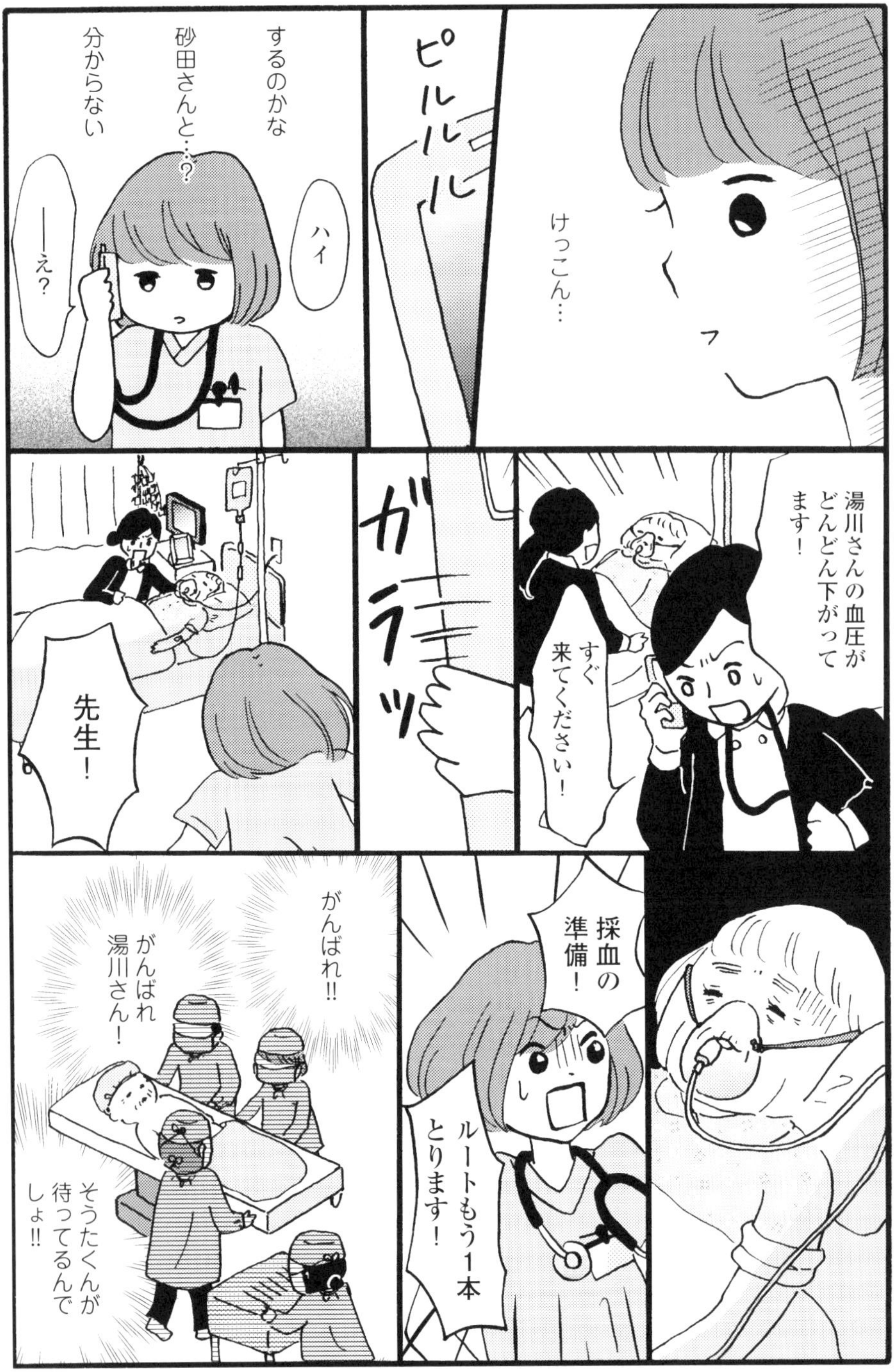
けっこん…
ピルルル
するのかな
砂田さんと…??
分からない
ハイ
——え?
湯川さんの血圧がどんどん下がってます!
すぐ来てください!
ガラッ
先生!
採血の準備!
ルートもう1本とります!
がんばれ!!
がんばれ湯川さん!
そうたくんが待ってるんでしょ!!

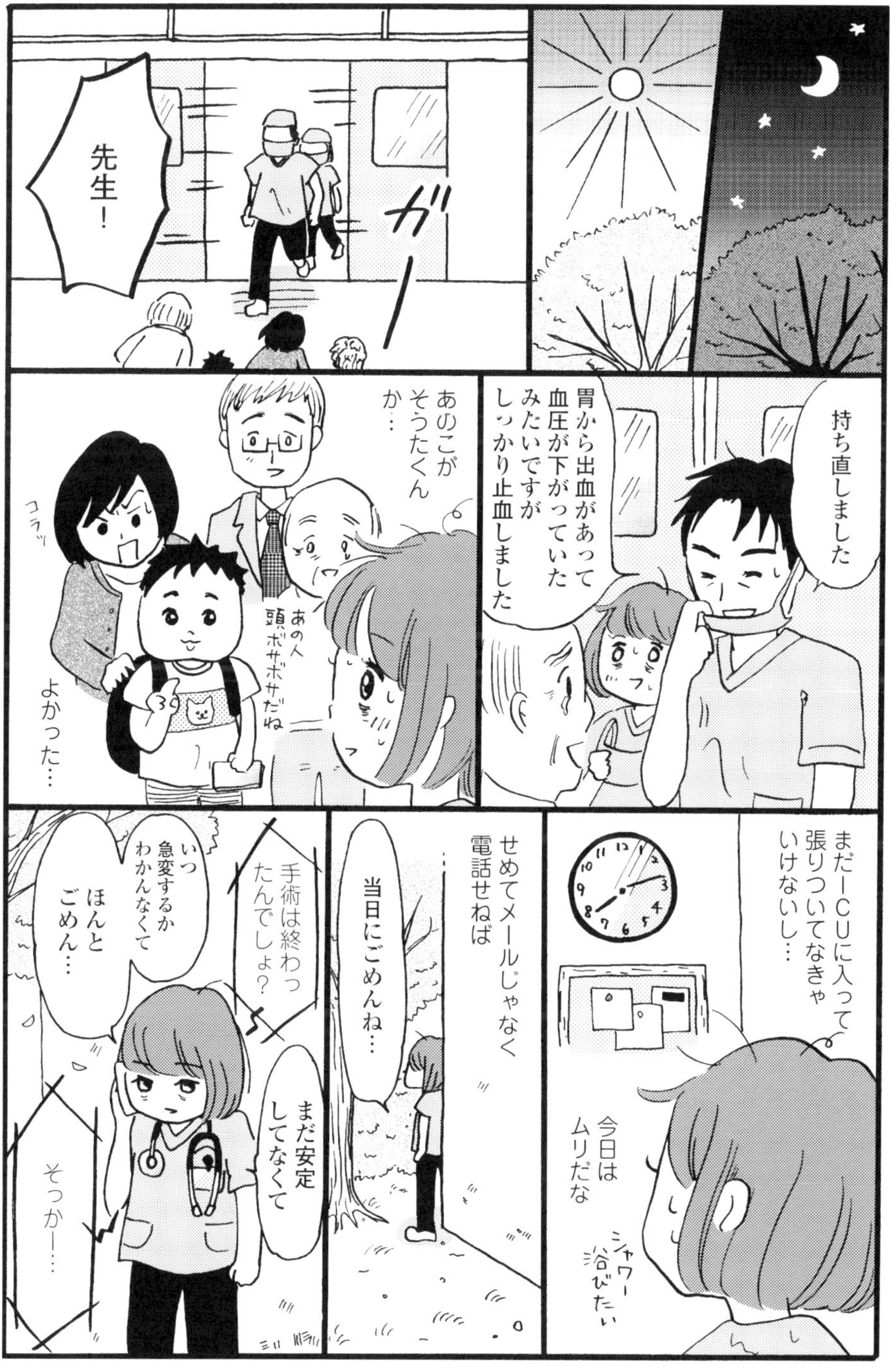
先生!
ガー
持ち直しました
胃から出血があって血圧が下がっていたみたいですがしっかり止血しました
あのこがそうたくんか…
コラッ
あの人頭ボサボサだね
よかった…
まだICUに入って張りついてなきゃいけないし…
今日はムリだな
シャワー浴びたい
せめてメールじゃなく電話せねば
当日にごめんね…
手術は終わったんでしょ?
まだ安定してなくて
いつ急変するかわかんなくて
ほんとごめん…
そっかー…

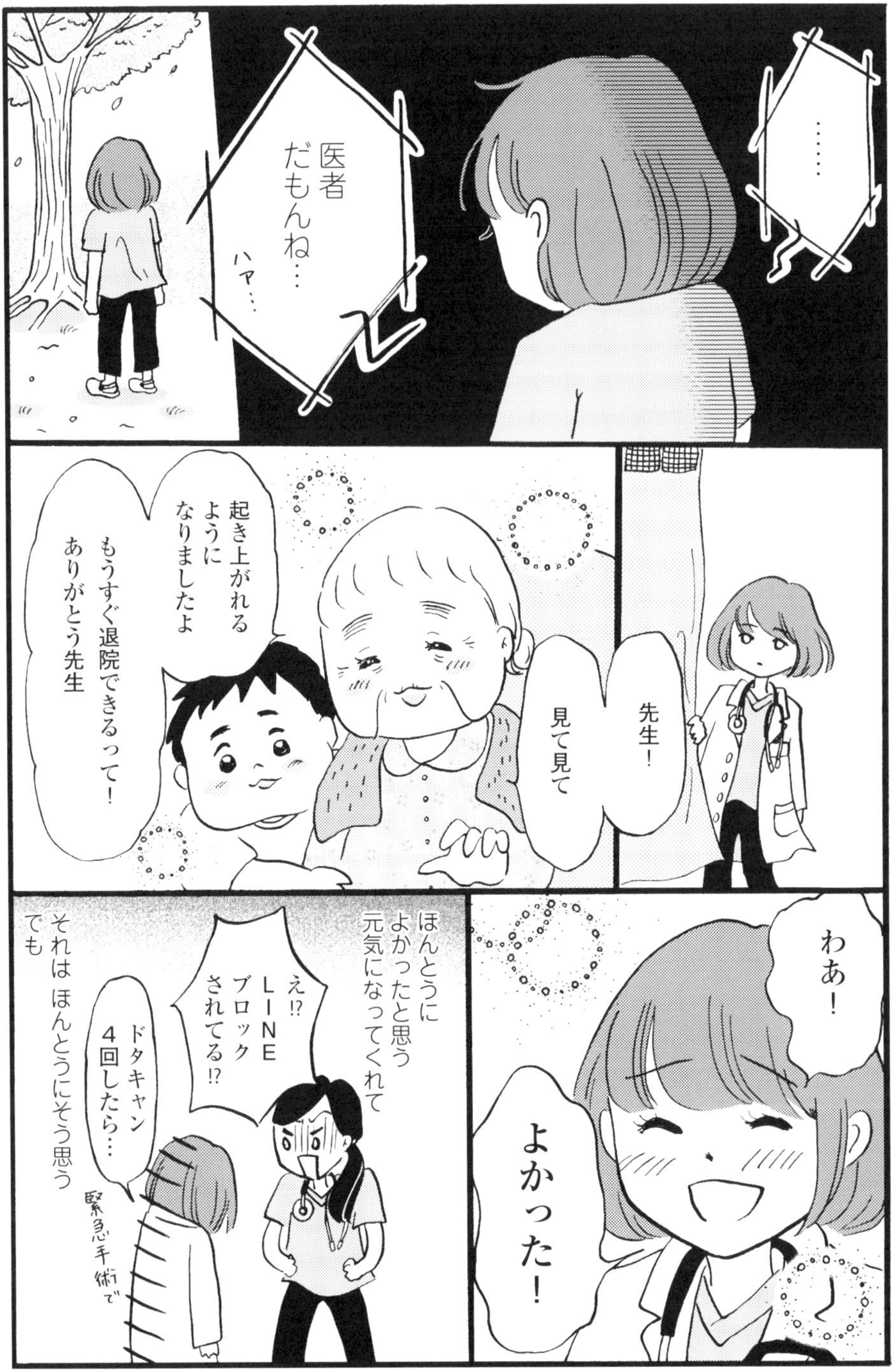
……
医者だもんね…
ハァ…
先生!
見て見て
起き上がれるようになりましたよ
もうすぐ退院できるって!
ありがとう先生
わあ!
よかった!
ほんとうによかったと思う
元気になってくれて
それはほんとうにそう思う
でも
え⁉
LINEブロックされてる⁉
ドタキャン4回したら…
緊急手術で

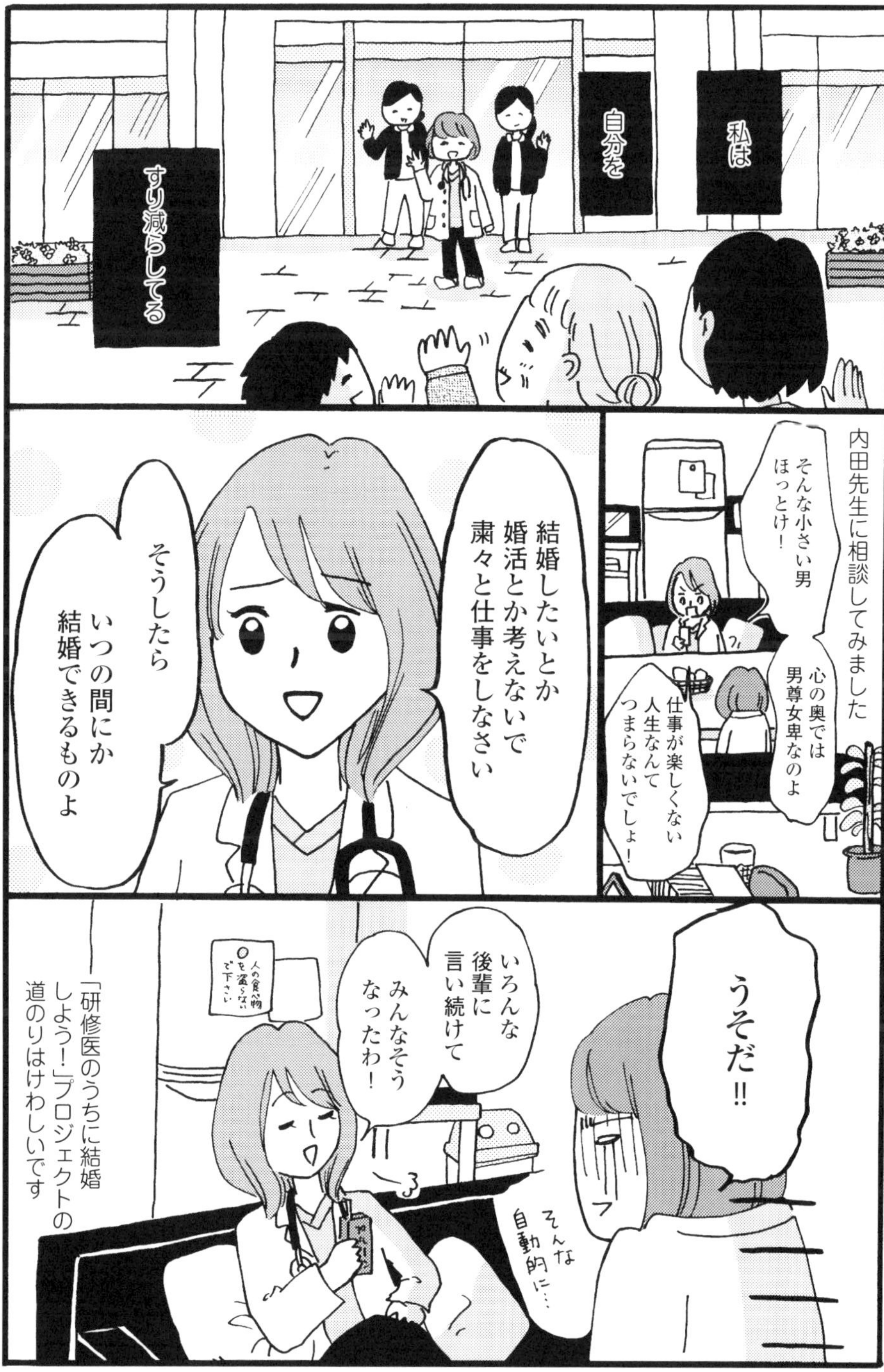
私は
自分を
すり減らしてる
内田先生に相談してみました
そんな小さい男ほっとけ!
心の奥では男尊女卑なのよ
仕事が楽しくない人生なんてつまらないでしょ!
結婚したいとか婚活とか考えないで粛々と仕事をしなさい
そうしたらいつの間にか結婚できるものよ
うそだ!!
いろんな後輩に言い続けてみんなそうなったわ!
人の食べ物を盗らないで下さい
そんな自動的に…
「研修医のうちに結婚しよう!」プロジェクトの道のりはけわしいです

〈 最強の（？）女子研修医 〉

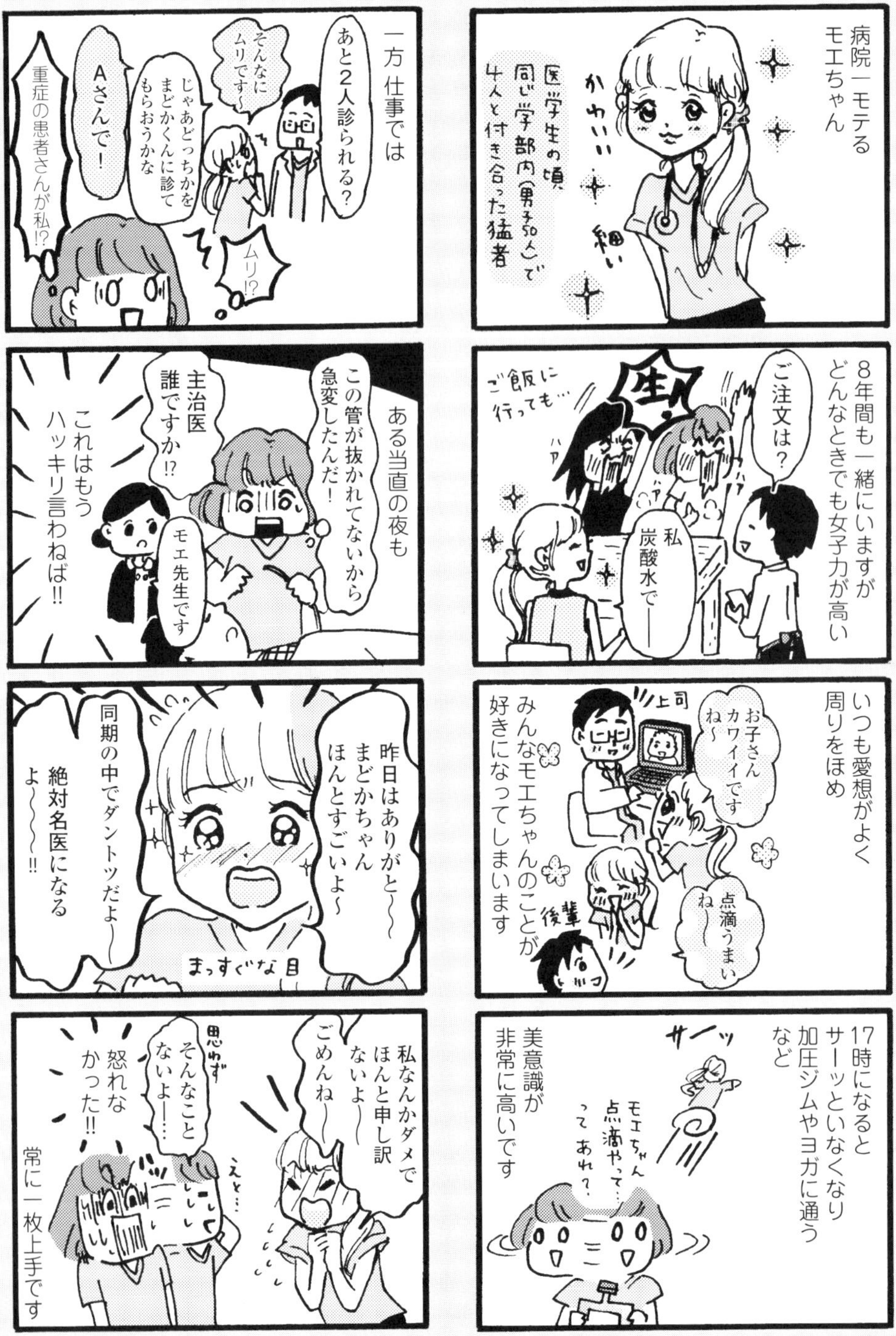
病院一モテるモエちゃん
かわいい
細い
医学生の頃、同じ学部内（男子50人）で4人と付き合った猛者
8年間も一緒にいますがどんなときでも女子力が高い
ご注文は？
生！
ご飯に行っても…
ハァ
ハァ
私炭酸水で——
いつも愛想がよく周りをほめ
上司
お子さんカワイイですね～
点滴うまいね～
後輩
みんなモエちゃんのことが好きになってしまいます
17時になるとサーッといなくなり加圧ジムやヨガに通うなど
サーッ
モエちゃん点滴やってってあれ？
美意識が非常に高いです
一方仕事では
あと2人診られる？
そんなにムリです～
じゃあどっちかをまどかくんに診てもらおうかな
Aさんで！
ムリ!?
重症の患者さんが私!?
ある当直の夜も
この管が抜かれてないから急変したんだ！
主治医誰ですか!?
モエ先生です
これはもうハッキリ言わねば!!
昨日はありがと～～まどかちゃんほんとすごいよ～
同期の中でダントツだよ～～
絶対名医になるよ～～～!!
まっすぐな目
私なんかダメでほんと申し訳ないよ～ごめんね～
えと…
そんなことないよ——…
思わず
怒れなかった!!
常に一枚上手です

女子研修医が医者にキュン！とする瞬間

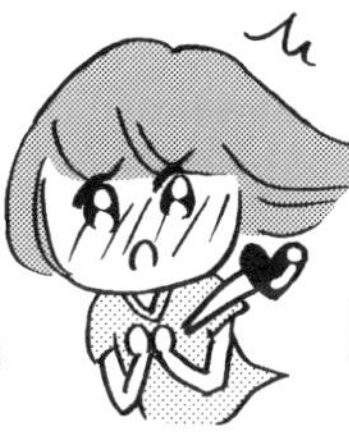

手術中の目

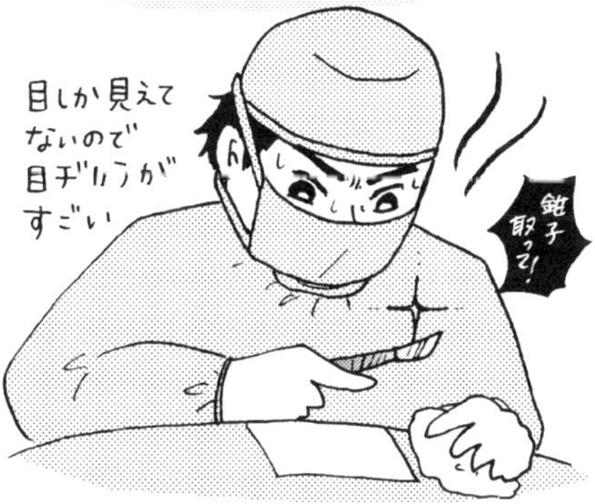
目しか見えてないので目ヂカラがすごい
鉗子取って！

救急科の先生が走る後ろ姿

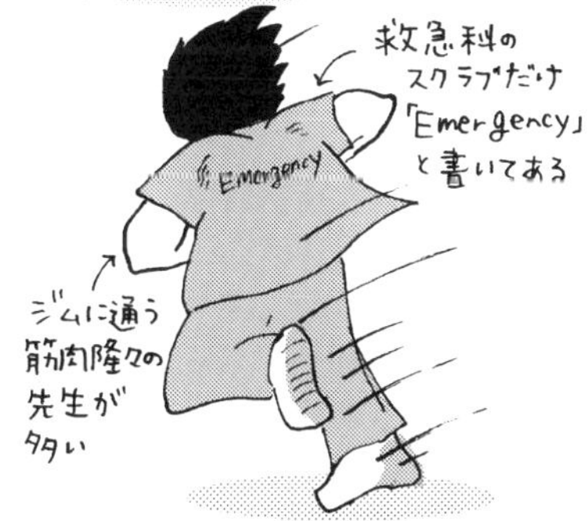
救急科のスクラブだけ「Emergency」と書いてある
Emergency
ジムに通う筋肉隆々の先生が多い

術着を結びやすいようにかがんでくれたとき

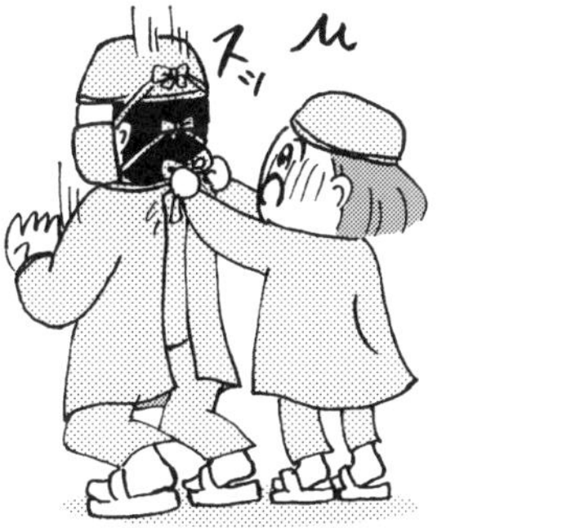
スッ

手術に入る前そっと資料を渡し解説してくれたとき

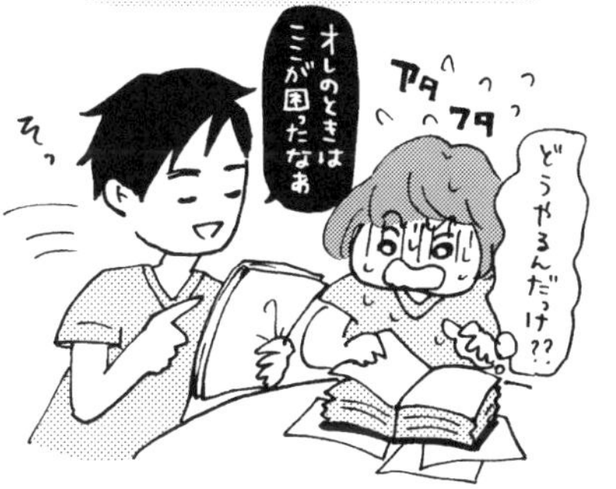
オレのときはここが困ったなあ
そっ
アタフタ
どうやるんだっけ??

患者さんに質問をされてわからないときに押しのけるのでなく少し待ってから適切に答えてくれたとき

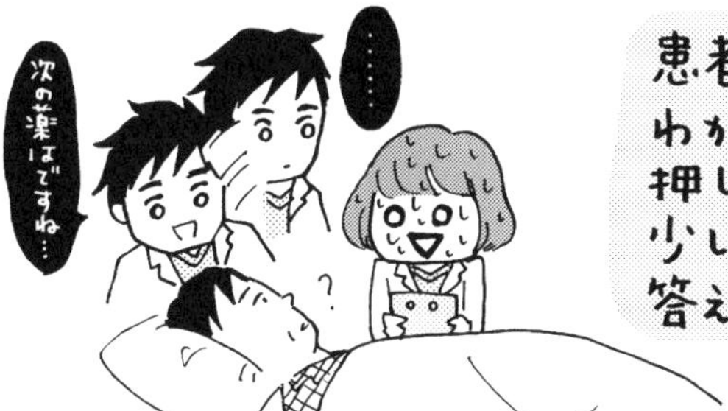
次の薬はですね…
……
?

腐 女医・さーたりさんに聞いてみた！

お仕事編

Q.医者になった理由は何ですか？
A.「命を救う」ことができるのは医者しかないと思いました。周囲に医者が多く、その影響も大いにあります。

Q.手術中に焦ったことはどんなことがありますか？ どう対処しましたか？
A.たくさんあります。出血が止まらない、血管を結んでいた糸がほどけた、重要な機具が緩んでしまった…などなど。そんなときは、一緒に手術に入っている医師やスタッフが冷静にそれぞれできることをやるしかありません。自分一人では手術はできませんから。

Q.一番うれしかったことは何ですか？
A.若くしてがんになった患者さんが手術を経て回復、結婚し子どもが生まれた今も外来に顔を出してくれることです。

Q.消化器外科を選んだ理由は何ですか？ 入ってみて感じたことはありますか？
A.研修中、手術も術後管理も難しくて苦労した患者さんはみんな肝胆膵（肝臓・胆道・膵臓）領域の患者さんでした。さらにそのころ祖母に膵がんが見つかり、これは肝胆膵を勉強しろということかな、と思ったからです。 入ってみて、「外科医」は内科や脳外科や整形外科や泌尿器や皮膚科の代わりまでやる「何でも屋」だと気付きました。

Q.外科医はどんなタイプが多いですか？
A.体育会系で、意外と和を大切にする人が多いです。

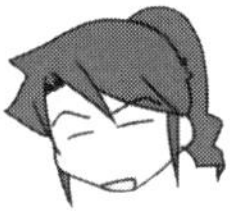

Q.人から言われたことで、印象に残っていることはありますか？
A.患者さんからだと「先生が担当でよかった」。研修した科の教授から「おまえはいい外科医になるかもしれない」と言われたことも、印象に残っています。

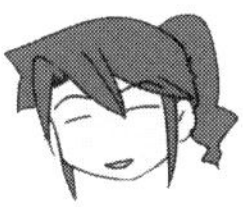

女性医師編

Q.女性医師はどんな人が多い印象ですか？
A.「自分」を持っている人が多いと思います。

Q.仕事と育児を両立するために何が必要でしょうか。
A.自分は仕事が好きなんだという気持ちでしょうか。夫が仕事を理解してくれることは大事だと思います。

Q.尊敬してる女性のお医者さんはいますか？ どんな人ですか？
A.手術をばりばりして、さらに格闘技まで嗜んでいる先生、夜遅くまで手術や研究をしているのにいつもきれいにしている先生、みんなが嫌がるような仕事をこつこつとしている先生、たくさんいます。いろんな先生のいろんな面を尊敬しています。

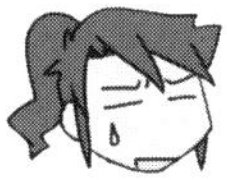

Q.医師の仕事をしていて感じる、男性と女性の違いはありますか？
A.女性の方が自分の信念を曲げない人が多い気がします。

Q.女子研修医たちにアドバイスをお願いします。
A.どの科に行っても嫌なこともつらいこともあるし、逆にどの科に行っても楽しいと思えてくると思います。　結婚・出産・育児などなど悩みどころは多々あると思いますが、「自分が一番やりたいこと、好きなこと」ができる道に進んで下さい！

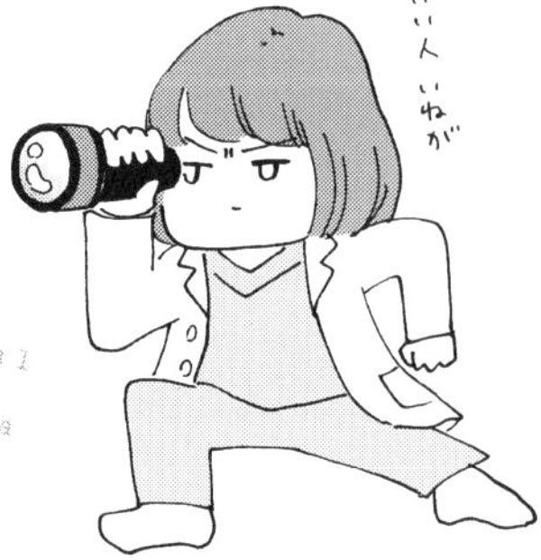

Diary of a Surgical
Resident : Madoka

第四章

女子研修医の決断

chapter four

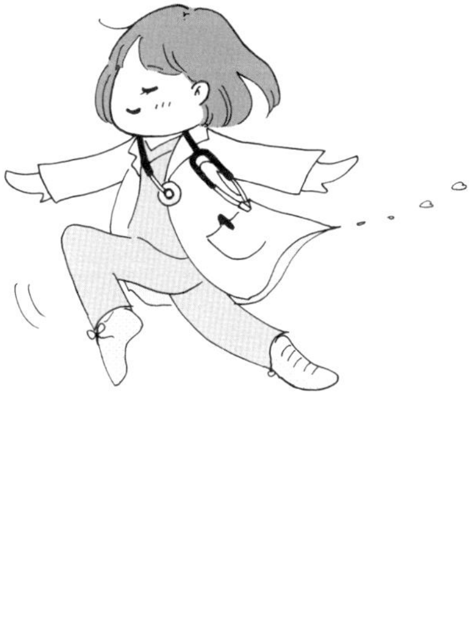

〈手術がしたい！〉

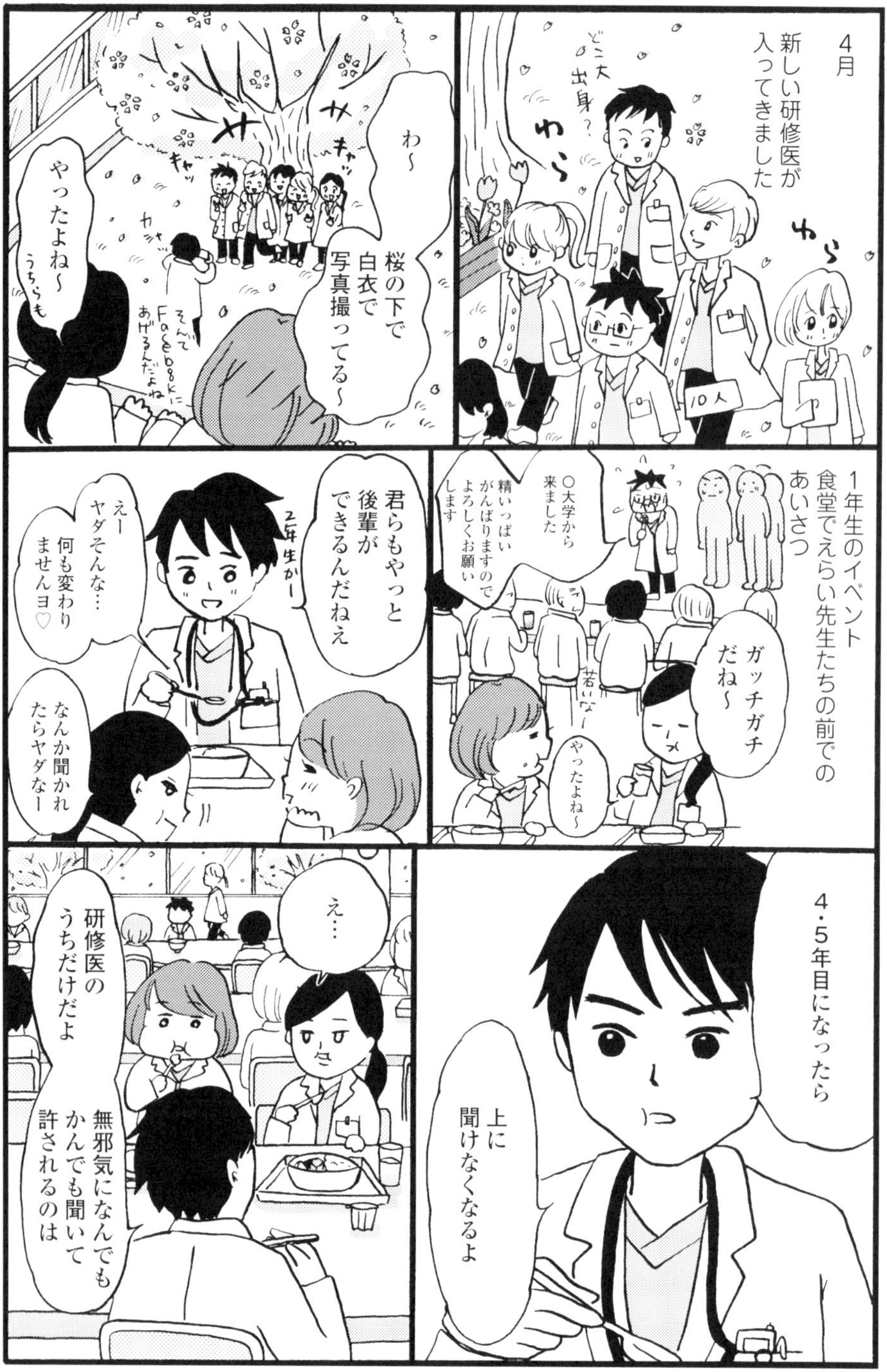
4月
新しい研修医が入ってきました
どこ大出身？
わら
わら
10人
わ〜
桜の下で白衣で写真撮ってる〜
キャッ
キャッ
カシャッ
そんでFacebookにあげるんだよね
やったよね〜
うちらも
1年生のイベント
食堂でえらい先生たちの前でのあいさつ
○大学から来ました
精いっぱいがんばりますのでよろしくお願いします
ガッチガチだね〜
若いなー
やったよね〜
君らもやっと後輩ができるんだねえ
2年生かー
えーヤダそんな…
何も変わりませんヨ♡
なんか聞かれたらヤダなー
4・5年目になったら
上に聞けなくなるよ
え…
研修医のうちだけだよ
無邪気になんでもかんでも聞いて許されるのは

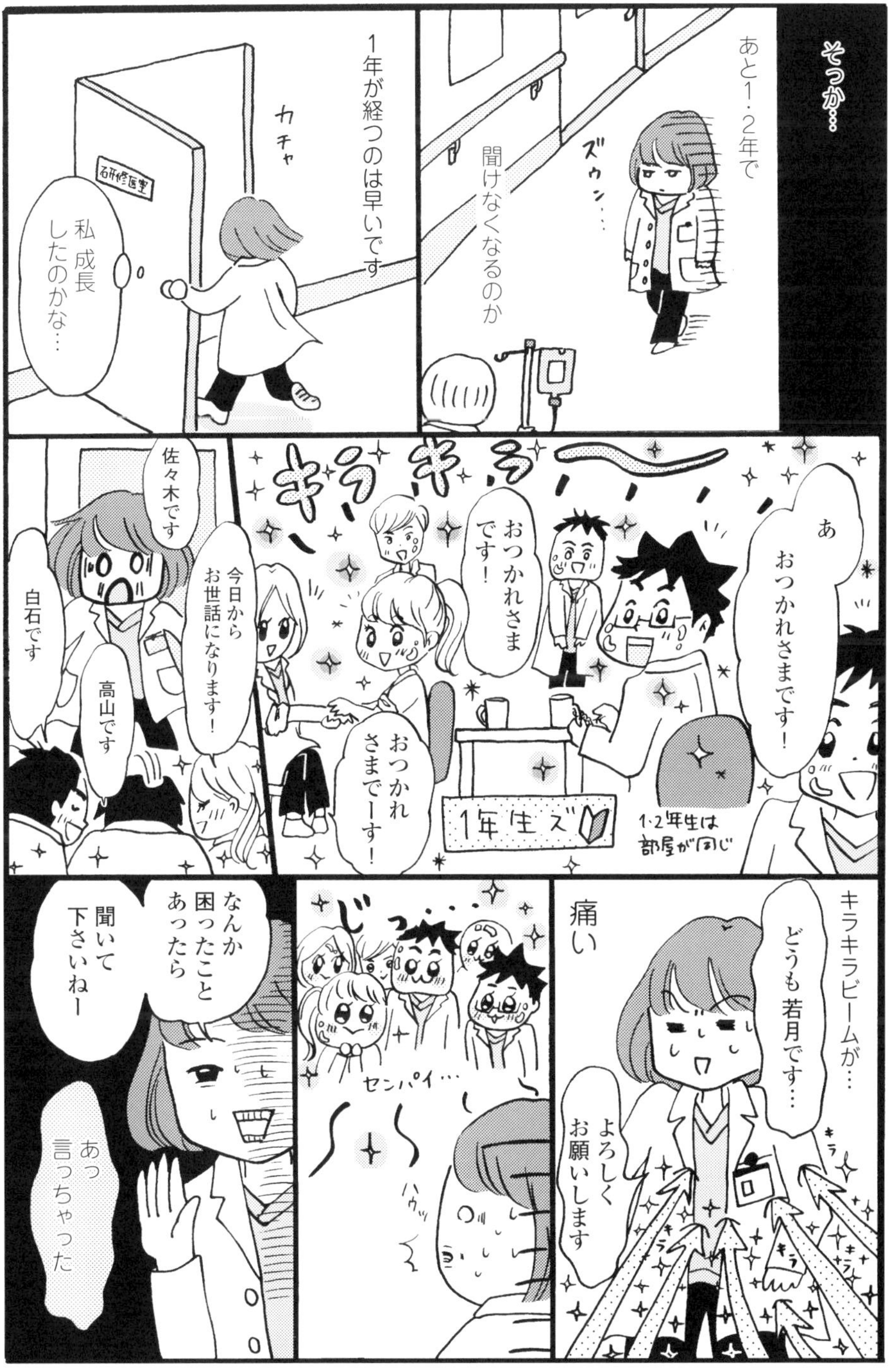
そっか…
あと1・2年で
ズゥン…
聞けなくなるのか
1年が経つのは早いです
カチャ
研修医室
私 成長したのかな…
キラキラ〜〜
あ おつかれさまです!
おつかれさまです!
今日からお世話になります!
おつかれさまでーす!
1年生ズ
1・2年生は部屋が同じ
佐々木です
白石です
高山です
キラキラビームが…
痛い
どうも若月です…
よろしくお願いします
キラ
じっ…
センパイ…
ハウッ
なんか困ったことあったら
聞いて下さいねー
あっ言っちゃった

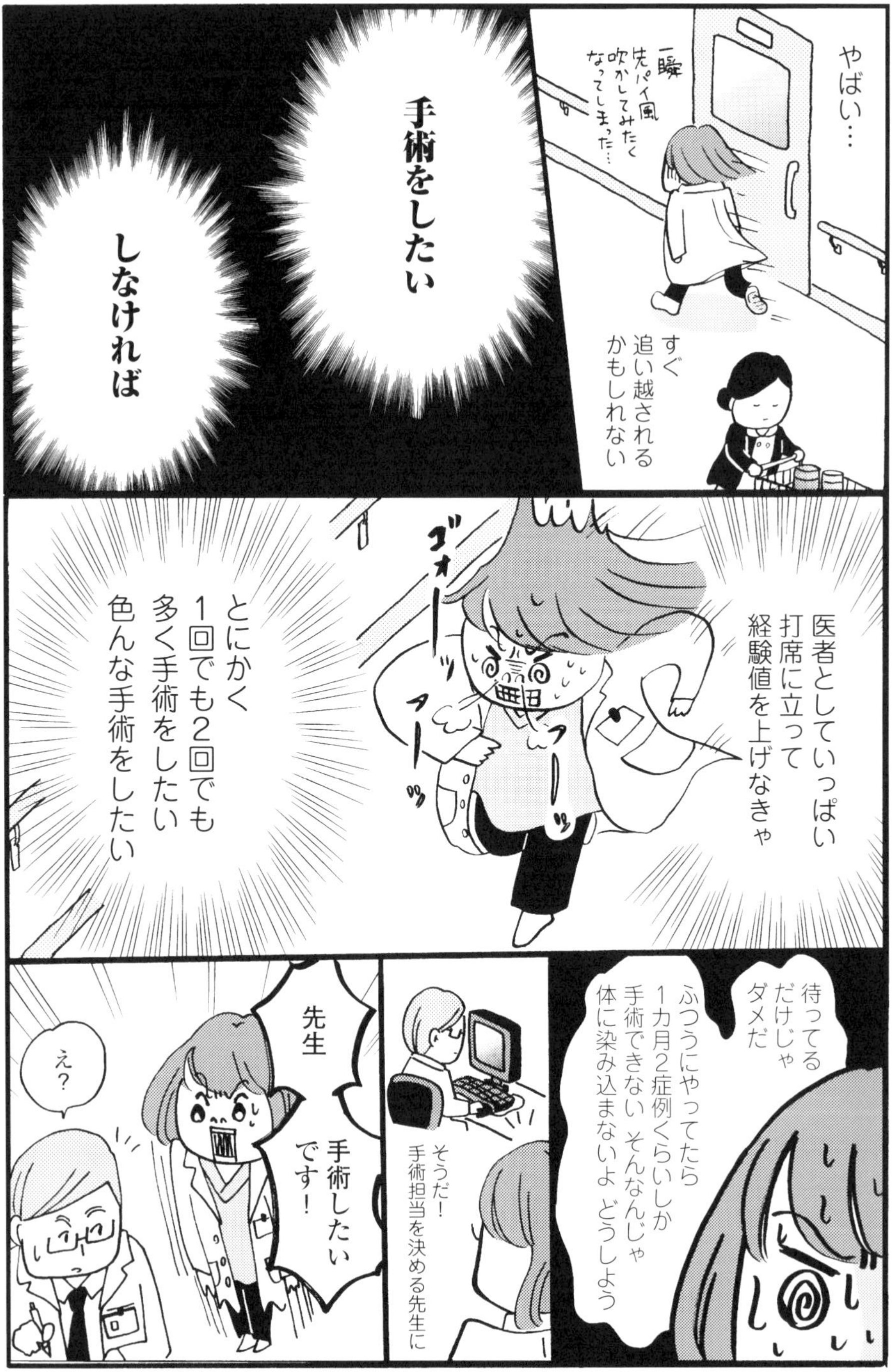
やばい…
一瞬
先パイ風
吹かしてみたく
なってしまった…
すぐ
追い越される
かもしれない
手術をしたい
しなければ
医者としていっぱい
打席に立って
経験値を上げなきゃ
ゴォーーッ
ダーーッ
とにかく
1回でも
多く手術をしたい
色んな手術をしたい
待ってる
だけじゃ
ダメだ
ふつうにやってたら
1カ月2症例くらいしか
手術できない そんなんじゃ
体に染み込まないよ どうしよう
そうだ！
手術担当を決める先生に
先生
手術したい
です！
え？

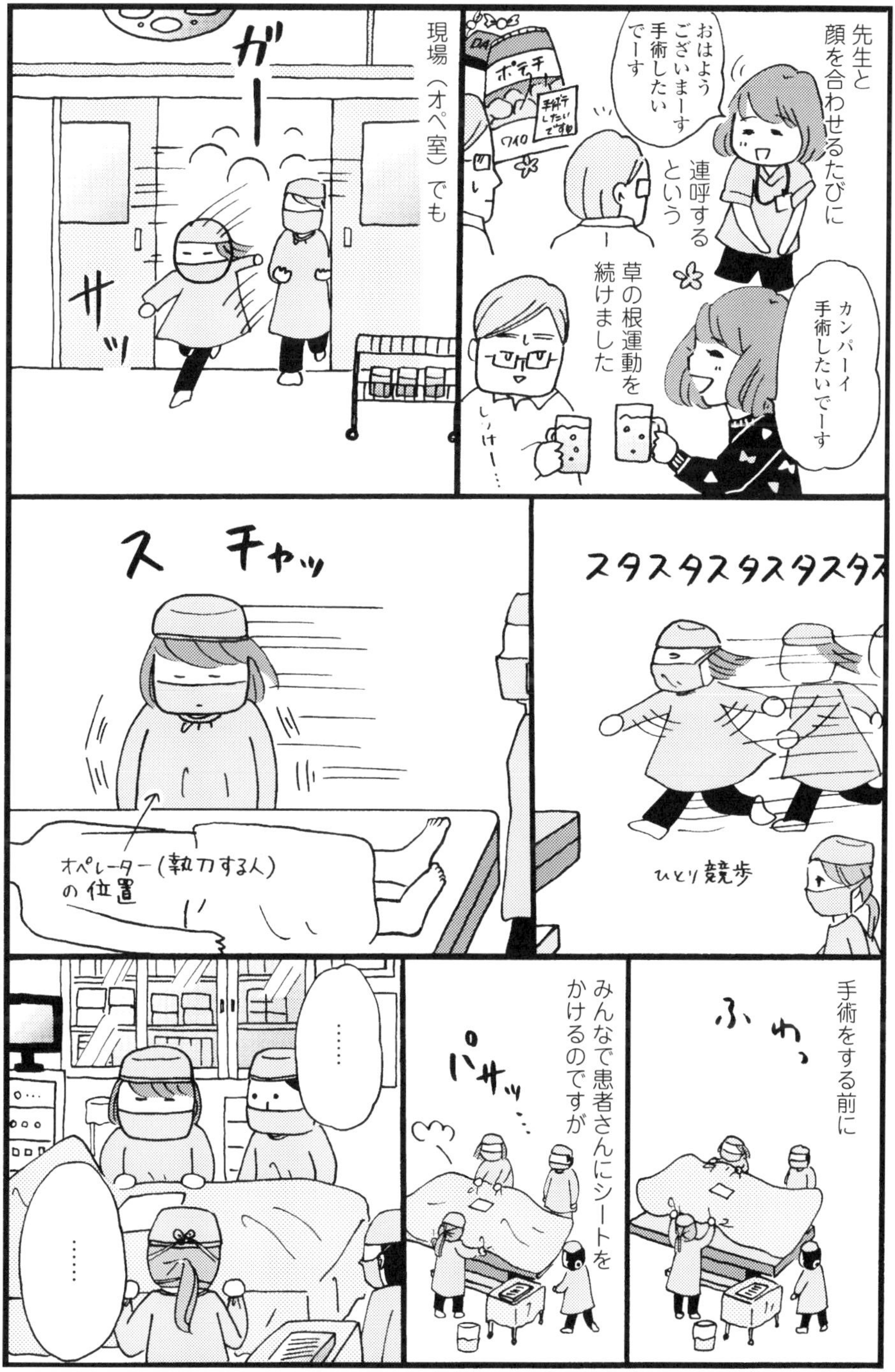
先生と顔を合わせるたびに
おはようございまーす手術したいでーす
連呼するという
ポテチ
手術したいです♥
ワイロ
草の根運動を続けました
カンパーイ手術したいでーす
しつけー…
現場（オペ室）でも
ガー
サッ
スタスタスタスタスタスタス
ひとり競歩
ス チャッ
オペレーター（執刀する人）の位置
手術をする前に
ふわっ
みんなで患者さんにシートをかけるのですが
パサッ…
……
……

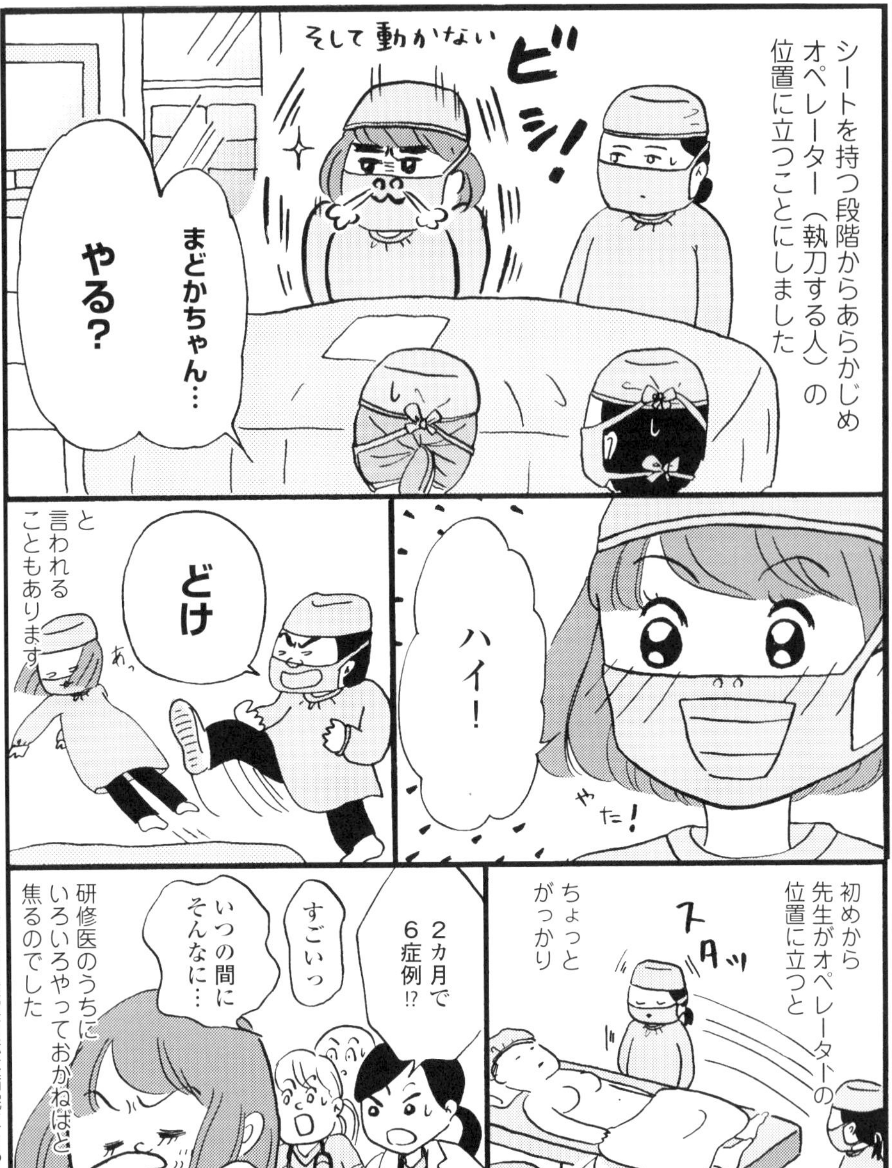
シートを持つ段階からあらかじめ
オペレーター（執刀する人）の
位置に立つことにしました
そして動かない
ビシッ！
まどかちゃん…
やる？
ハイ！
やた！
どけ
あっ
と
言われる
こともあります
初めから
先生がオペレーターの
位置に立つと
ちょっと
がっかり
スタッ
ガーン
やられた
ザッ
ザッ
2カ月で
6症例⁉
すごいっ
いつの間に
そんなに…
研修医のうちに
いろいろやっておかねばと
焦るのでした
寝技よ…
フフ…

※執刀医の選定方法は病院によって異なります

〈カリスマ先生が教えてくれたこと〉

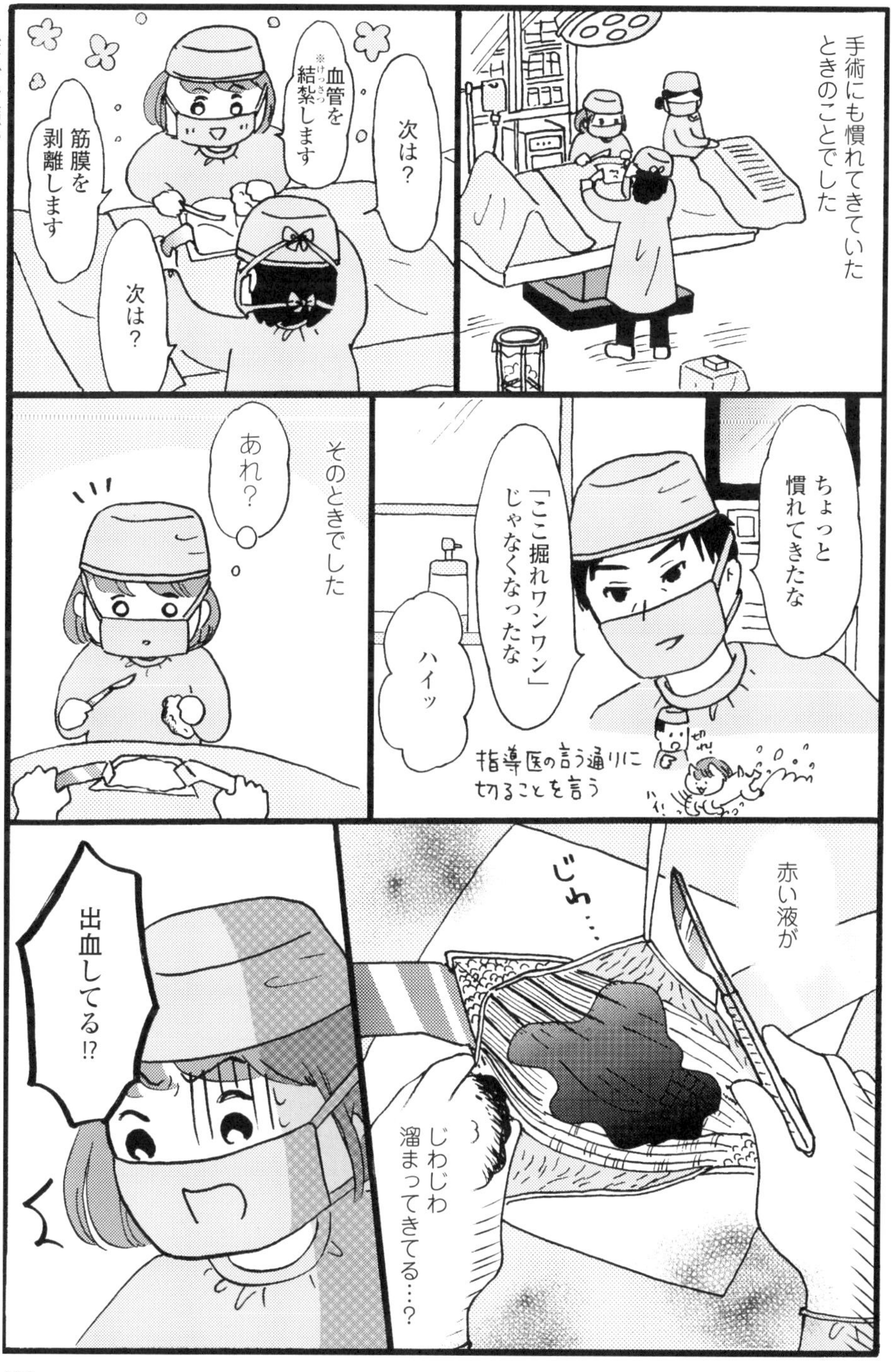

手術にも慣れてきていたときのことでした
次は？
血管を※結紮《けっさつ》します
筋膜を剥離します
次は？
ちょっと慣れてきたな
「ここ掘れワンワン」じゃなくなったな
ハイッ
指導医の言う通りに切ることを言う
切れ!
ハイ!
そのときでした
あれ？
赤い液が
じゅ…
じわじわ溜まってきてる…？
出血してる⁉

※糸などで結ぶこと

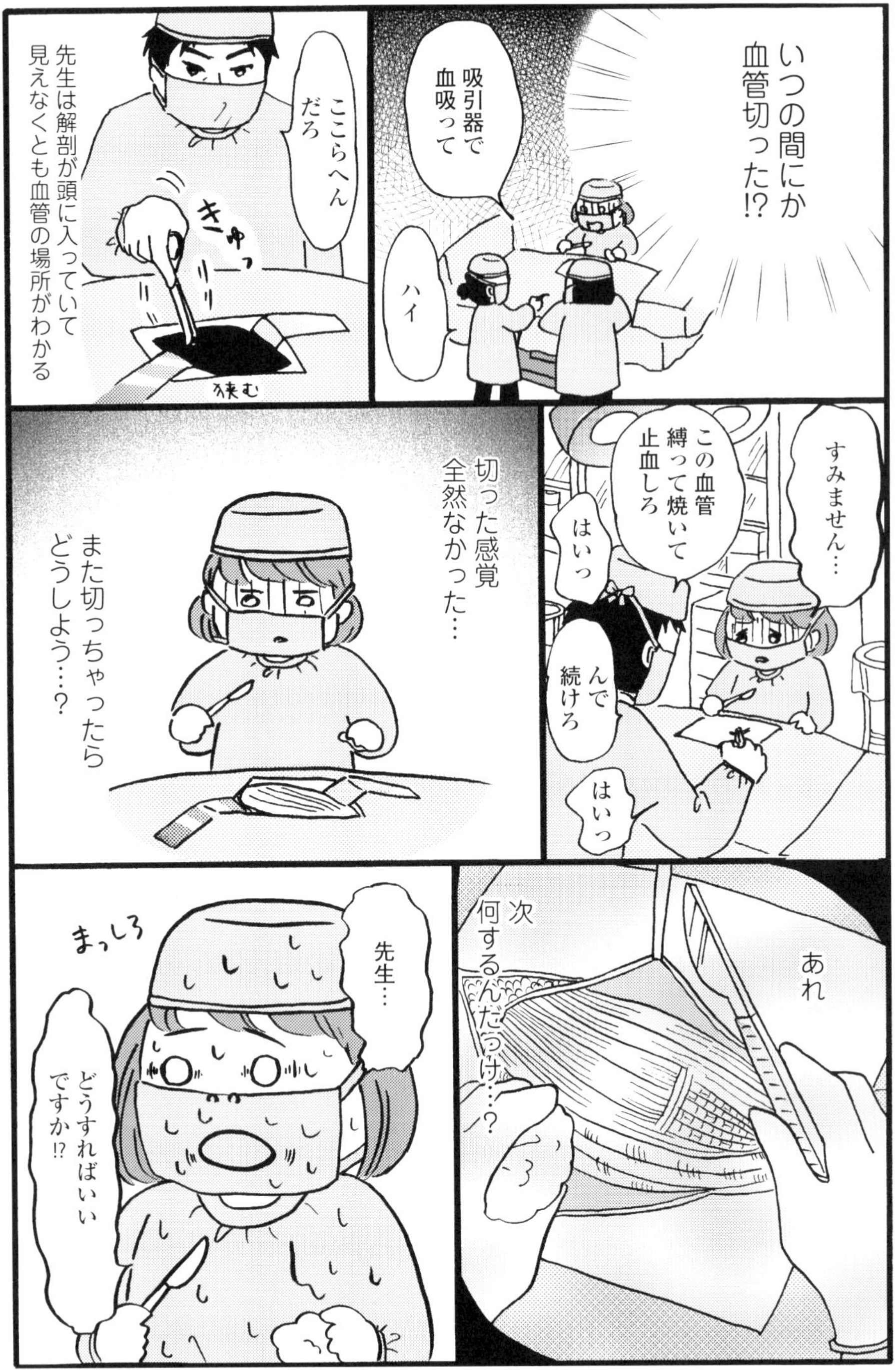

いつの間にか血管切った!?
吸引器で血管吸って
ハイ
ここらへんだろ
きゅっ
挟む
先生は解剖が頭に入っていて見えなくとも血管の場所がわかる
すみません…
この血管縛って焼いて止血しろ
はいっ
んで続けろ
はいっ
切った感覚全然なかった…
また切っちゃったらどうしよう…?
あれ
次何するんだっけ…?
先生…
どうすればいいですか!?
まっしろ

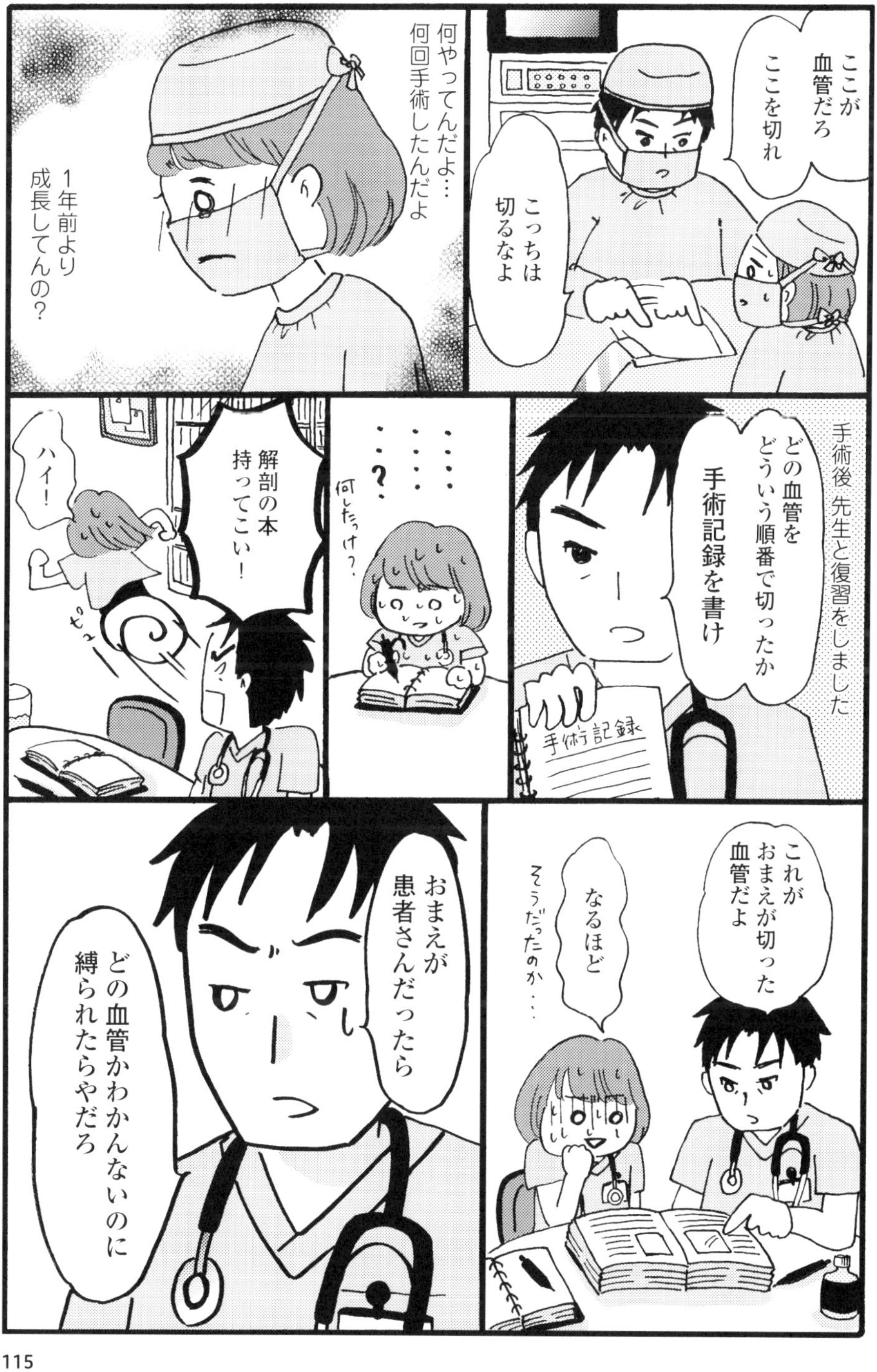
ここが血管だろ ここを切れ
こっちは切るなよ
何やってんだよ… 何回手術したんだよ
1年前より成長してんの？
手術後 先生と復習をしました
どの血管をどういう順番で切ったか 手術記録を書け
手術記録
……
……
…？
何したっけ？
解剖の本持ってこい！
ハイ！
ぴゅー
これがおまえが切った血管だよ
なるほど
そうだったのか…
おまえが患者さんだったら
どの血管かわかんないのに縛られたらやだろ

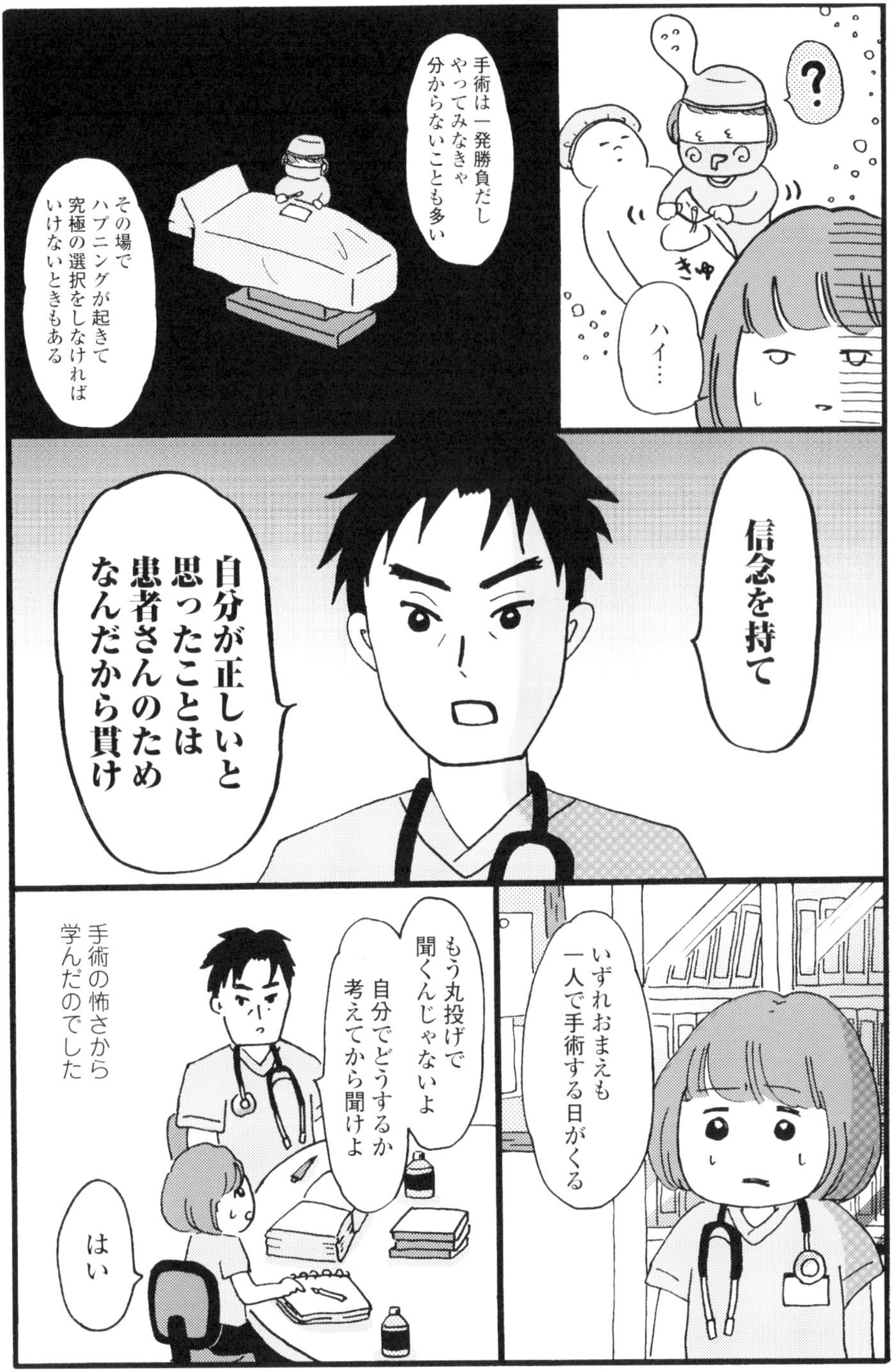
？
きゅ
ハイ…
手術は一発勝負だし
やってみなきゃ
分からないことも多い
その場で
ハプニングが起きて
究極の選択をしなければ
いけないときもある
信念を持て
自分が正しいと
思ったことは
患者さんのため
なんだから貫け
いずれおまえも
一人で手術する日がくる
もう丸投げで
聞くんじゃないよ
自分でどうするか
考えてから聞けよ
はい
手術の怖さから
学んだのでした

〈医者という仕事〉

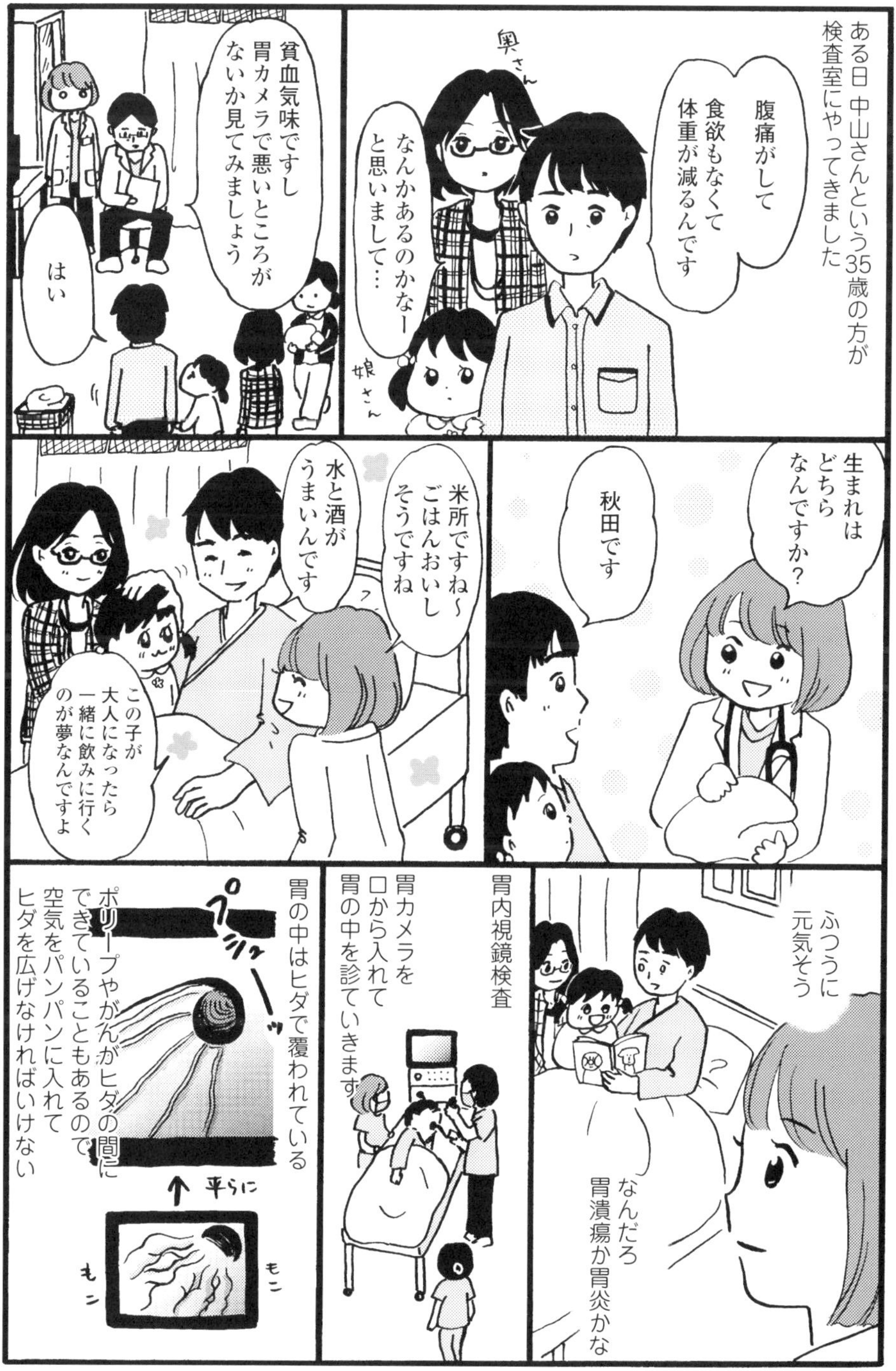
ある日中山さんという35歳の方が検査室にやってきました
腹痛がして食欲もなくて体重が減るんです
奥さん
なんかあるのかなーと思いまして…
娘さん
貧血気味ですし胃カメラで悪いところがないか見てみましょう
はい
生まれはどちらなんですか?
秋田です
米所ですね～ごはんおいしそうですね
水と酒がうまいんです
この子が大人になったら一緒に飲みに行くのが夢なんですよ
ふつうに元気そう
なんだろ胃潰瘍か胃炎かな
胃内視鏡検査
胃カメラを口から入れて胃の中を診ていきます
胃の中はヒダで覆われている
プシューーッ
ポリープやがんがヒダの間にできていることもあるので空気をパンパンに入れてヒダを広げなければいけない
平らに
もこ
もこ

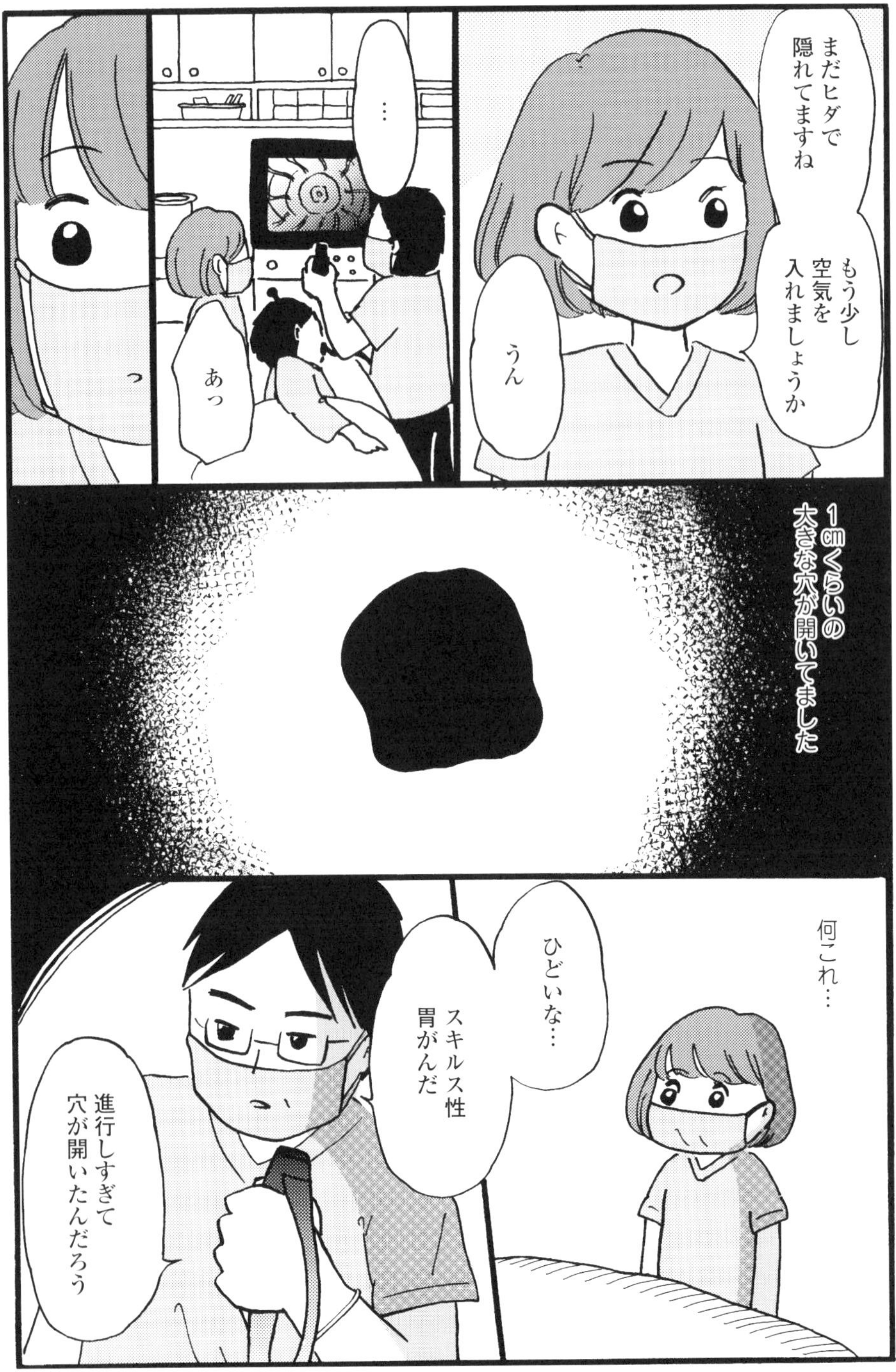
まだヒダで隠れてますね
もう少し空気を入れましょうか
うん
…
あっ
っ
1㎝くらいの大きな穴が開いてました
何これ…
ひどいな…
スキルス性胃がんだ
進行しすぎて穴が開いたんだろう

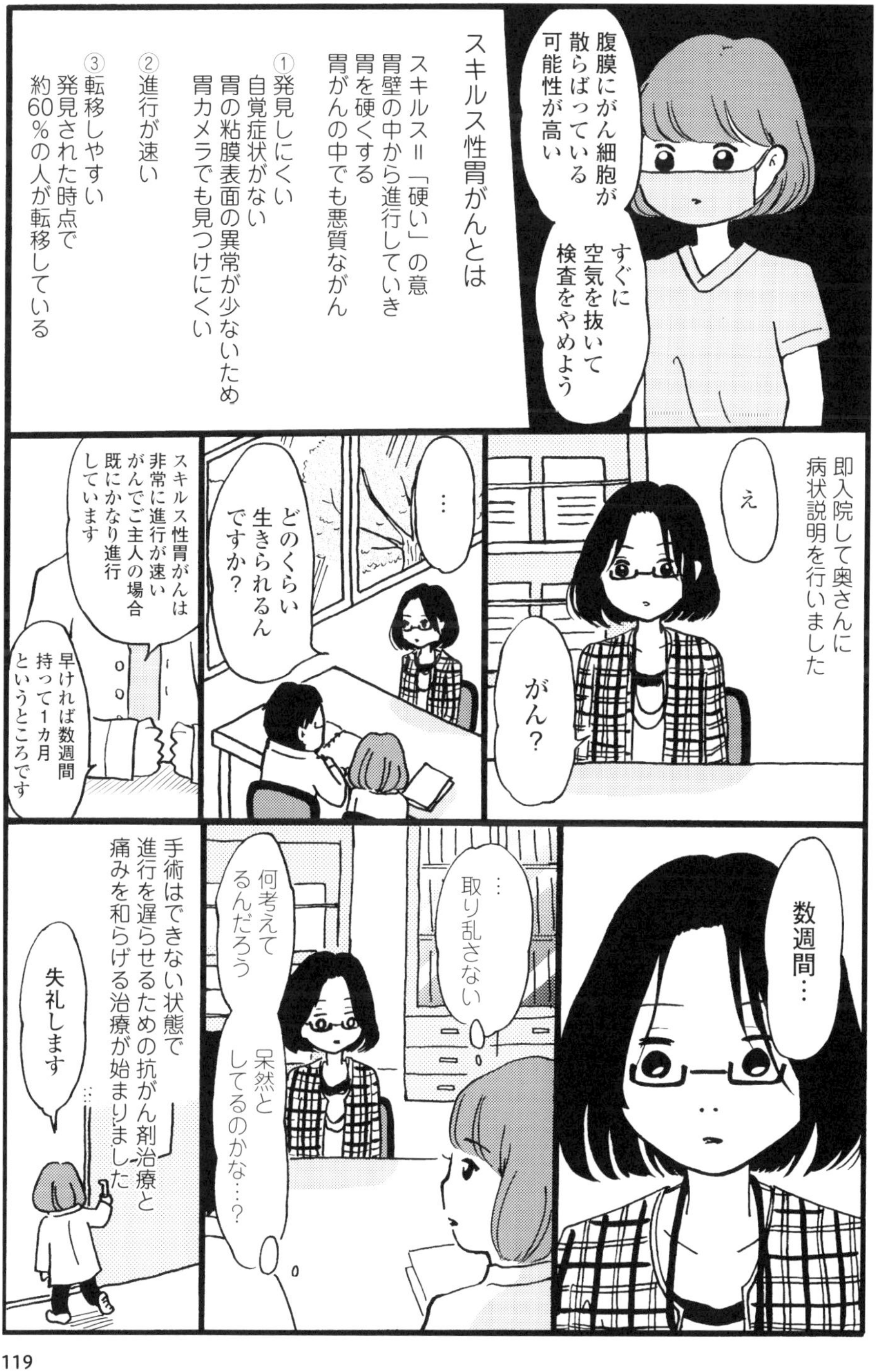
腹膜にがん細胞が散らばっている可能性が高い
すぐに空気を抜いて検査をやめよう
スキルス性胃がんとは
スキルス＝「硬い」の意
胃壁の中から進行していき胃を硬くする
胃がんの中でも悪質ながん
①発見しにくい
自覚症状がない
胃の粘膜表面の異常が少ないため胃カメラでも見つけにくい
②進行が速い
③転移しやすい
発見された時点で約60％の人が転移している
即入院して奥さんに病状説明を行いました
え
がん？
…
どのくらい生きられるんですか？
スキルス性胃がんは非常に進行が速いがんでご主人の場合既にかなり進行しています
早ければ数週間持って1カ月というところです
数週間…
…取り乱さない
何考えてるんだろう
呆然としてるのかな…？
手術はできない状態で進行を遅らせるための抗がん剤治療と痛みを和らげる治療が始まりました
失礼します
…

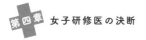

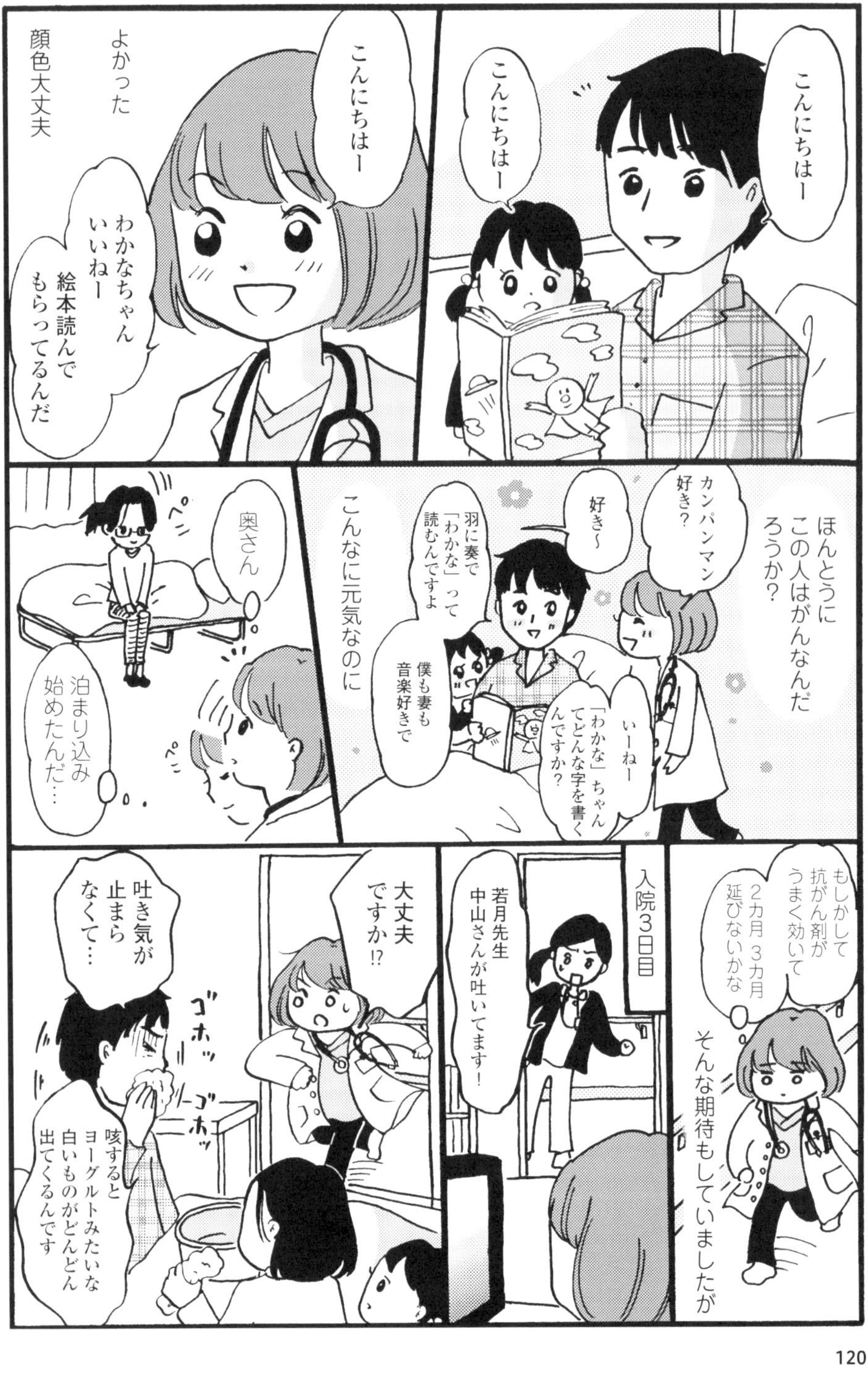
こんにちはー
こんにちはー
こんにちはー
よかった
顔色大丈夫
わかなちゃん いいねー 絵本読んでもらってるんだ
ほんとうに この人はがんなんだろうか?
カンパンマン好き?
好き〜
いーねー
「わかな」ちゃんてどんな字を書くんですか?
羽に奏で「わかな」って読むんですよ
僕も妻も音楽好きで
こんなに元気なのに
ペこ
奥さん
ペこ
泊まり込み始めたんだ…
もしかして抗がん剤がうまく効いて 2カ月 3カ月延びないかな
そんな期待もしていましたが
入院3日目
若月先生 中山さんが吐いてます!
大丈夫ですか!?
吐き気が止まらなくて…
ゴホッ
ゴホッ
咳するとヨーグルトみたいな白いものがどんどん出てくるんです

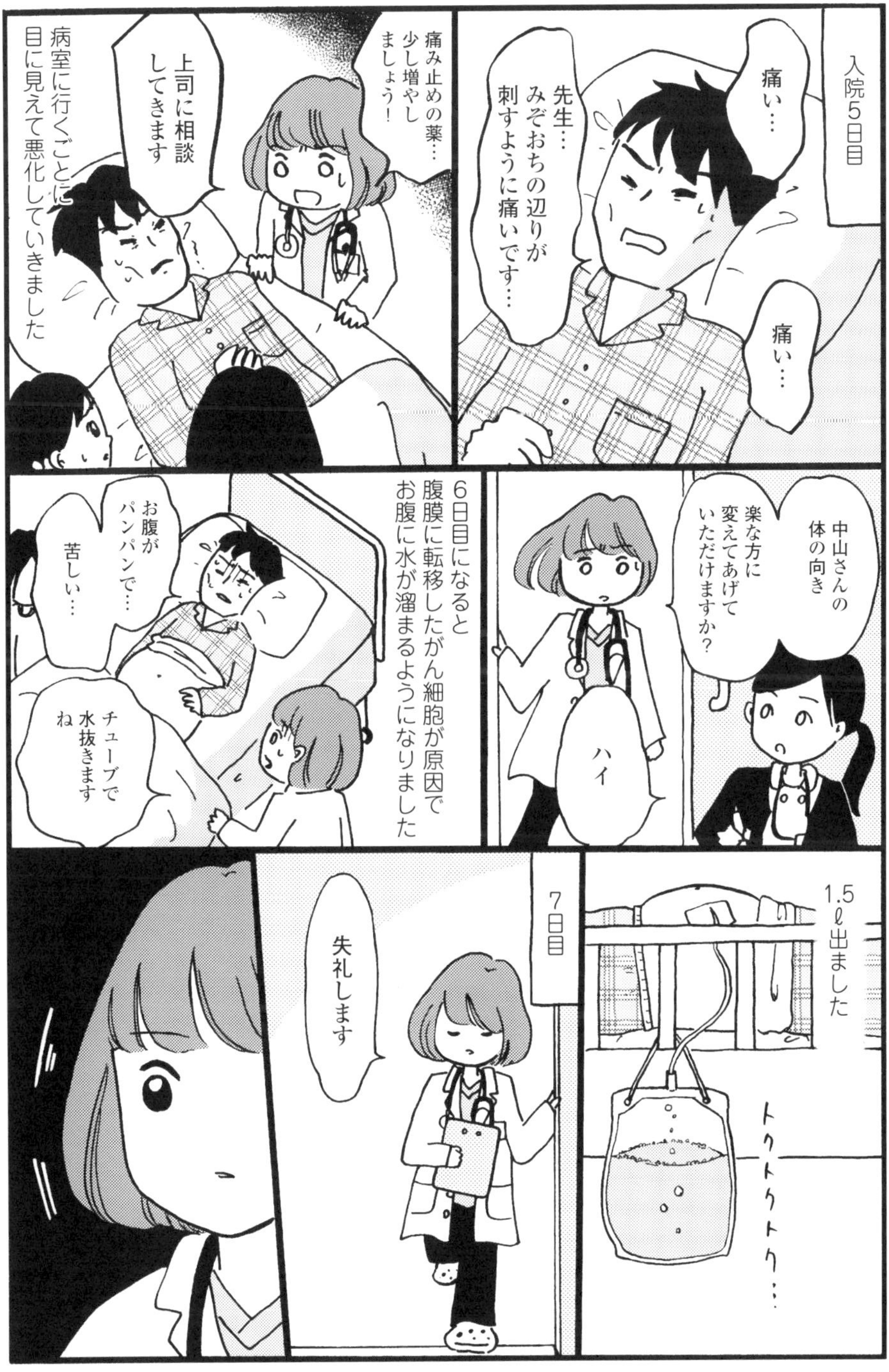
入院5日目
痛い…
痛い…
先生…みぞおちの辺りが刺すように痛いです…
痛み止めの薬…少し増やしましょう!
上司に相談してきます
病室に行くごとに目に見えて悪化していきました
中山さんの体の向き楽な方に変えてあげていただけますか?
ハイ
6日目になると腹膜に転移したがん細胞が原因でお腹に水が溜まるようになりました
お腹がパンパンで…
苦しい…
チューブで水抜きますね
1.5ℓ出ました
トクトクトク…
7日目
失礼します

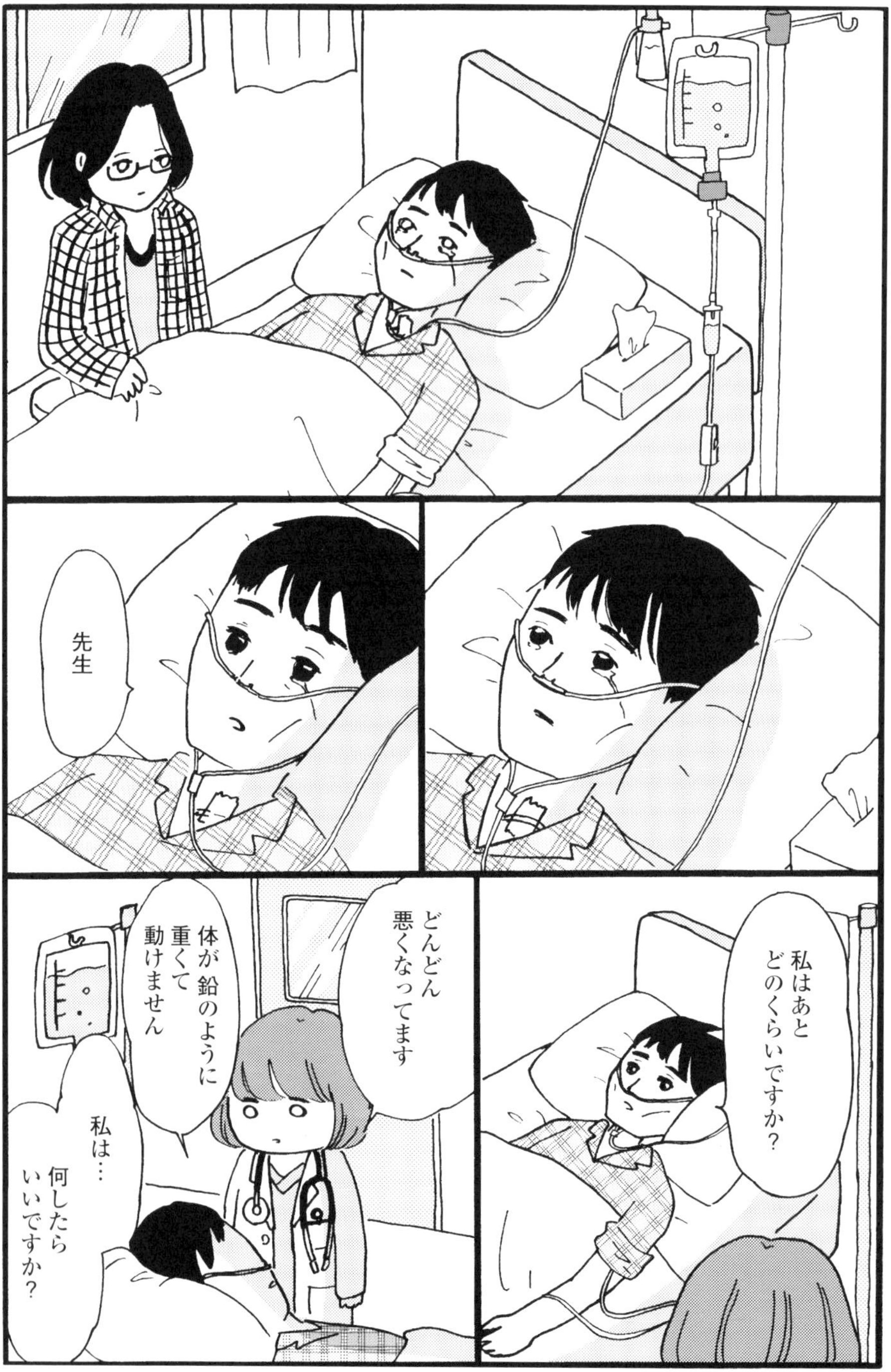
先生
私はあと どのくらいですか？
どんどん 悪くなってます
体が鉛のように 重くて 動けません
私は… 何したら いいですか？

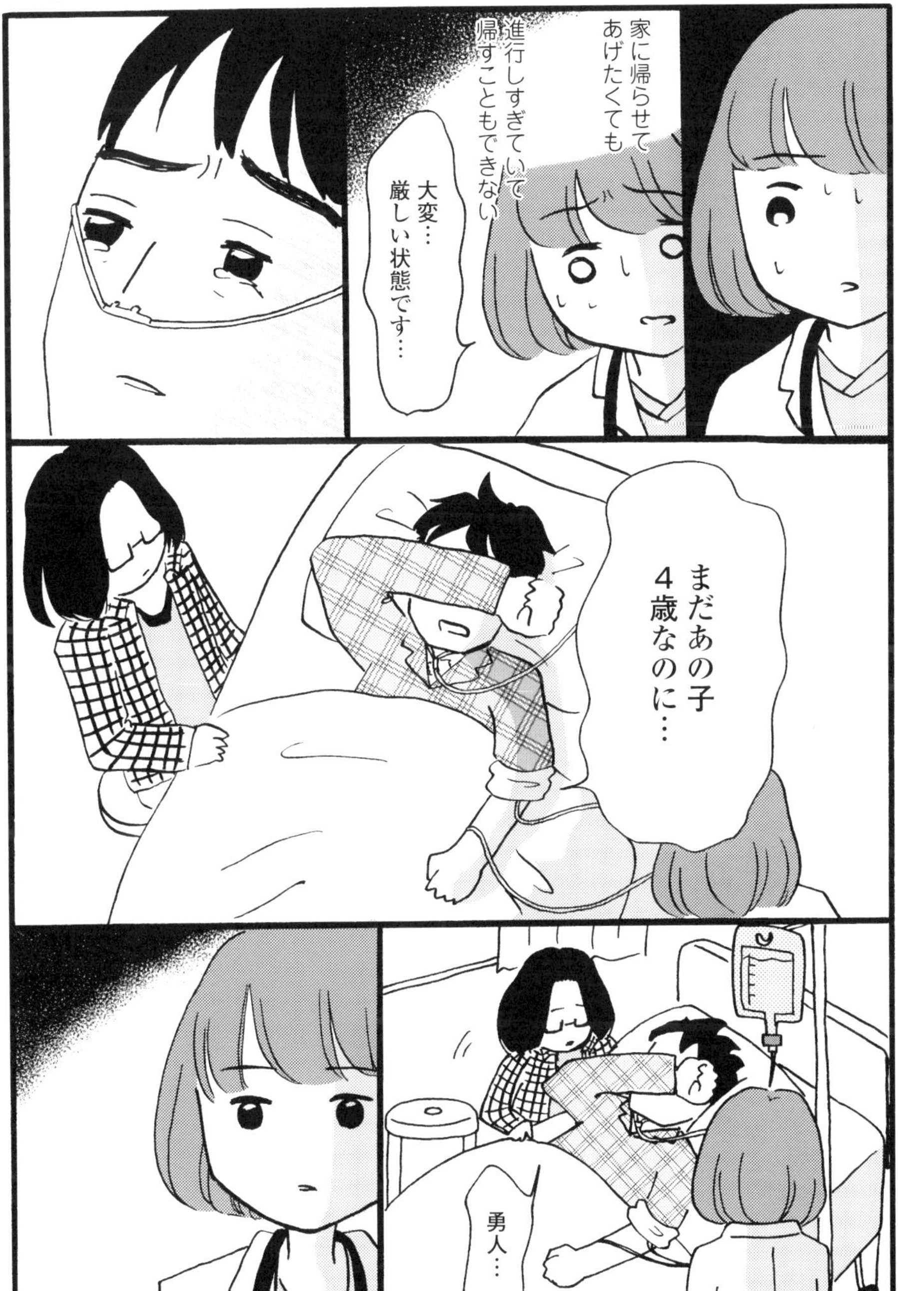
家に帰らせてあげたくても
進行しすぎていて帰すこともできない
大変…厳しい状態です…
まだあの子4歳なのに…
勇人…

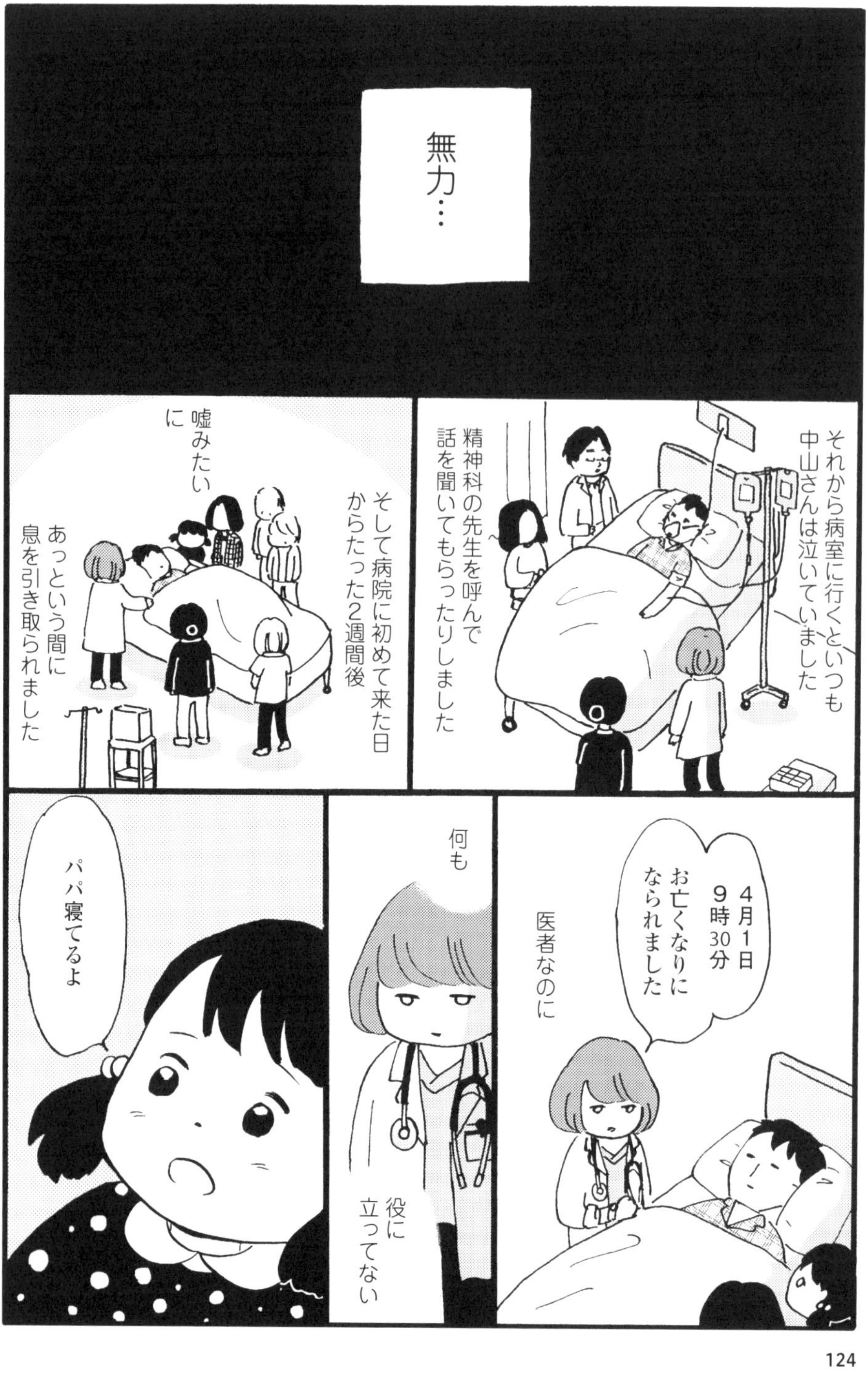
無力…
それから病室に行くといつも中山さんは泣いていました
精神科の先生を呼んで話を聞いてもらったりしました
そして病院に初めて来た日からたった2週間後
あっという間に息を引き取られました
嘘みたいに
4月1日9時30分お亡くなりになられました
医者なのに
何も
役に立ってない
パパ寝てるよ

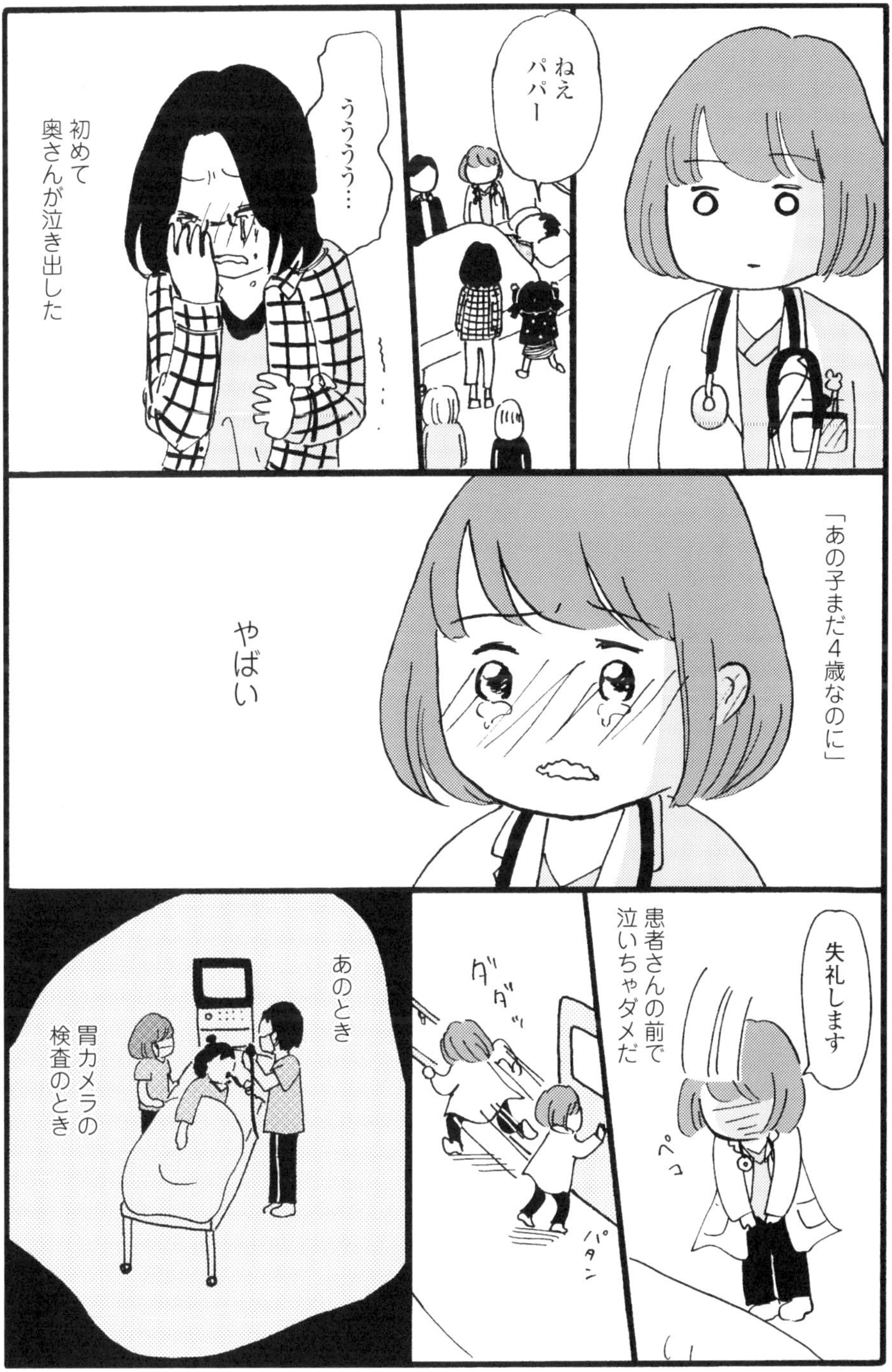
ねえ
パパー
ううう…
初めて
奥さんが泣き出した
「あの子まだ4歳なのに」
やばい
失礼します
患者さんの前で
泣いちゃダメだ
ペコ
ダダッ
パタン
あのとき
胃カメラの
検査のとき

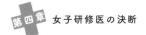

もう少し空気を抑えてたら
空気入れましょうか
穴がちょっとは広がらなかったかもしれない
体位交換の数を減らしていれば…
腹水を抜いたのを1回にしていれば…
体力の低下がもう少し抑えられたかもしれない
死に直結するわけじゃない
ただ
あのときああしていればこうしていれば
もう1時間もう1日生きられたんじゃないだろうか
その分あの人の人生は開けたんじゃないだろうかという
後悔が次から次へと降ってくる

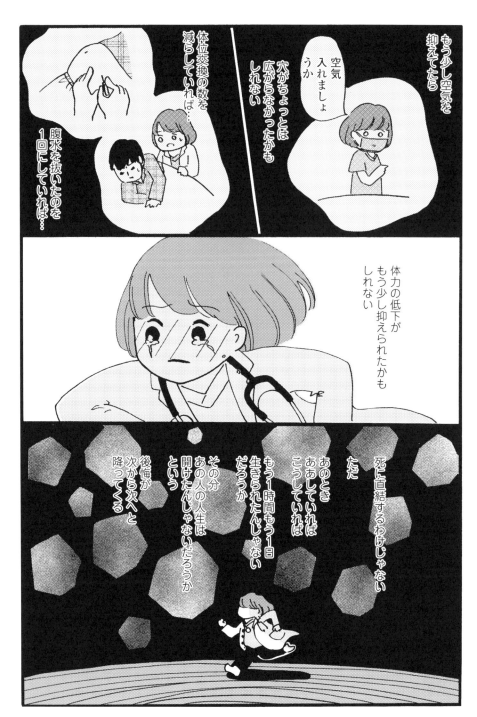

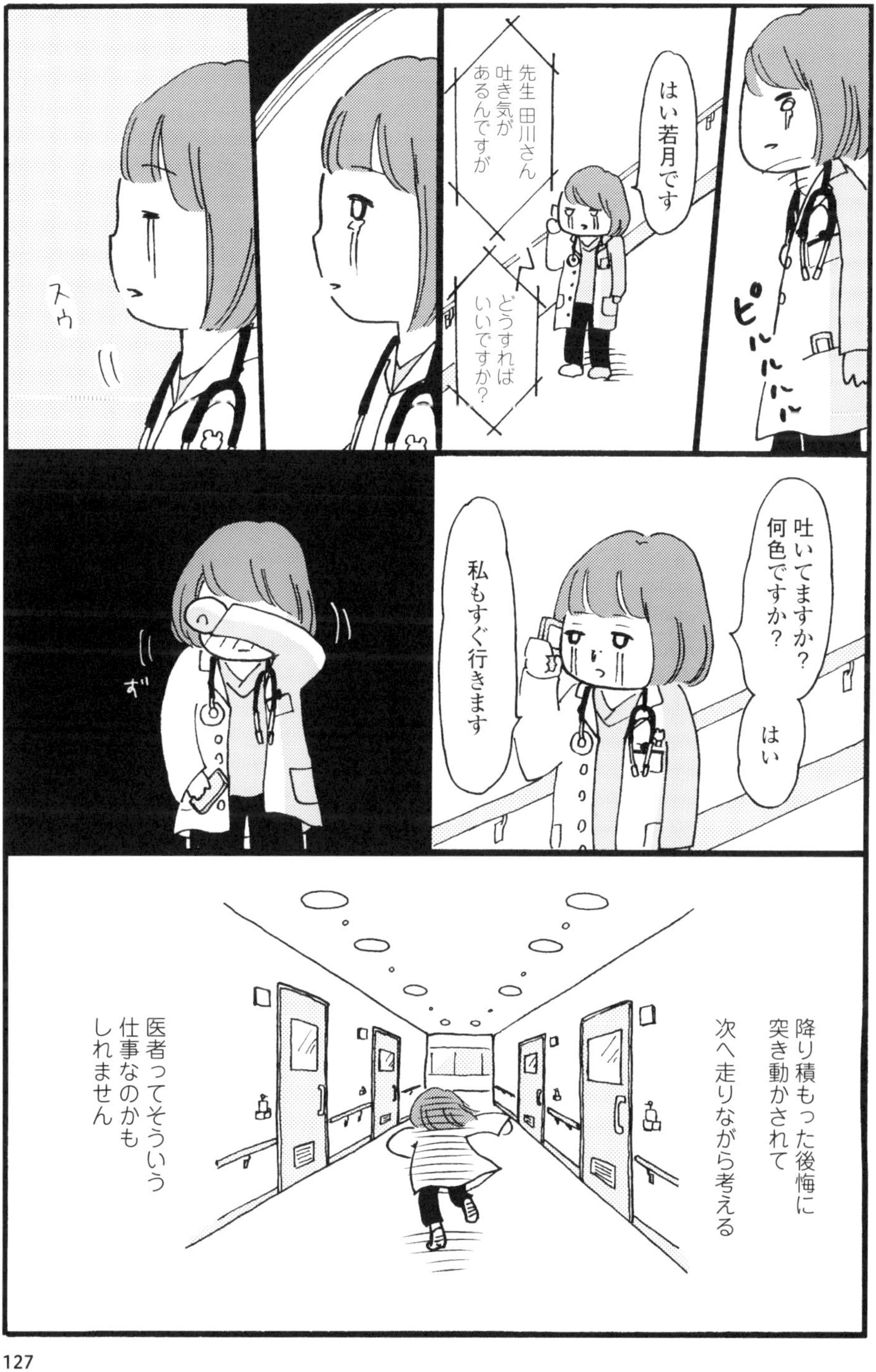
ピルルルル
はい若月です
先生田川さん
吐き気があるんですが
どうすれば
いいですか？
スゥ
吐いてますか？
何色ですか？
はい
私もすぐ行きます
ず
降り積もった後悔に
突き動かされて
次へ走りながら考える
医者ってそういう
仕事なのかも
しれません

〈科を決める〉

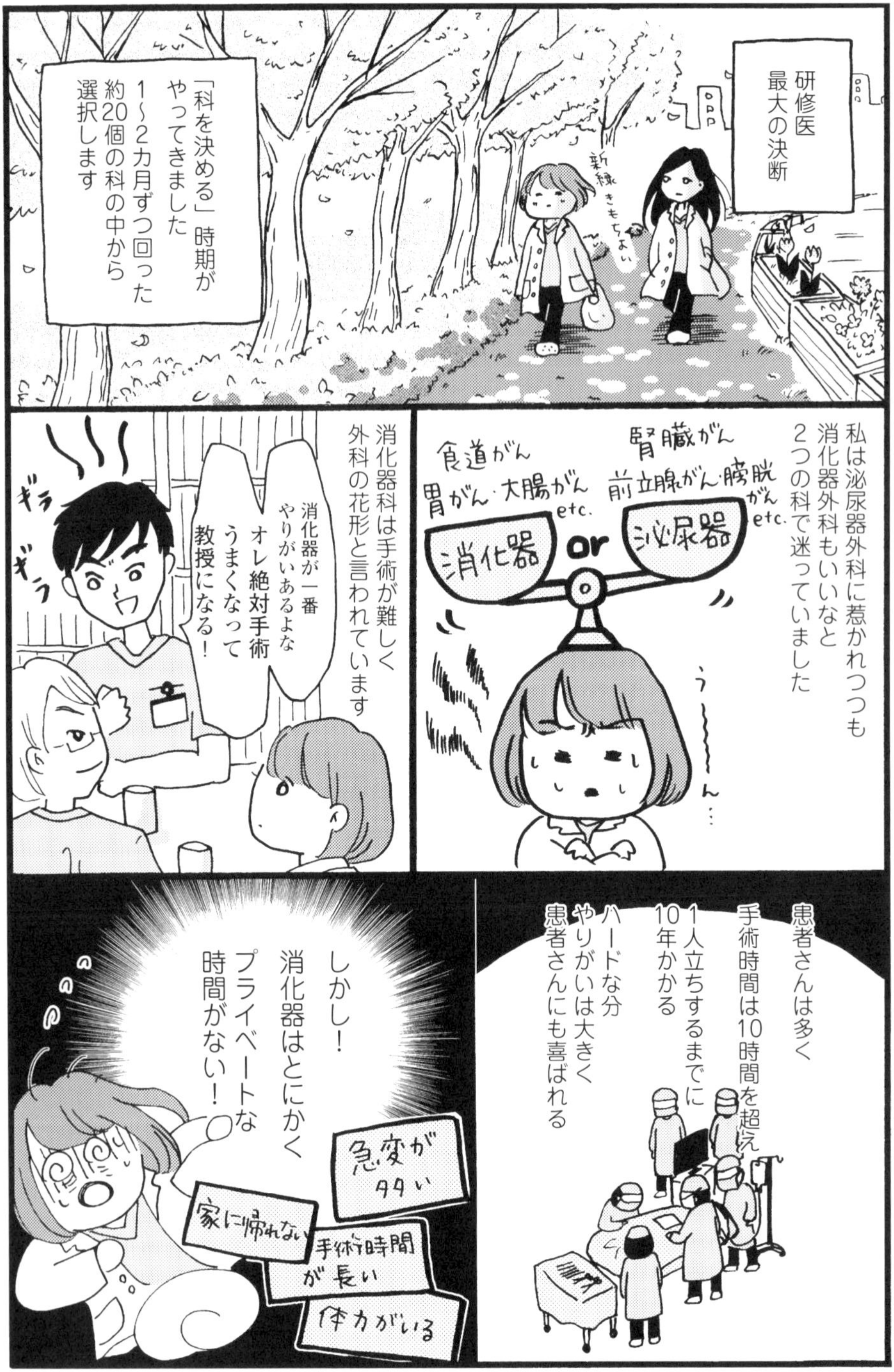
研修医
最大の決断
新緑きもちよい
「科を決める」時期がやってきました
1〜2カ月ずつ回った約20個の科の中から選択します
私は泌尿器外科に惹かれつつも消化器外科もいいなと2つの科で迷っていました
腎臓がん
前立腺がん・膀胱がん etc.
泌尿器
or
消化器
食道がん
胃がん・大腸がん etc.
う〜〜〜ん…
消化器科は手術が難しく外科の花形と言われています
消化器が一番やりがいあるよな
オレ絶対手術うまくなって教授になる!
ギラ
ギラ
患者さんは多く
手術時間は10時間を超え
1人立ちするまでに10年かかる
ハードな分
やりがいは大きく
患者さんにも喜ばれる
しかし!
消化器はとにかくプライベートな時間がない!
急変が多い
家に帰れない
手術時間が長い
体力がいる

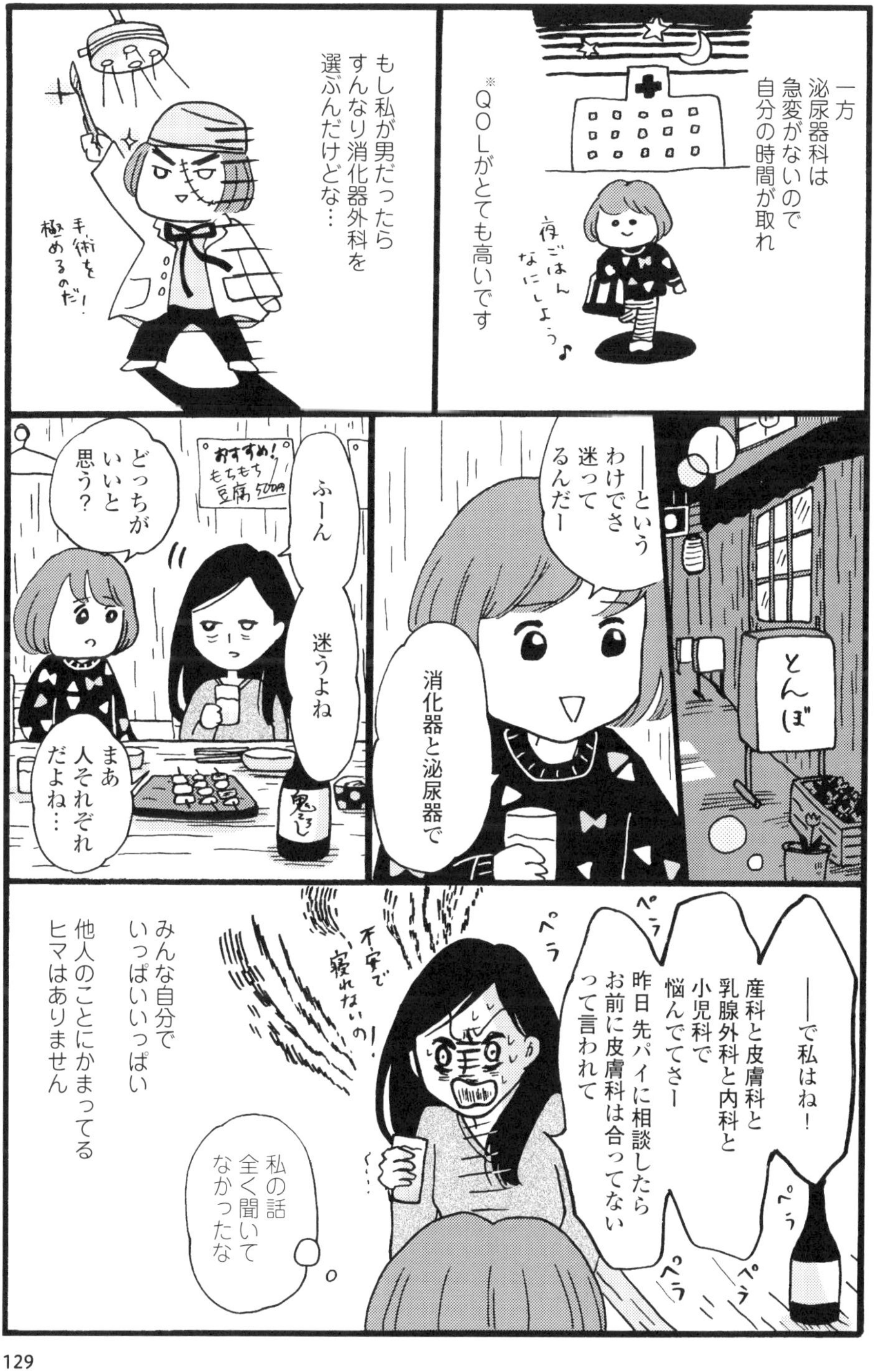
一方
泌尿器科は
急変がないので
自分の時間が取れ
※QOLがとても高いです
夜ごはん なにしよう♪
もし私が男だったら
すんなり消化器外科を
選ぶんだけどな…
手術を極めるのだ！
―というわけでさ
迷ってるんだー
消化器と泌尿器で
とんぼ
ふーん
迷うよね
どっちがいいと思う？
おすすめ！ もちもち豆腐 500円
まあ
人それぞれ
だよね…
鬼ころし
―で私はね！
産科と皮膚科と
乳腺外科と内科と
小児科で
悩んでてさー
昨日先パイに相談したら
お前に皮膚科は合ってない
って言われて
ペラ
ペラ
不安で寝れないの！
ペラ
ペラ
ペラ
みんな自分で
いっぱいいっぱい
他人のことにかまってる
ヒマはありません
私の話
全く聞いてなかったな

※クオリティ・オブ・ライフ、生活の質。人間らしい満足した生活の度合い

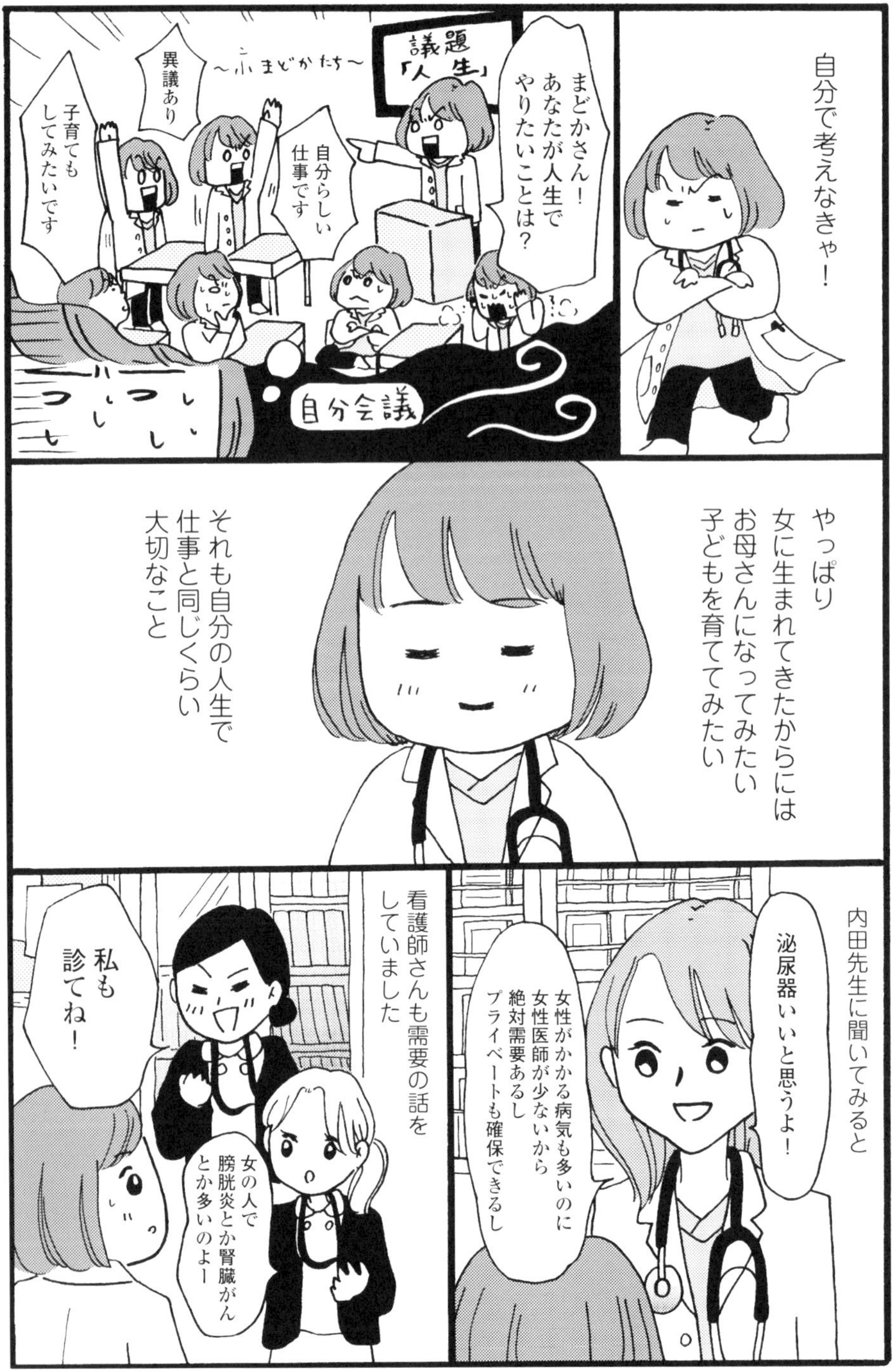
自分で考えなきゃ！
議題「人生」
まどかさん！あなたが人生でやりたいことは？
～小《こ》まどかたち～
自分らしい仕事です
異議あり
子育てもしてみたいです
自分会議
やっぱり女に生まれてきたからにはお母さんになってみたい子どもを育ててみたい
それも自分の人生で仕事と同じくらい大切なこと
内田先生に聞いてみると
泌尿器いいと思うよ！
女性がかかる病気も多いのに女性医師が少ないから絶対需要あるしプライベートも確保できるし
看護師さんも需要の話をしていました
女の人で膀胱炎とか腎臓がんとか多いのよー
私も診てね！

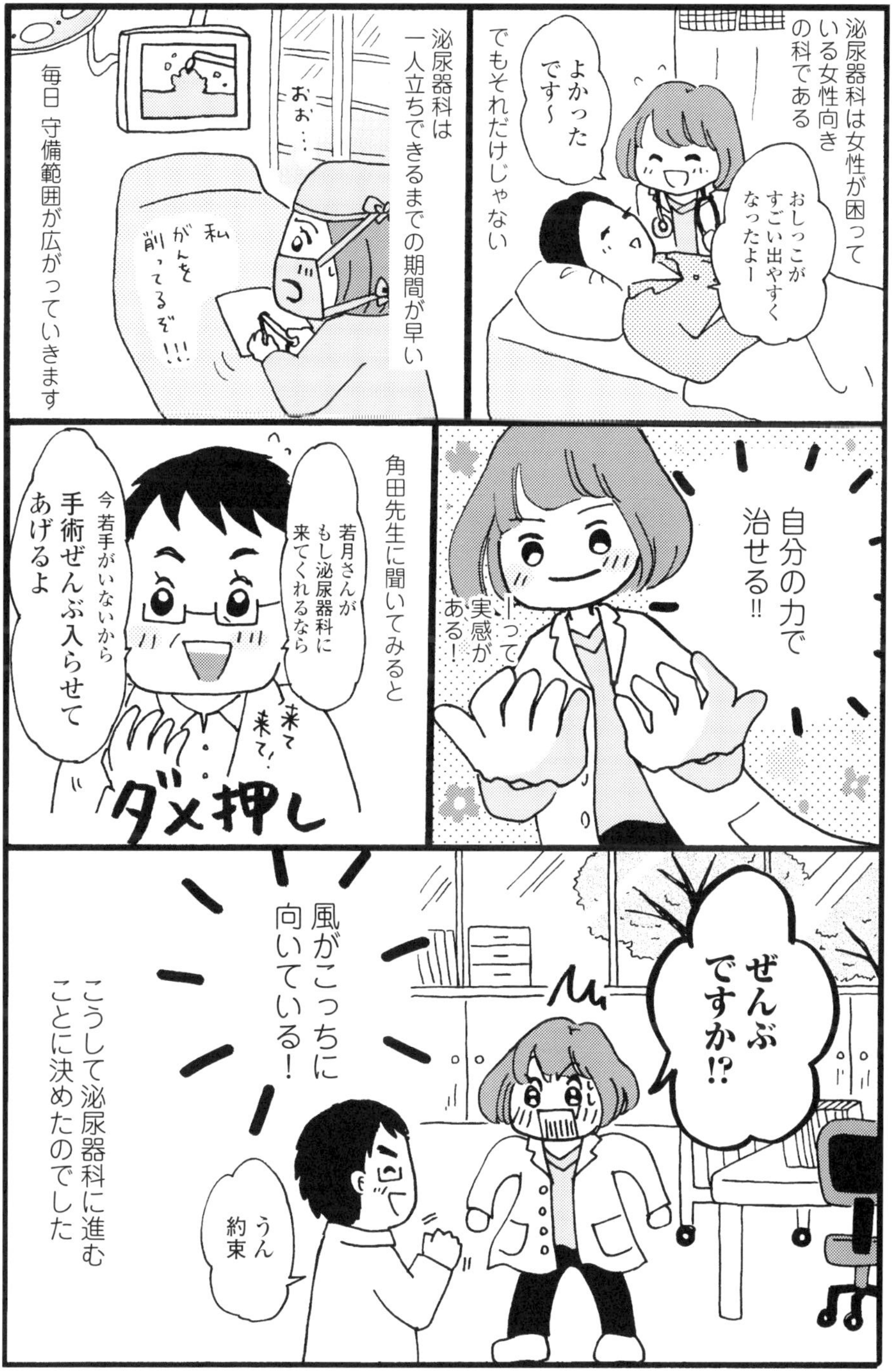
泌尿器科は女性が困っている女性向きの科である
おしっこがすごい出やすくなったよー
よかったです～
でもそれだけじゃない
泌尿器科は一人立ちできるまでの期間が早い
おぉ…
私がんを削ってるぞ!!!
毎日 守備範囲が広がっていきます
自分の力で治せる!!
―って実感がある!
角田先生に聞いてみると
若月さんがもし泌尿器科に来てくれるなら
今若手がいないから手術ぜんぶ入らせてあげるよ
来て来て!
ダメ押し
ぜんぶですか!?
風がこっちに向いている!
うん約束
こうして泌尿器科に進むことに決めたのでした

〈まどかの決断〉

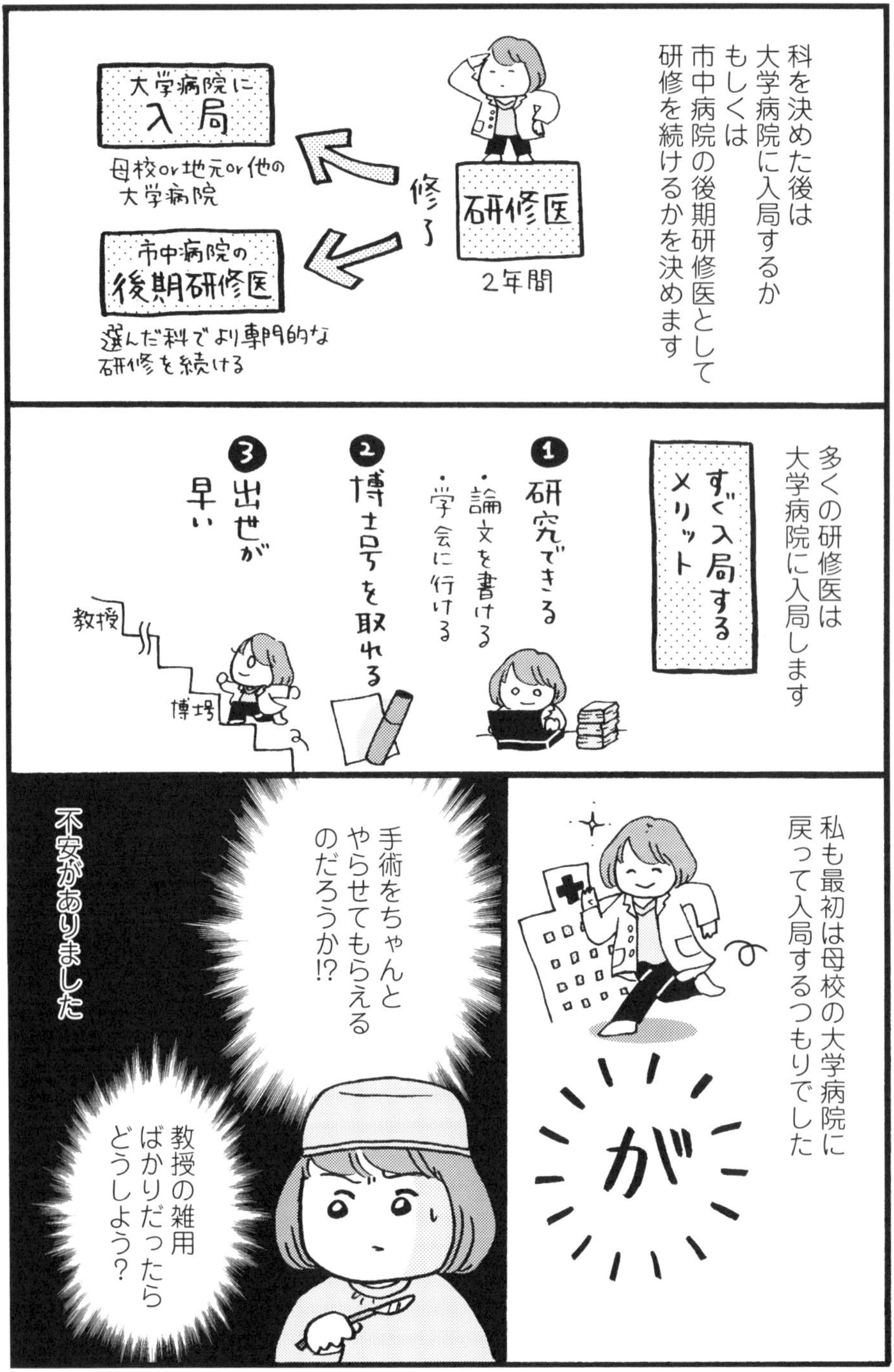

科を決めた後は大学病院に入局するかもしくは市中病院の後期研修医として研修を続けるかを決めます
研修医
2年間
修了
大学病院に入局
母校or地元or他の大学病院
市中病院の後期研修医
選んだ科でより専門的な研修を続ける
多くの研修医は大学病院に入局します
すぐ入局するメリット
①研究できる
・論文を書ける
・学会に行ける
②博士号を取れる
③出世が早い
教授
博士
私も最初は母校の大学病院に戻って入局するつもりでした
が
不安がありました
手術をちゃんとやらせてもらえるのだろうか!?
教授の雑用ばかりだったらどうしよう?

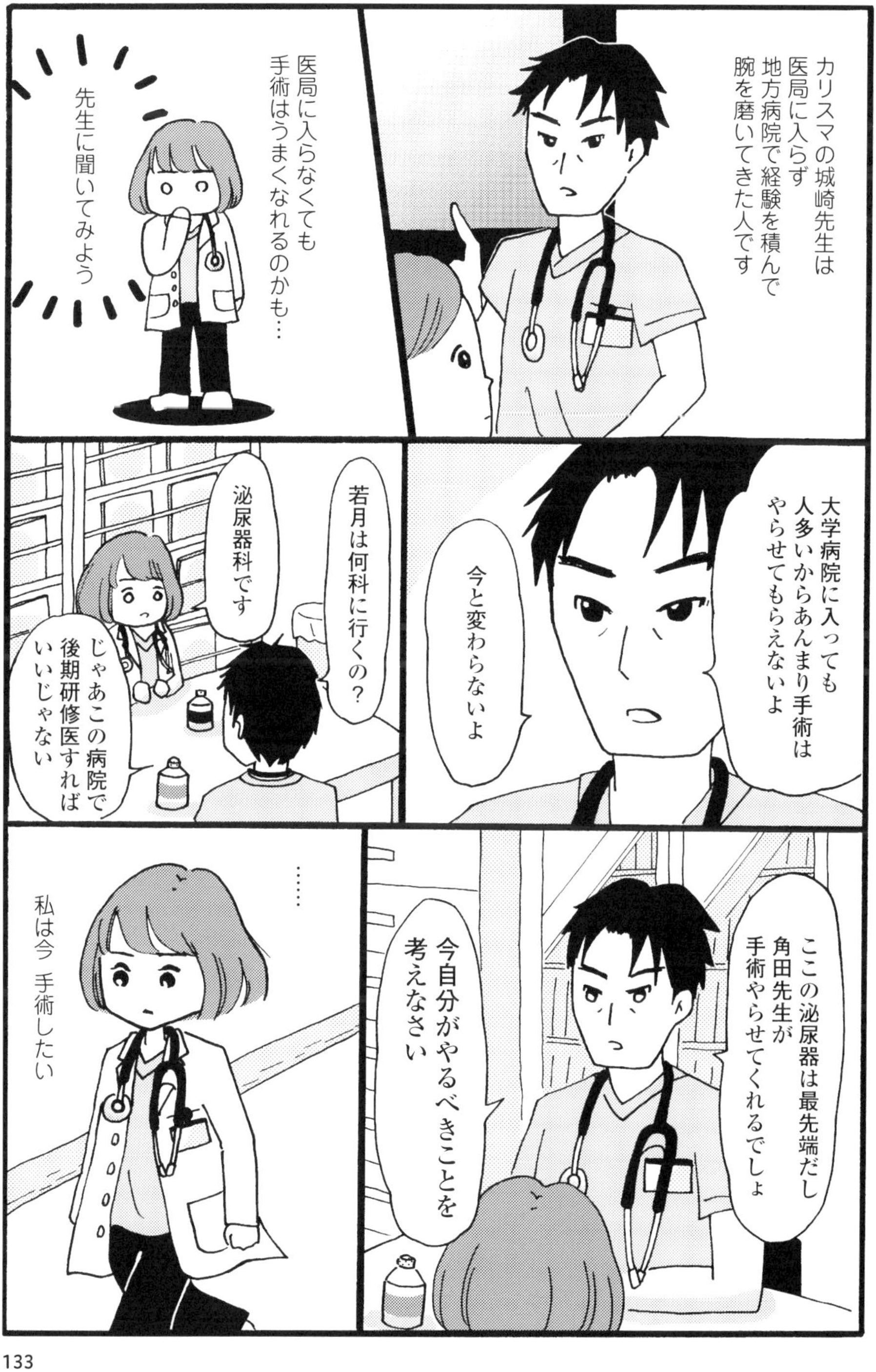
カリスマの城崎先生は
医局に入らず
地方病院で経験を積んで
腕を磨いてきた人です
医局に入らなくても
手術はうまくなれるのかも…
先生に聞いてみよう
大学病院に入っても
人多いからあんまり手術は
やらせてもらえないよ
今と変わらないよ
若月は何科に行くの？
泌尿器科です
じゃあこの病院で
後期研修医すれば
いいじゃない
ここの泌尿器は最先端だし
角田先生が
手術やらせてくれるでしょ
今自分がやるべきことを
考えなさい
……
私は今 手術したい

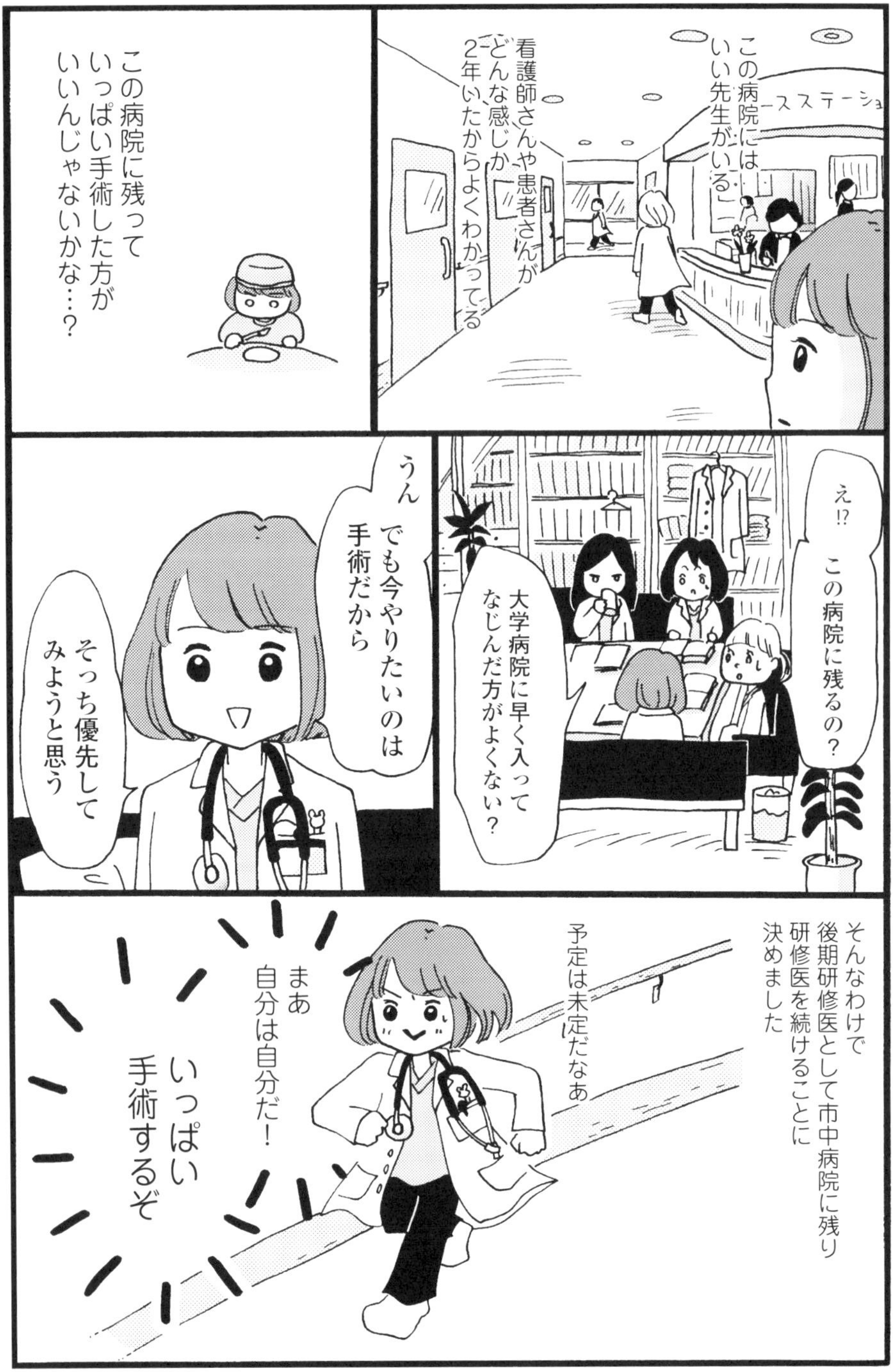
この病院には
いい先生がいる
ースステーショ
看護師さんや患者さんが
どんな感じか
2年いたからよくわかってる
この病院に残って
いっぱい手術した方が
いいんじゃないかな…？
え⁉
この病院に残るの？
大学病院に早く入って
なじんだ方がよくない？
うん
でも今やりたいのは
手術だから
そっち優先して
みようと思う
そんなわけで
後期研修医として市中病院に残り
研修医を続けることに
決めました
予定は未定だなあ
まあ
自分は自分だ！
いっぱい
手術するぞ

〈エピローグ〉

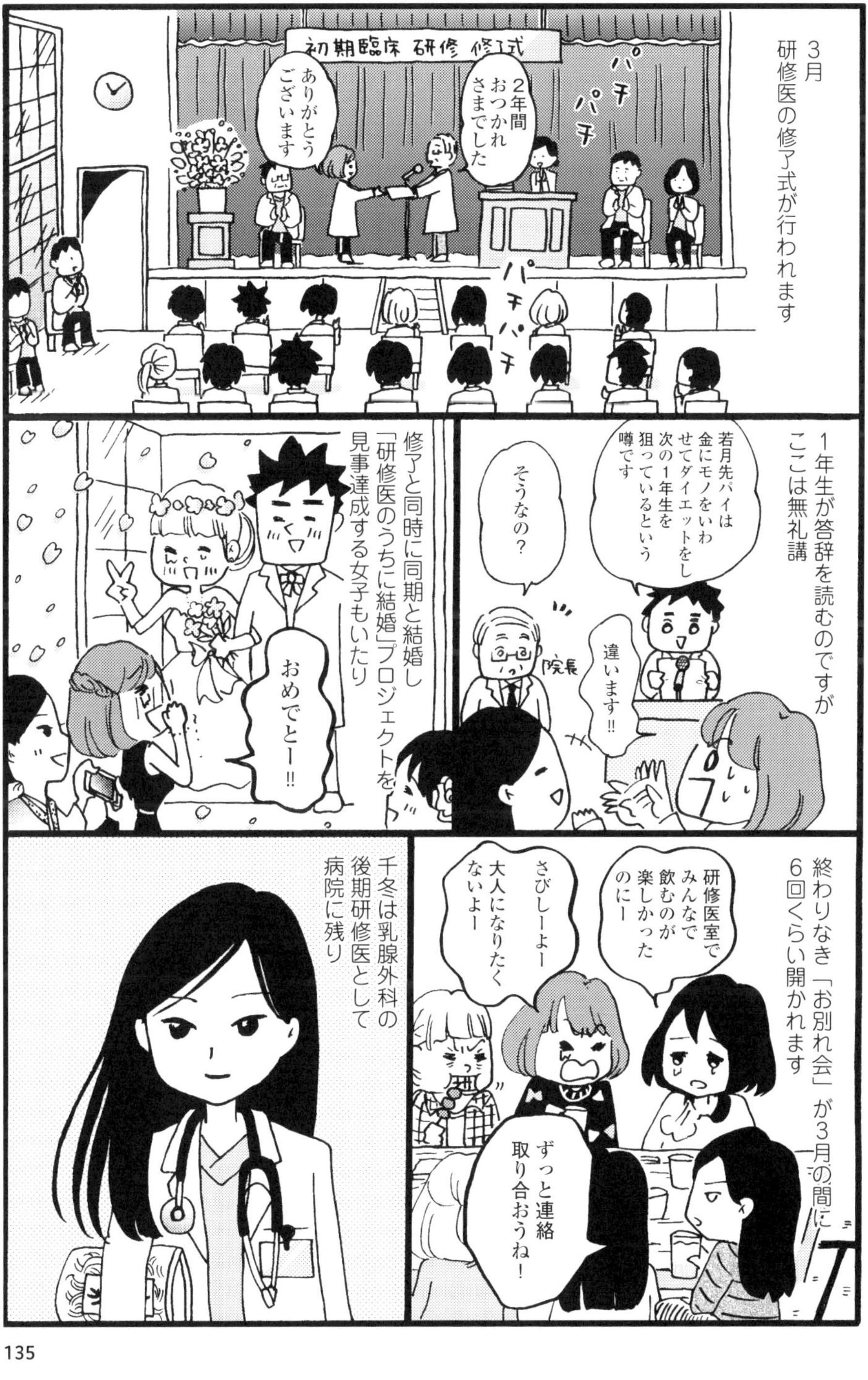
3月
研修医の修了式が行われます
初期臨床 研修 修了式
パチ パチ
2年間おつかれさまでした
ありがとうございます
パチパチ
1年生が答辞を読むのですがここは無礼講
若月先パイは金にモノをいわせてダイエットをし次の1年生を狙っているという噂です
そうなの？
違います!!
院長
修了と同時に同期と結婚し「研修医のうちに結婚」プロジェクトを見事達成する女子もいたり
おめでとー!!
終わりなき「お別れ会」が3月の間に6回くらい開かれます
研修医室でみんなで飲むのが楽しかったのにー
さびしーよー
大人になりたくないよー
ずっと連絡取り合おうね！
千冬は乳腺外科の後期研修医として病院に残り

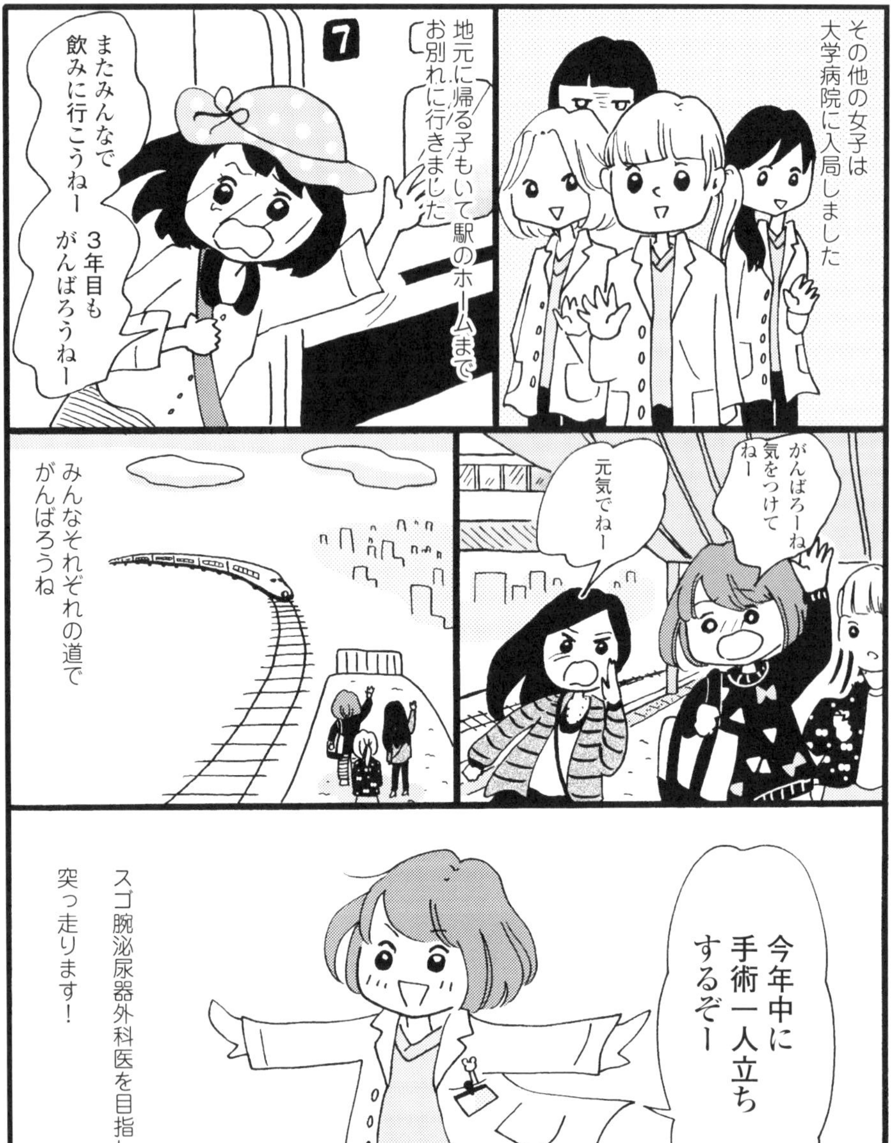
その他の女子は
大学病院に入局しました
7
地元に帰る子もいて駅のホームまで
お別れに行きました
またみんなで
飲みに行こうねー
3年目も
がんばろうねー
がんばろーね
気をつけて
ねー
元気でねー
みんなそれぞれの道で
がんばろうね
今年中に
手術一人立ち
するぞー
スゴ腕泌尿器外科医を目指して
突っ走ります！

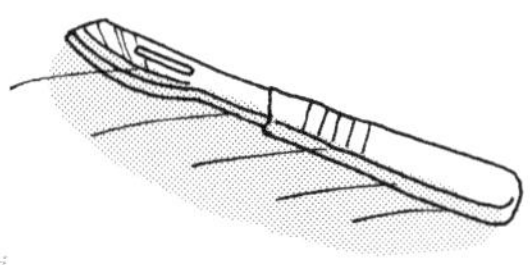

Diary of a Surgical Resident : Madoka

〈あとがき〉

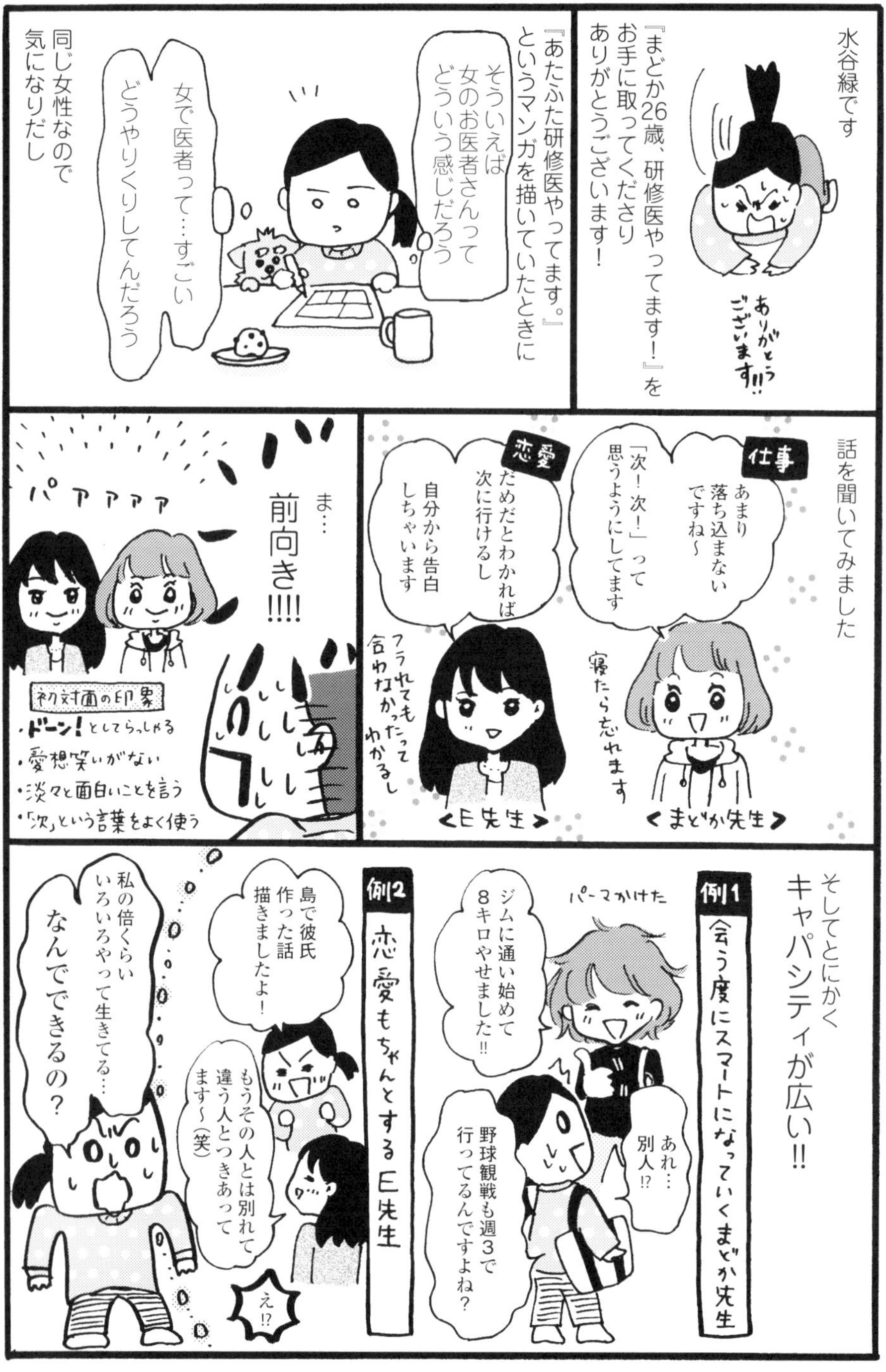
水谷緑です
『まどか26歳、研修医やってます！』をお手に取ってくださりありがとうございます！
ありがとうございます!!
『あたふた研修医やってます。』というマンガを描いていたときに
そういえば女のお医者さんってどういう感じだろう
女で医者って…すごいどうやりくりしてんだろう
同じ女性なので気になりだし
話を聞いてみました
仕事
あまり落ち込まないですね～
「次！次！」って思うようにしてます
寝たら忘れます
〈まどか先生〉
恋愛
だめだとわかれば次に行けるし自分から告白しちゃいます
フラれても合わなかったってわかるし
〈E先生〉
ま…
前向き!!!!
パアアアア
初対面の印象
・ドーン！としてらっしゃる
・愛想笑いがない
・淡々と面白いことを言う
・「次」という言葉をよく使う
そしてとにかくキャパシティが広い!!
例1
会う度にスマートになっていくまどか先生
パーマかけた
ジムに通い始めて8キロやせました!!
あれ…別人!?
野球観戦も週3で行ってるんですよね？
例2
恋愛もちゃんとするE先生
島で彼氏作った話描きましたよ！
もうその人とは別れて違う人とつきあってます～(笑)
え!?
私の倍くらいいろいろやって生きてる…
なんでできるの？

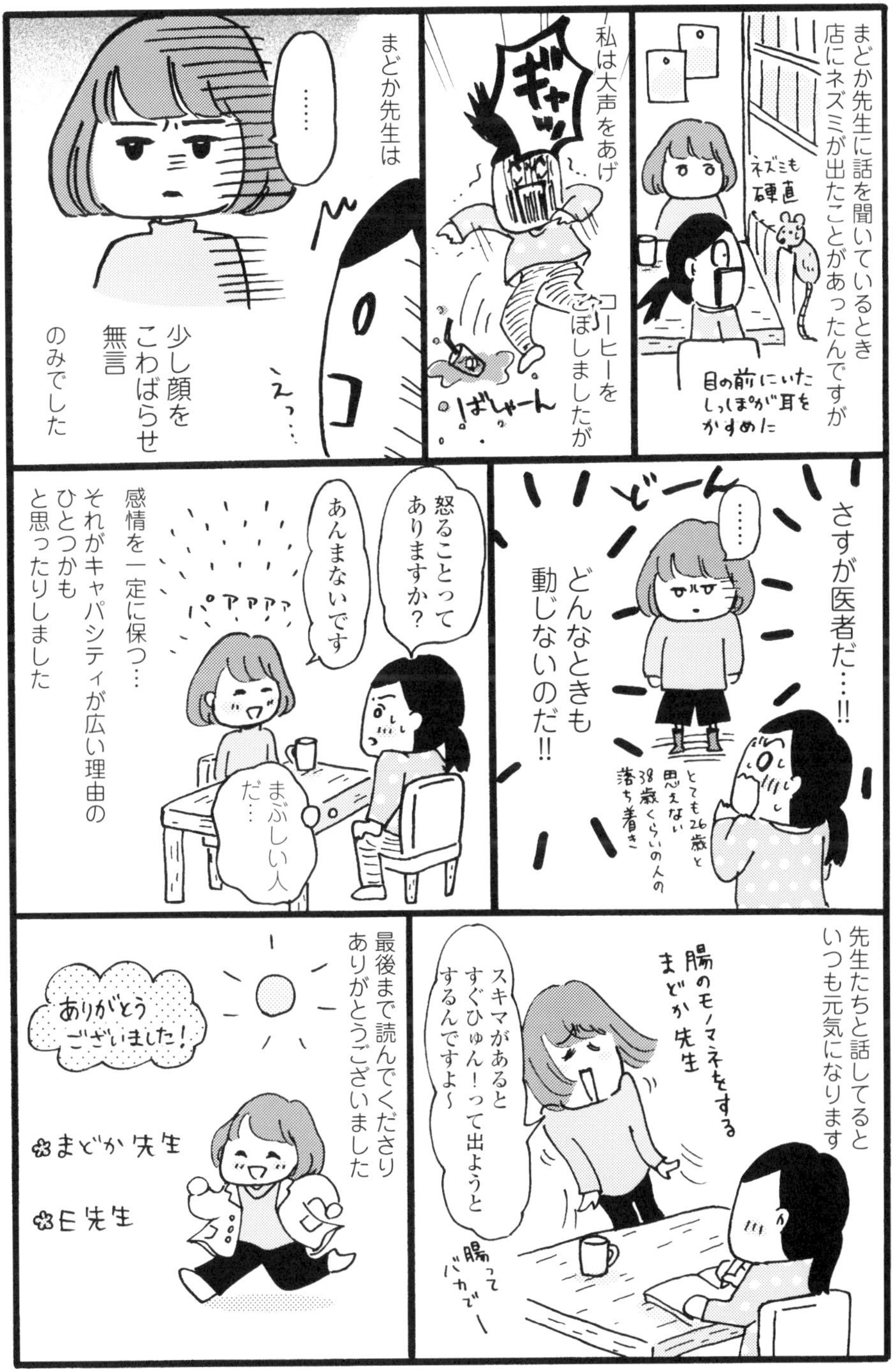
まどか先生に話を聞いているとき店にネズミが出たことがあったんですが
ネズミも硬直
目の前にいたしっぽが耳をかすめた
ギャッ
私は大声をあげ
コーヒーをこぼしましたが
ばしゃーん
まどか先生は
……
えっ…
少し顔をこわばらせ無言のみでした
さすが医者だ…!!
どーん
……
どんなときも動じないのだ!!
とても26歳と思えない38歳くらいの人の落ち着き
怒ることってありますか?
あんまないです
パァァァァ
まぶしい人だ…
感情を一定に保つ…それがキャパシティが広い理由のひとつかもと思ったりしました
先生たちと話してるといつも元気になります
腸のモノマネをするまどか先生
スキマがあるとすぐひゅん!って出ようとするんですよ~
腸ってバカで~
最後まで読んでくださりありがとうございました
ありがとうございました!
まどか先生
E先生

〈新装版あとがき〉

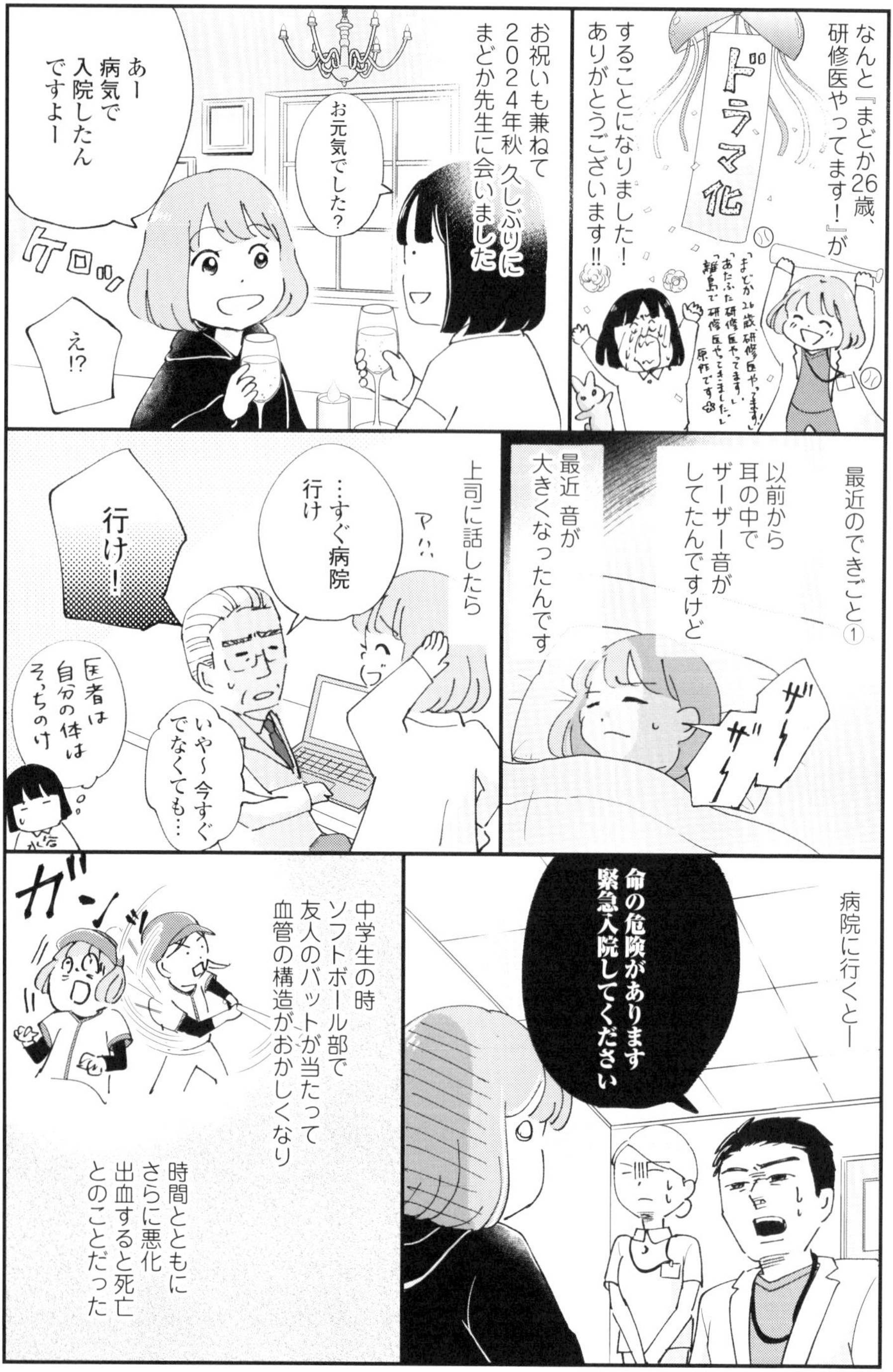
なんと『まどか26歳、研修医やってます！』が
ドラマ化
することになりました！ありがとうございます!!
「まどか26歳、研修医やってます！」「あたふた研修医やってます」「離島で研修医やってきました」原作です
お祝いも兼ねて2024年秋 久しぶりにまどか先生に会いました
お元気でした？
あー病気で入院したんですよー
ケロッ
え!?
最近のできごと①
以前から耳の中でザーザー音がしてたんですけど
最近 音が大きくなったんです
ザーザー
上司に話したら
アハ
…すぐ病院行け
行け！
いや〜今すぐでなくても…
医者は自分の体はそっちのけ
病院に行くとー
命の危険があります 緊急入院してください
ガン
中学生の時ソフトボール部で友人のバットが当たって血管の構造がおかしくなり
時間とともにさらに悪化 出血すると死亡とのことだった

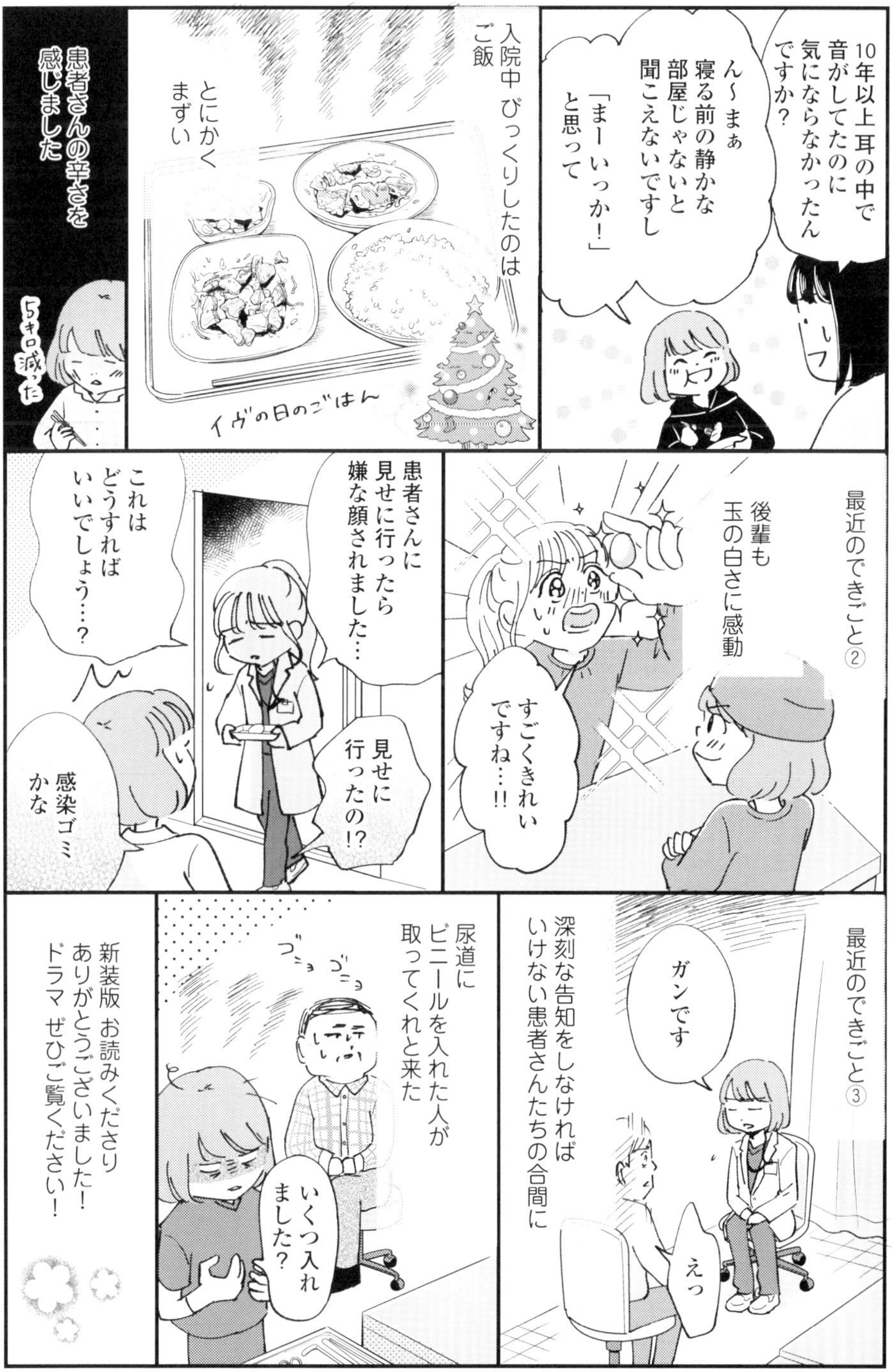
10年以上耳の中で音がしてたのに気にならなかったんですか？
ん〜まぁ 寝る前の静かな部屋じゃないと聞こえないですし「まーいっか！」と思って
入院中 びっくりしたのはご飯
とにかくまずい
イヴの日のごはん
患者さんの辛さを感じました
5キロ減った
最近のできごと②
後輩も玉の白さに感動
すごくきれいですね…!!
患者さんに見せに行ったら嫌な顔されました…
見せに行ったの!?
これはどうすればいいでしょう…？
感染ゴミかな
最近のできごと③
深刻な告知をしなければいけない患者さんたちの合間に
ガンです
えっ
尿道にビニールを入れた人が取ってくれと来た
ゴニョゴニョ
いくつ入れました？
新装版 お読みくださりありがとうございました！ドラマ ぜひご覧ください！

新《しん》装《そう》版《ばん》
まどか26歳《さい》、研《けん》修《しゅう》医《い》やってます!

お医《い》者《しゃ》さん修《しゅ》行《ぎょう》中《ちゅう》コミックエッセイ

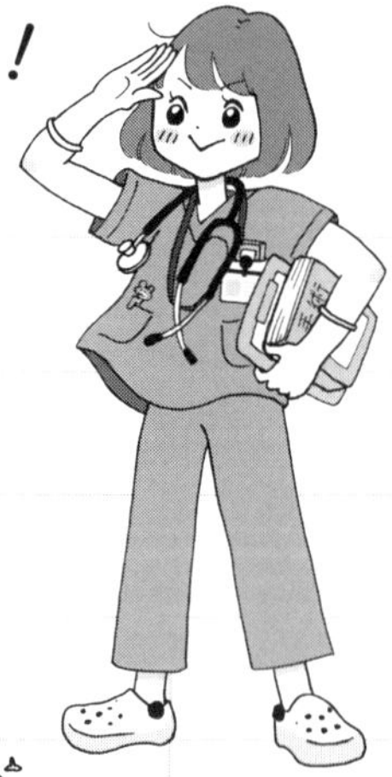

2024年12月24日　初版発行
2025年 4月25日　3版発行

著　者　水《みず》谷《たに》緑《みどり》
協力 まどか先生

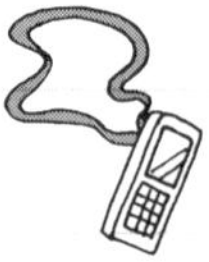

発行者　山下直久

発　行　株式会社KADOKAWA
〒102-8177　東京都千代田区富士見2-13-3
☎0570-002-301(ナビダイヤル)

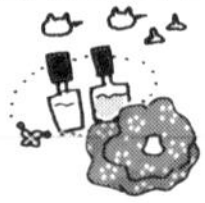

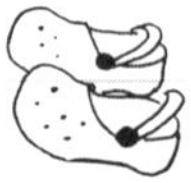

印刷所　TOPPANクロレ株式会社

お問い合わせ
https://www.kadokawa.co.jp/ (「お問い合わせ」へお進みください)
※内容によっては、お答えできない場合があります。※サポートは日本国内のみとさせていただきます。
※Japanese text only

定価はカバーに表示してあります。

ISBN978-4-04-684478-1 C0095

ブックデザイン　金子歩未(TAUPES)

原画制作サポート　坂入香緒里

校　正　齋木恵津子

編集長　山﨑 旬

編　集　三戸菜々海

水谷緑の既刊本!

離島で研修医やってきました。

お医者さん修行中
コミックエッセイ

都会の病院で培ってきた常識が一切通用しない島の病院で、
離島医療に人生を捧げるおじいちゃん先生と
たくましい肝っ玉看護師長に鍛えられる
あたふた研修医・ポチのお医者さんコミックエッセイ!

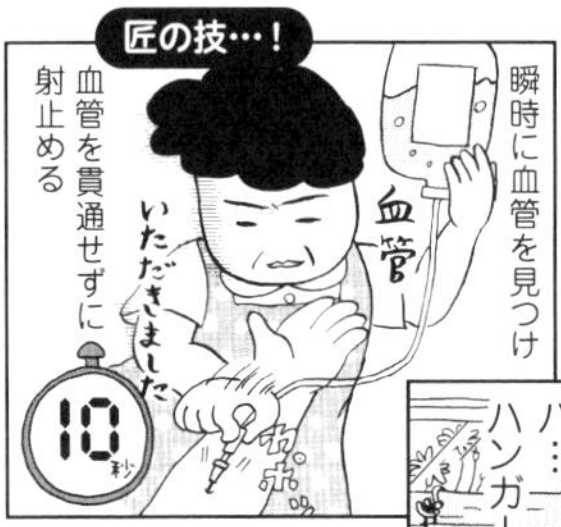

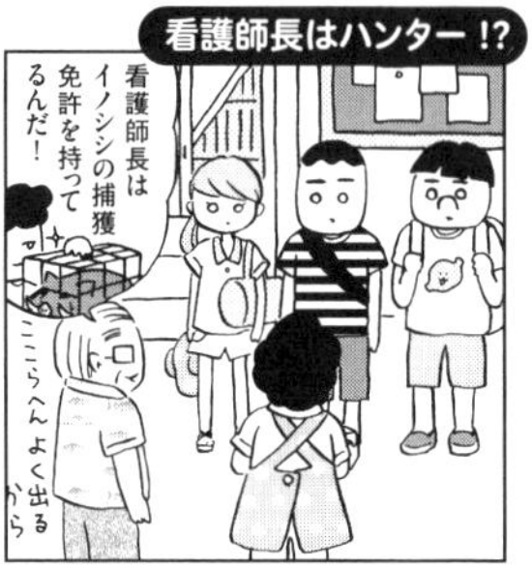

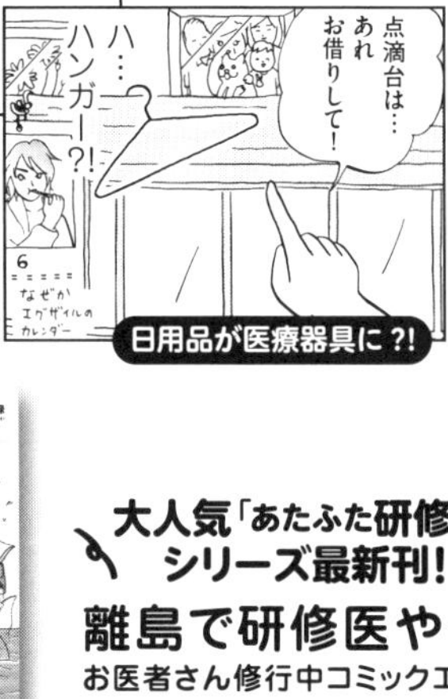

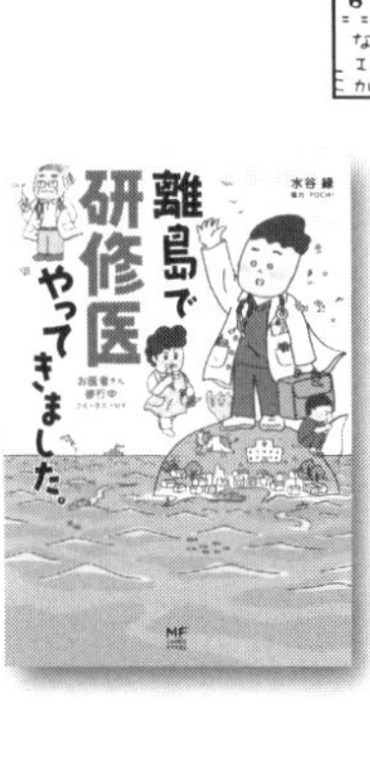

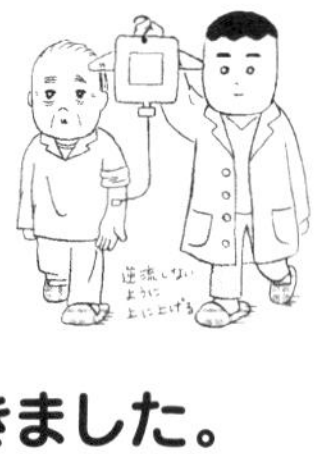

大人気「あたふた研修医」
シリーズ最新刊!

離島で研修医やってきました。
お医者さん修行中コミックエッセイ
水谷緑 協力 POCHI